나디아의 올 댓 요가
All That yoga

동양books

prologue

: 몸에는
건강과 아름다움,
영혼에는
내적인 자유와 평화...

Well-bing 시대에 이르러 운동의 개념이 Fitness를 넘어 Wellness로 변하는 것에 전 세계인들이 주목하고 있다. 또한, 바쁜 일상 속에 스트레스에 시달리는 현대인들은 마음의 평안과 안정을 갈구하고 있다. 이를 반영하듯, 심신 수련법인 Yoga 인구가 급격히 늘었고 Yoga 시장은 급속도로 확대되었다.

현대의 요가는 복잡한 현대사회에서 심신의 스트레스와 긴장을 해소하고 건강과 미용을 증진시킬 수 있는 최고의 대체요법으로 각광받고 있다. 그런데 대부분의 사람들은 요가를 일종의 스트레칭 체조나 몸매관리를 위한 운동 정도로만 가볍게 여기는 경우가 많다. 그것은 요가 수행의 일부일 뿐, 요가의 한 단면에만 불과하고 요가의 본질은 아니다.

요가는 명사로써 '상응, 결합, 통일, 조화, 균형'을 뜻한다. 수없이 흔들리는 마음의 동요를 제거하여 확고한 심신을 만들고, 몸과 마음과 영혼을 일치시켜 균형을 찾는 것이 요가의 핵심이다. 몸에는 건강과 아름다움, 마음에는 자비와 지혜와 용기, 영혼에는 내적인 자유와 평화가 생길 수 있도록 도와준다. 가장 오래된 고전 서적인 '요가 수트라'는 인간과 자연이 하나이며, 마음속에서 일어나는 생각의 흐름을 관찰함으로써 인간 안에 잠든 신성(내면의 진아)을 발전시키는 수행체계가 요가라고 설명했다.

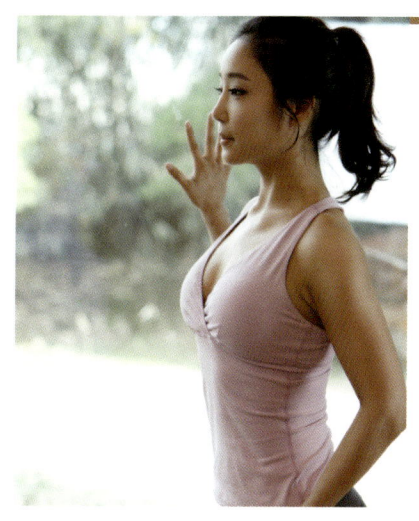

요가 실천의 기본 요소에는 자세, 호흡, 명상 세 가지가 있다. 자세는 몸을 보살피고 호흡은 심장을 보살피며 명상은 마음을 보살피는 것이다. 자세 하나하나에는 정신과 혼이 배어 있고 호흡에는 생명과 삶이 존재하고 있으며 명상에는 내면의 신성한 빛과 에너지가 잠재하고 있다. 하지만 요가의 고수가 아닌 이상 처음부터 이 모든 것을 체험하기는 쉽지 않다.

현대의 요가는 고전 요가의 본질에 의해 영성수련인 수행의 관점, 치유와 치료의 관점, 운동의 관점, 생활 습관의 관점 등 다양한 관점으로 해석된다. 정신적 휴식과 신체적 안정을 도모하는 행법, 또는 놀이로 해석되기도 한다. 이는 몸과 마음의 상관관계를 알게 해준 요가 철학에서 성립되었고 건강과 자아실현을 목적으로 하는 새로운 운동체계로 발전된 것이다.

요가의 Asana 아사나(자세)는 스트레칭과 그 외, 다양한 요가 프로그램들을 새롭게 탄생시켰고, 명상은 마음관리와 최면의 모체가 되었다.

꾸준한 요가 수련은 반복되는 실천과 훈련을 통해 위에 언급한 내용의 총체적인 부분을 깨닫게 해주고 육체적, 심리적, 생리적으로도 다양한 효과를 준다. 뿐만 아니라 요가는 자신의 삶의 태도를 타율이 아닌 자율로 조율하여 삶의 본질이 무한한 아름다움과 자유라는 것을 일깨워준다.

Nadia's Message

:요가는
소박한
기적입니다

나는 '현재의 삶에 늘 만족하는 나'가 될 수 있도록 늘 기도한다. 그런데 요가를 통해 얻는 만족은 소박한 기적이라는 표현을 해도 과언이 아닐 만큼 많은 것을 안겨주었다. 건강과 행복의 비결은 물론 삶의 질도 높여줬고 자신을 스스로 보호하고 지킬 수 있는 답을 명쾌하게 알게 해주었다. 요가가 스트레스에서 벗어날 수 있는 유일한 탈출구, 내 삶의 활력소가 되어버린 셈이다.

타인에게 기대하고, 의지하며 타인을 맹목적으로 믿는 습관 때문에 받았던 고통과 상처가 내 인생을 점점 힘들게 만드는 가장 큰 원인이었다는 것을, 요가를 만나기 전에는 몰랐다. 그러나 요가를 통해 '건강과 행복은 누구의 도움이나 희생에 의해 만들어지는 것이 아니라 스스로 만드는 것이다'라는 것을 깨닫게 되었다.

나를 변화 시킬 수 있는 방법을 스스로 터득하고 나를 바꿀 수 있는 힘을 가진 자만이 늘 만족할 수 있고 타인과 더불어 행복할 수 있다. 그래서 나는 요가를 '불행을 막기 위한 안전장치'라고 정의하기도 한다.

인간과 인간이 서로 교감을 얻는 것도, 인간과 자연이 서로 교감을 얻는 것도 매우 힘들게 되어버린 지금 우리의 삶에, 요가는 내 몸과 마음의 소통으로 시작해서 세상과 나를 연결시켜주는 매개체가 된다. 그래서 심신의 안정 상태, 맑고 순수한 상태, 평온하고 행복한 자족의 상태를 만드는 유일한 통로라고 생각한다.

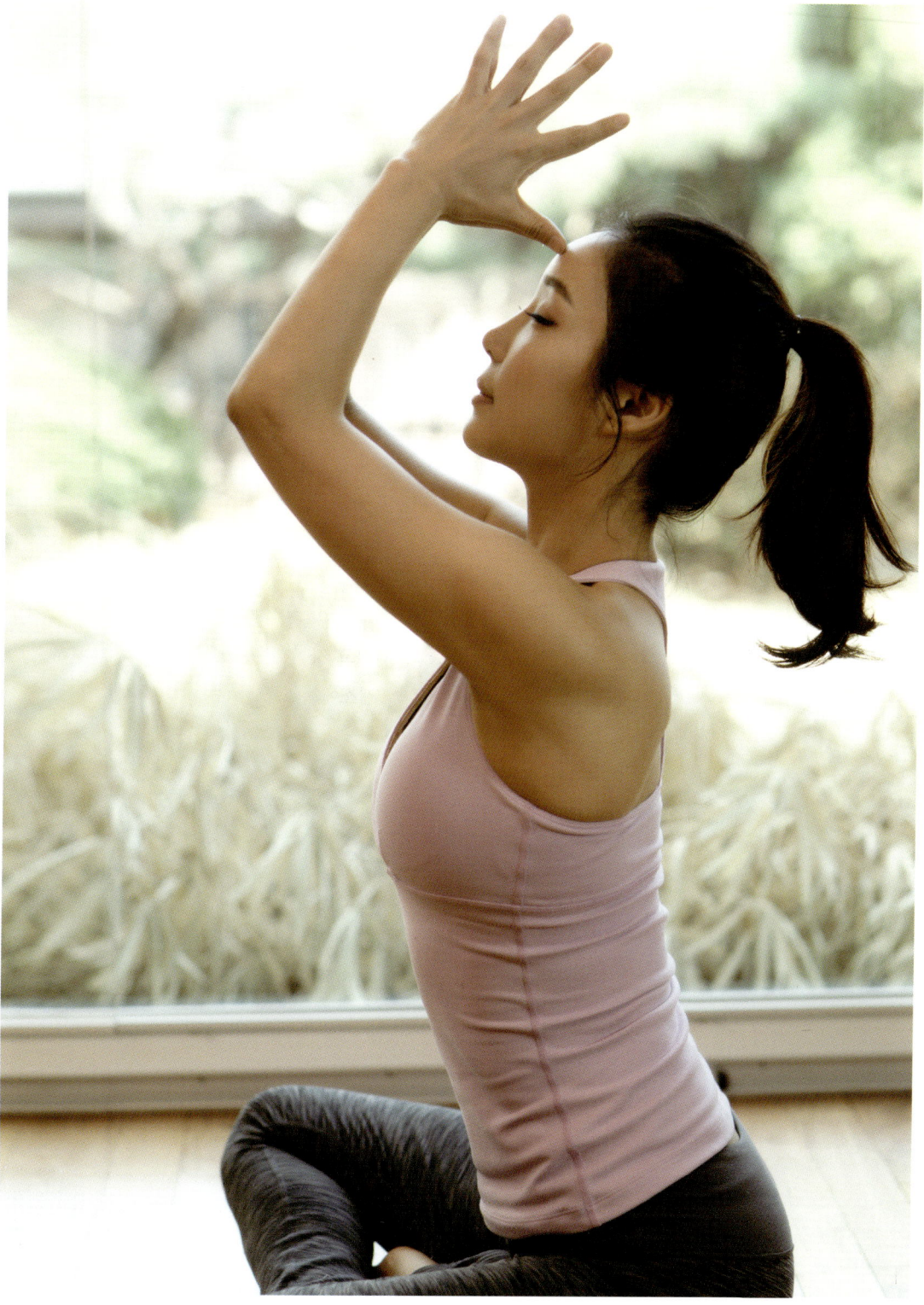

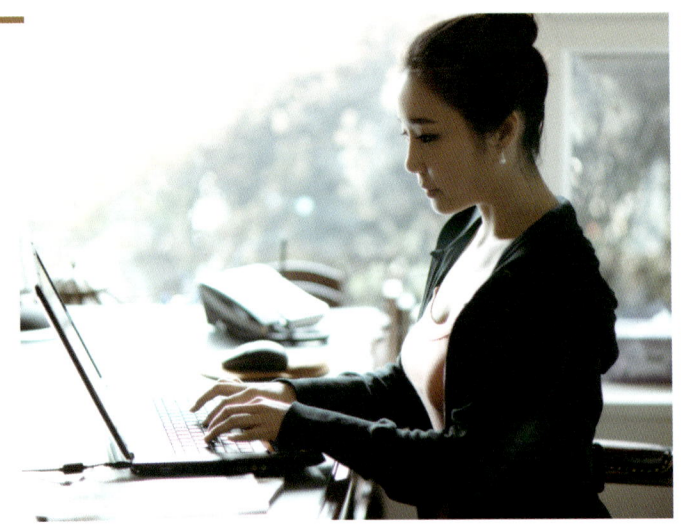
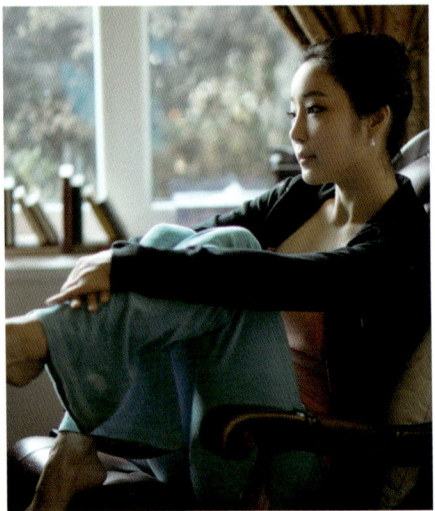

무한경쟁시대를 살아가는 현대인들에게 꼭 필요한 요가…
그것은 몸과 마음의 끊임없는 작용과 변화를 자각하면서 우주의 질서와 조화로움을 찾아 가는 과정이며, 해석과 평가와 분별이 없는 아름다운 실천이자 행복한 삶의 조건이라는 것을 이 책을 통해 독자 여러분에게 꼭 알려주고 싶다.

마지막으로 책 작업에 큰 힘을 실어준 동양문고 김태웅 사장님, 안성민 팀장님, 박서현 과장님, 조영옥 부장님, 장영임 과장님. 4TOBAR 스튜디오 김준모 실장님, 안상규 실장님, 김택균 팀장님. 헤어 담당 정용호 선생님. 메이크업 담당 김민정 선생님. 이지요가 유도환 대표님. 소녀시대 유리, 엠블랙 천둥, 김세아 님, 윤해영 님, 줄리엔강, 이은희 선생님, 나디아 요가 선생님들 외 인턴들과 사랑하는 제자들, 가족들에게 진심으로 감사하는 마음을 전한다.

::: 일러두기

이 책은 고전 요가의 본질과 경전의 의미를 훼손하지 않고, 현대 사회의 추세와 현대인의 정서에 맞게 체계적으로 재구성 하였다. 또한 저자의 경험에서 깨우친 지식과 결과(요가의 개념, 지혜와 기술, 수행과 철학)를 바탕으로 요가의 어렵고 심오한 부분을 공감할 수 있게 설명하였다.

현대 Hatha Yoga(하타요가)의 다양한 프로그램들은 초점을 맞추는 곳, 지향하는 바, 구성 요소, 진행 방식 등에 따라 그 목적과 효과의 차이가 조금씩 다르다. 하지만 궁극적인 목적은 같다. 육체와 정신이 무엇을 필요로 하는지를 스스로 깨우쳐, 심신의 조화를 이루는 것이다. 하타요가를 중점으로 다룬 이 책은 요가의 이론적 배경과 함께 라이프스타일의 요가를 소개하고 있다.

이 책은 테마별 요가로 구성되었다.
- 하타요가의 기초이자 모든 요가 프로그램의 준비자세로 실천되고 있는
  태양 예배 자세 시리즈
- 건강과 아름다움을 위한
  파워 다이어트 요가
- 직장인의 긴장감과 스트레스를 없애주는
  오피스 요가
- 웰리스를 지향하는 바쁜 현대인들을 위한 **테라피 요가**
- 골프로 인한 상해를 예방하고 스윙의 기초를 다지는 **골프 요가**
- 요일별로 따라할 수 있는 맞춤형
  데이 요가

이 테마별 요가들은 바쁜 일상생활 속에서도 쉽고 즐겁게 할 수 있는 장점을 지닌다. 자신의 수준에 맞게 따라 할 수 있도록 **초보자 실천법, 도구 사용법, 단계별 실천법**을 자세하게 묘사했고, 모든 자세의 원리와 효과에 대해서도 **구체적인 설명을 붙였다.**

Contents

Prologue 몸에는 아름다움, 영혼에는 자유와 평화... 2
Nadia's Message 요가는 소박한 기적입니다 4
Yoga Holic Stars

소녀, 요가를 만나다 _ 유리 13
그 남자의 반전 _ 줄리엔강 16
그녀가 아름다운 이유 _ 윤해영 19
가족, 일에 대한 열정 그리고 요가 _ 김세아 23

Part 1 요가와 소통하다 Yoga, step by step

요가 쉽게 이해하기 28
생명 에너지 / 프라나 Prana 35
에너지의 센터 / 차크라 Chakra 36
에너지의 통로 / 나디 Nadi 39
에너지의 조절 / 반다 Bandha 41
요가 실천의 기본 요소 42
마음 가다듬기 50
요가 수련을 위한 지침 53
요가 수련을 위한 준비 55
태양 예배 자세 / 수리야 나마스카라 Surya Namaskara 58

Part 2 요가가 생활 속으로 들어오다 Lifestyle yoga

깨끗하고, 아름답고, 건강한 몸을 책임지는 파워 다이어트 요가

POWER DIET YOGA

01 완전한 호흡, 승리 호흡 79
02 나무 자세 80
03 반가부좌로 상체 숙이는 자세 82
04 선 활 자세 변형 84
05 상체 숙이기 자세 변형 86
06 회전 삼각 자세 88
07 상체 측면 기울이기 자세 90
08 상체 측면으로 회전하여 기울이기 자세 92
09 발레 자세 94
10 몸의 뒷부분을 강하게 뻗는 자세 변형 96
11 위로 향해 몸을 신전시킨 자세 98
12 상체 젖히기 자세 100
13 박쥐 자세 102
14 가로대 자세 104
15 바시슈타 현인의 자세 106
16 낙타 자세 108
17 반 물고기신 자세 110
18 머리 서기 자세 변형 112
19 어깨 서기 자세 116
20 송장 자세 118

스트레스는 시원하게 날려주고, 생생 에너지는 채워주는 오피스 요가

OFFICE YOGA

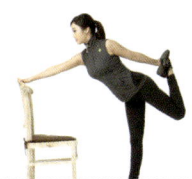

01 목과 어깨의 결림과 뻐근함을 씻어주는 기지개 켜기 124
02 지친 척추에 활력을 불어 넣어주는 척추 비틀기 126
03 골반 피로와 부종을 제거해주는 골반 열기 I 128
04 골반 피로와 부종을 제거해주는 골반 열기 II 130
05 복부비만과 자세교정에 탁월한 효과를 주는 왜가리 자세 132
06 만성피로와 무기력증을 말끔히 해소시켜주는 전사 자세 I 134
07 만성피로와 무기력증을 말끔히 해소시켜주는 전사 자세 II 136
08 만성피로와 무기력증을 말끔히 해소시켜주는 전사 자세 III 138
09 심신의 조화와 균형을 찾아주는 선 활 자세 140
10 찌뿌드하고 뻑적지근한 몸을 풀어주는 전신 스트레칭 142
11 생기와 활기를 불어넣어 주는 삼각형 자세 144
12 답답한 가슴, 움츠러드는 어깨를 시원하게 열어주는 어깨 스트레칭 146
13 건강하고 탄력있는 다리와 가벼운 발걸음을 만드는 다리 스트레칭 I 148
14 건강하고 탄력있는 다리와 가벼운 발걸음을 만드는 다리 스트레칭 II 150
15 누적된 피로와 스트레스를 한 번에 날려주는 낙타 자세 152

운동과 휴식을 갈구하는 현대인들을 위한 테라피 요가

 THERAPY YOGA

■ 목에 좋은 아사나
목을 옆으로 기울이는 자세 158
목을 앞으로 숙이는 자세 159
목과 상체를 옆으로 기울이는 자세 160
누워서 머리 들기 자세 161
토끼 자세 변형 162

■ 어깨에 좋은 아사나
기지개 켜는 자세 163
어깨 열기 자세 164
어깨와 가슴 열기 자세 165
목과 어깨를 이완하는 자세 166
상체 들어 올리기 자세 167
어깨 늘리기 자세 168

■ 척추에 좋은 아사나
상체 비틀기 자세 169
메뚜기 자세 변형 170
엎드린 활 자세 변형 171
누운 활 자세 변형 172
비틀기 자세 173
악어 자세 174

■ 골반에 좋은 아사나
박쥐 자세 175
아기 자세 176
엎드려서 한 다리 들어올리기 자세 177
바람빼기 자세Ⅰ 178
바람빼기 자세Ⅱ 179
바람빼기 자세Ⅲ 180
나비 자세 변형 181
상체와 하체를 접는 자세 182
누운 영웅 자세 183

■ 다리에 좋은 아사나
앉아서 상체 숙이기 자세 184
누워서 한 다리 들어올리기 자세 185
엎드려서 무릎 접는 자세 186
종아리 이완 자세 187

■ 전신에 좋은 아사나
전신 피로를 풀어주는 휴식 자세 188

골퍼들의 로망 장거리 샷을 날려주는 골프요가

 GOLF YOGA

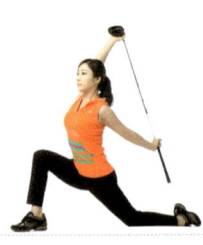

01 라운딩 전후 몸풀기로 적절한 다리 꼬아 옆으로 기울이기 194
02 백스윙 시 허리 회전에 좋은 서서 상체 비틀기 196
03 18홀 내내 가벼운 발걸음을 주는 다리 벌려 상체 숙이기 198
04 굽은 등과 어깨를 펴주는 한 다리 뒤로 차올리기 200
05 어깨, 허리, 다리의 유연성을 키워주는 서서 상체 숙이기 202
06 스윙 시 집중력을 높여주는 다리 꼬아 버티기 204
07 하체 근력을 강화시켜주는 뒤꿈치 들고 균형 잡기 206
08 허리, 골반의 통증과 피로를 없애주는 삼각형 만들기 208
09 하체 부종과 피로에 효과적인 골반과 어깨 펼치기 210

10 스윙 시 몸 회전과 파워에 탁월한 한 다리 무릎 세워 상체 비틀기 212
11 척추와 다리의 피로를 풀어주는 척추 스트레칭 214
12 안정되고 부드러운 백스윙을 위한 어깨 스트레칭 216
13 척추와 골반의 균형을 찾아주는 옆구리와 골반 스트레칭Ⅰ 218
14 라운딩 전후 최상의 컨디션을 만들어주는 옆구리와 골반 스트레칭Ⅱ 220
15 몸과 마음의 긴장을 풀어주는 전신 스트레칭 222
16 복부와 골반을 튼튼하게 만들어주는 복근 강화시키기Ⅰ 224
17 스윙 시 파워는 높여주고, 비거리는 늘려주는 복근 강화시키기Ⅱ 226
18 스윙 시 근육발달에 탁월한 척추 강화시키기 228

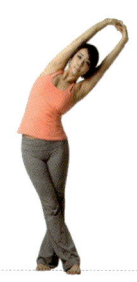

매일 매일 상쾌함과 활력으로 가득한 건강한 습관 한 가지 데이요가

 DAY YOGA

■ MONDAY
호흡과 명상 235
상체를 측면으로 회전하여 기울인 자세 236
머리 아래로 행한 개 자세 238

■ TUESDAY
반달 자세 변형 240
나비 자세 변형 242
뱀 자세 변형 244

■ WEDNESDAY
서서 다리 벌려 상체 숙이기 자세 변형 246
머리와 무릎 대는 자세 변형 248
활 자세 250

■ THURSDAY
삼각 자세 252
왜가리 자세 254
비둘기 자세 256

■ FRIDAY
영웅 자세 변형 258
척추 이완 자세 260
바람 빼기 자세 262

■ SATURDAY
누운 영웅자세 264
물고기 자세 266
쟁기 자세 268

■ SUNDAY
위로 향한 활 자세 270
송장 자세 272

Yoga Holic Stars

일에 대한 열정과 사랑으로 늘 도전하는 모습이 아름다운 사람들, 우리는 그들을 스타라고 부릅니다. 스타는 처음부터 태어나는 거라고 흔히들 말하지만 가만히 지켜보면 만들어간다는 생각이 듭니다. 제자리에 머물지 않고 끊임없이 자신을 만들어가는 요가에 빠진 스타들을 만나보세요.

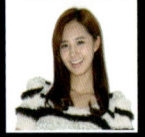

:소녀, 요가를 만나다
유리

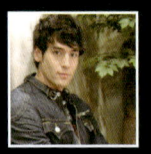

:그 남자의 반전
줄리엔강

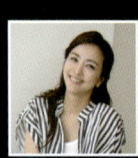

:그녀가 아름다운 이유
윤해영

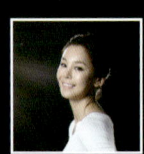

:가족, 일에 대한 열정 그리고 요가
김세아

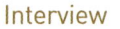

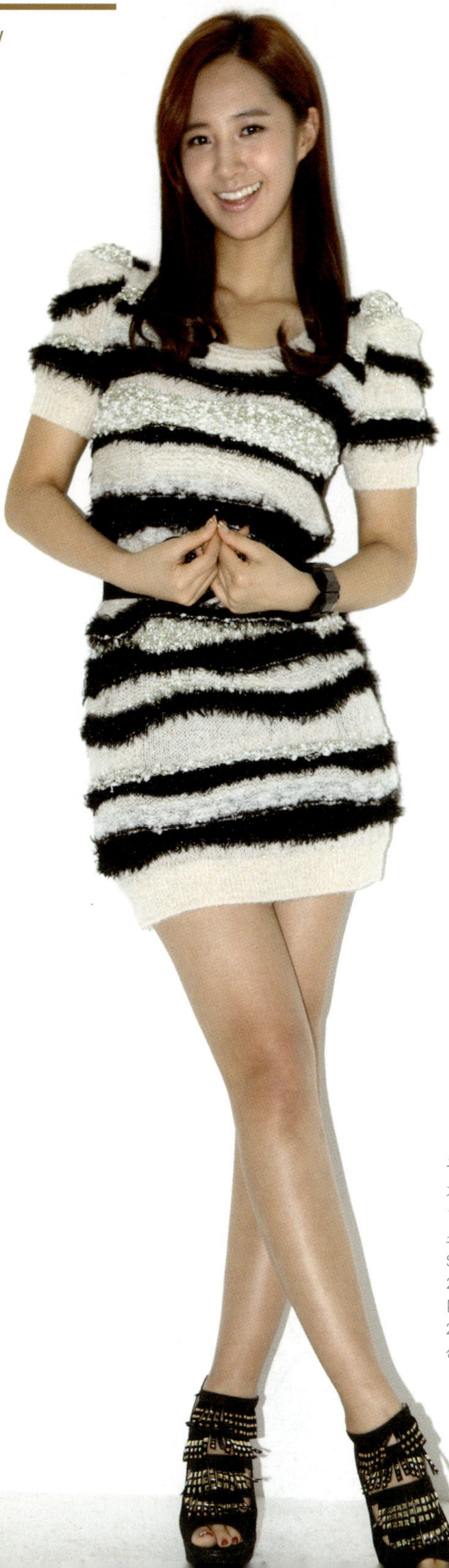

:소녀, 요가를 만나다 유리

>KWONYOURI

유리(권유리)

가수, 탤런트
1989년 12월 5일
소녀시대
SM엔터테인먼트 소속
2007년 소녀시대 싱글 앨범
[다시 만난 세계]로 대뷔
2001년 제1회 S.M. 청소년베스트
선발대회 댄스짱 본상

PHOTO | SM엔터테인먼트 제공

예전에 모프로에서 〈유치리 아침요가 샘〉으로 포커스를 받았는데, 요가를 시작하게 된 계기는요?
연령과 성별에 상관없이 요가가 좋다는 것은 알고 있었지만 요가를 시작할 시간도, 기회도 없었어요. 매일매일 다른 스케줄을 소화하려다 보니 생활의 밸런스를 찾는 것이 너무 중요했어요. 그리고 몸매와 건강을 유지하는 것도 빼놓을 수 없는 부분이고요. 일반적인 운동보다 요가가 이런 부분을 더 충족시켜주고 탁월한 효과를 얻게 해준다고 해서 시작하게 되었어요.
그리고 〈유치리의 아침요가 샘〉을 시청자들이 좋아해주셨던 이유는 아마 생활 속에서 누구나 쉽게 따라할 수 있는 동작을 선보여서 그랬던 것 같아요.

한국뿐 아니라 일본 등 세계무대를 오가느라 체력이 많이 소모될 텐데, 요가가 많은 도움이 된다면 어떤 부분인지 말씀해주세요
체력 소모가 많기 때문에 충전이 필요했는데 요가로 체력을 다질 수 있었어요. 다양한 요가 자세들은 제 몸매를 더 예쁘게 가꿔주는 도구가 되었고, 호흡과 명상은 마인드 컨트롤하는데 많은 도움이 되고 있어요.

아름다운 허리라인을 많이들 부러워하는데, 소개해주고 싶은 요가 동작이 있다면요?
저는 개인적으로 삼각형 자세, 비틀기 자세, 상체 숙이기 자세를 좋아해요. 허리라인을 잡아주는 데도 좋지만 장운동에도 효과 만점이거든요.

지금도 아름다운 S라인이지만 그래서 더욱 신경 써서 하는 요가 동작이 있다면요?
저도 인간인데 어떻게 100% 만족하겠어요. 요가를 할 때 특별히 어떤 자세에 신경을 쓰는 것보다 모든 자세의 원리와 반응을 잘 이해하는 것이 더 중요하다고 생각해요. 그냥 따라하는 것보다 변하고

요가는 제 몸매를 더 예쁘게 가꿔주는 도구가 되었어요. 저는 개인적으로 삼각형 자세, 비틀기 자세, 상체 숙이기 자세를 좋아해요. 허리라인을 잡아주는 데도 좋지만 장운동에도 효과 만점이거든요.

싶은 부위의 의식을 깨워서 실천하면 더 큰 효과를 보게 되는 것 같아요.

요가 시작한 지 5년 정도 되지 않았나요. 요가를 하면서 달라진 게 있다면요?
일단 늘 마음이 여유로운 것, 늘 몸이 가벼운 것… 이 두 가지를 꼽을 수 있어요. 그래서 항상 좋은 컨디션을 유지할 수 있어요. 몸과 마음의 균형을 찾는 데 가장 큰 도움을 받았어요.

몸매 유지를 위해서 빼놓지 않고 챙겨 먹는 음식이라든지, 피하는 음식은요?
모든 영양소를 골고루 섭취하는 편이에요. 특별히 좋아하는 음식들이 다 몸에 해로운 초콜릿, 아이스크림, 과자 종류라 평소에 이런 음식들을 피하려고 많이 노력해요. 꼭 챙겨먹는 것은 매일 아침 일어나자마자 갈아마시는 우유, 마, 사과를 섞은 유리표 주스예요. 맛도, 건강에도 참 좋은 아침식사가 되더라고요. 제 다이어트 노하우이기도 하답니다.

십년 후, 본인의 모습을 그려주세요?
멋진 가수, 또는 연기자의 모습이 그려지네요. 요가는 취미 생활로 평생할 테니까… 그때 쯤되면 나디아 선생님 가족과 우리 가족이 함께 해외로 요가여행을 다니지 않을까요. 제가 아기를 안고 다닐지도 모르겠네요. 하하하!!!

소녀시대 유리에게 요가란?
거칠고 힘든 삶의 여정에서 지혜롭게 잘 헤쳐 나갈 수 있는 든든한 버팀목처럼 요가는 꼭 필요한 동반자 같은 존재에요.

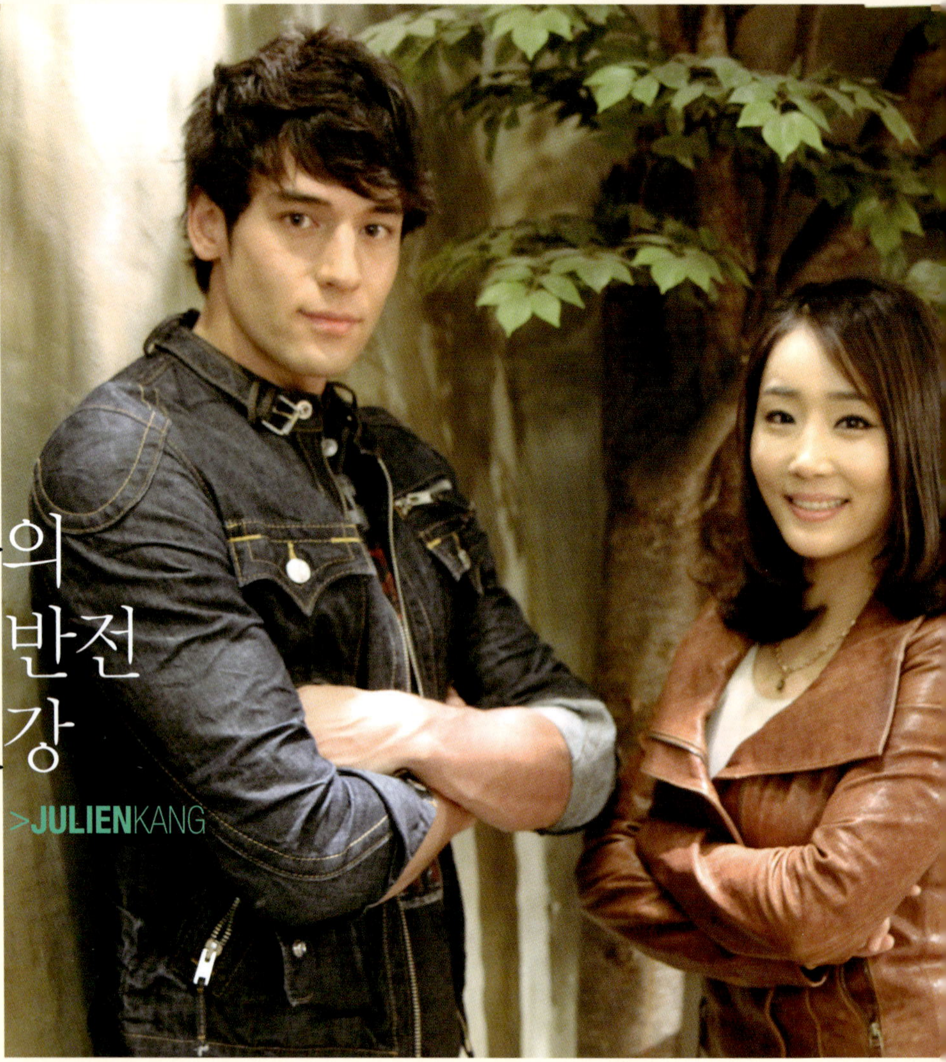

Interview

: 그 남자의
　　　반전
줄리엔강

>JULIENKANG

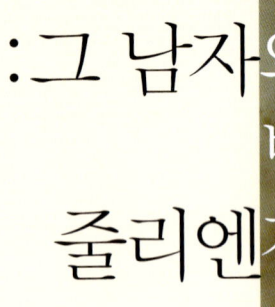

줄리엔 강(Julien Kang)
모델 탤런트
1982년 4월 11일(프랑스)
191cm, 87kg

남자들은 요가가 근력운동이 안될 것이라는 착각을 해요.
제가 많은 운동을 하고 있지만 요가는 근력 운동, 유산소 운동, 유연성 운동이
합쳐진 완벽한 운동입니다.

요즘 어떻게 지내세요? 우리가 요가 할때만 보니까 줄리앤강 사생활이 궁금해요.

요즘은 격투기 프로 '주먹이 운다' MC로 활동하고 있어요. 격투기 선수가 아닌 일반 사람들을 제가 트레이닝 시켜서 시합에 도전하게 하는 프로그램이에요. 그 프로에서 트레이닝도 맡고 MC도 보고 있어요. 그리고 드라마 출연도 계획하고 있습니다. 평소에는 요가도 하지만 크로스피트(crossfit)라는 운동도 즐기고 있어요.

연기와 모델 활동을 겸하면서 가장 좋은 점과 가장 스트레스를 받는 부분은요?

텔레비전에 나온 내 모습을 모니터 할 때나 잡지 등에 나온 것을 볼 때 가장 흥분되고 기뻐요. 사람들이 나를 알아볼 때는 더더욱 기분이 좋고요. 스트레스는 바쁜 스케줄 때문에 잠도 못자고 촬영할 때는 스트레스를 받기도 하죠. 피곤한 것을 티내지 못하고 드라마 컨셉트에 맞추는 연기에 몰두한다는 것은 정말 어려운 일이에요. 하지만 연기자로써 감독님과 시청자들에게 만족감을 주기 위한 노력은 제 몫이기 때문에 늘 최선을 다 하려고 합니다.

우리가 언제 처음 만났죠? 제 첫 인상과 요가의 첫 경험은 어떘어요?

나디아 누나는 요가에 대한 열정도 넘쳤지만 국내 요가계의 여왕이라고 인정할 만큼 건강미를 갖추고 있었어요. 누나가 수업을 진행할 때는 저를 포함해서 함께 수업을 듣는 모든 사람들이 누나의 수업에 완전히 몰입되죠. 그리고 요가를 처음 했을 때 생각보다 너무 힘들고 몸이 말을 안 들었어요. 제가 워낙 운동 마니아라서 요가도 잘 할 수 있을 줄 알았는데 농담이 아니라 격투기보다 요가가 더 어려웠어요.

형인 데니스강과 형제가 아니랄까봐 몸매가 넘 뛰어난데, 형과는 틀리게 슬림 하면서 스트롱 한 바디를 소유하고 있잖아요? 선천적으로 물려받은 건가요?

우리 부모님과 두 형 모두 몸이 훌륭해요. 유전적 영향이 제일 크지만 운동습관이 몸을 빛내주는 가장 큰 역할을 한 것 같아요. 제가 요가나 다른 운동을 안했다면 근육도 하나도 없는 그냥 볼품없는 꺽다리 같았을 거예요.

처음 요가를 하고 싶었던 계기는요?
과격한 격투기와 웨이트 트레이닝만 하다 보니 몸의 밸런스가 깨지더라구요. 몸과 마음을 이완 시켜주는 요가가 필요했고 몸의 밸런스를 찾는데 매우 효과적일 것 같았어요.

요가 혹은 운동 할때 지키는 특별한 식단이 있다면 소개해주세요.
평소 고구마, 아몬드, 닭 가슴살, 소고기(지방 뺀), 달걀흰자, 과일 위주로 식사를 해요. 탄수화물은 고구마로 대신하고, 흰쌀밥은 절대 먹지 않아요. 탄수화물을 줄이기 위해 밥을 잘 안 먹지만 밥을 먹을 땐 꼭 현미밥을 먹어요.

한동안 드라마, CF 촬영 등 다양한 활동으로 많이 바빴을 텐데, 꾸준히 요가를 하는 이유와 평소 시간을 어떻게 할애해서 운동을 하나요.
매일 아침 6시에 일어나 조깅을 하고, 아무도 없는 공원에 가서 혼자 격투기 스텝과 펀치를 날려요. 일주일에 한 번 정도 등산도 하고, 요가는 일주일에 3회 정도 빼먹지 않고 하는 편이에요.

연기하는데 요가가 도움이 되었다면요?
호흡은 연기에 몰입하는 데 큰 도움을 주고, 몸의 유연함은 자연스러운 얼굴 표정과 품위 있는 자태를 만들어주지요. 몸이 재산인 저에게 요가는 다이어트 효과까지 얻게 해줬어요. 또한 한국말이 좀 서툴러서 스트레스가 많을 때는 마음관리에도 도움이 되었답니다.

요가를 권하고 싶은 사람이 있다면요?
보디빌더 선수들, 그리고 첫째 형(데니스 강)과 복싱선수 둘째형… 우리 매니저에게도 권하고 싶어요. 남자들은 요가가 근력운동이 안될 것이라는 착각을 해요. 제가 많은 운동을 하고 있지만 요가는 근력 운동, 유산소 운동, 유연성 운동 합쳐진 완벽한 운동인 것 같아요. 그래서 꼭 시키고 싶어요.

내 생활, 내 인생에 있어서 요가란?
pure? yoga is like water. 물은 유연하고 부드럽고, 반면에 굉장히 강하잖아요. 강약의 조화는 균형을 찾아주지요. 그리고 인생에 있어서 물이 없으면 절대 안 되니까, 전 요가를 물이라고 표현하고 싶어요.

Interview

: 그녀가
아름다운 이유
윤해영
>YOON HEAYOUNG

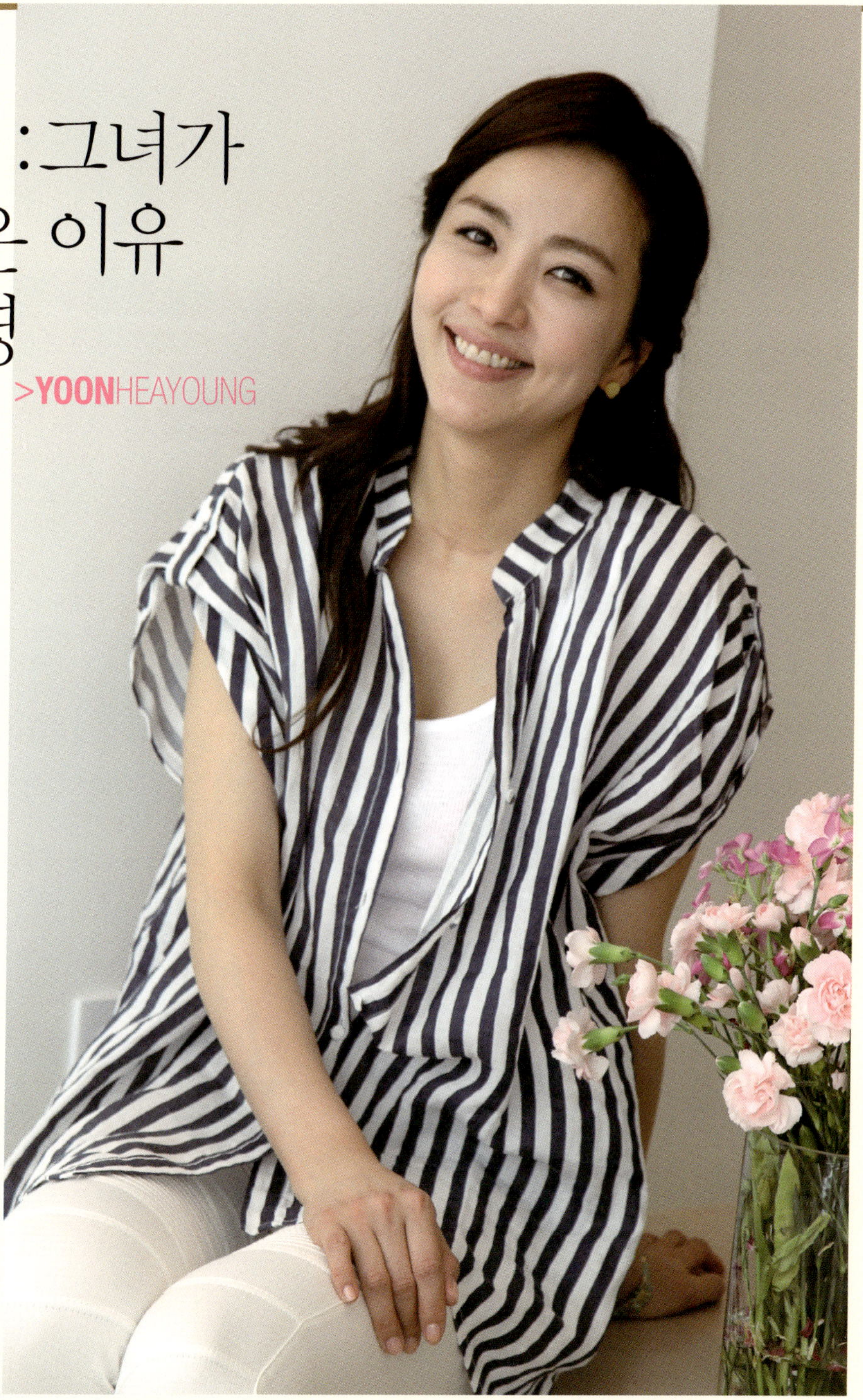

윤해영
탤런트, 영화배우
1972년 5월
라임엔터테인먼트 소속
디지털서울문화예술대학교
미용예술학 학사
1993년 SBS 3기 공채
탤런트로 데뷔
2008년 MBC 방송연예대상 코미디
시트콤부문 최우수상

삼십 대 중반이라는 나이가 무색할 정도로 멋진 몸매를 유지하고 계신데, 비결이 있으신가요?
사실 요가가 아니었다면 그런 소리 못들었을 거예요. 언젠가부터 몸이 무기력해지면서 아프고 체중이 증가했었어요. 그 시기에 요가를 만나 참 다행이에요. 제 몸매의 비결은 당연 요가이죠.

요가를 시작하게 된 계기는요? 그리고 얼마나 되셨나요?
7년 전 쯤, 길을 지나다가 〈나디아 요가〉라는 간판을 보고 자연스럽게 다가가 문을 두드렸어요. 그 때는 나디아 선생님이 유명한 분인지 몰랐어요. 그런데 환하게 맞이해주시는 선생님 인상이 깊었고, 갑자기 요가에 마음이 확 쏠렸어요. 운동 경험도 없고 워낙 몸이 뻣뻣하기 때문에 어떤 운동이든지 시작을 두려워해요. 그런데 일년 회원권을 끊었어요. 그 비용이 만만치 않아서일까? 정말 열심히 하게 되더라구요. 생전 처음으로 흥미를 붙일 수 있는 운동을 찾았고 그때부터 많은 부분이 달라지기 시작했어요.

갑상선 종양 제거 수술을 가족들에게도 알리지 않고 홀로하고, 잘 극복하셨는데... 그런 힘든 과정에서 요가가 조금이라도 힘이 되었다면 어떤 부분이었나요?
수술하고 많이 힘들었지만 요가에서 배운 마음 관리와 몸 관리가 정말 많은 도움이 되었어요. 요가는 자기 스스로를 보호하고 치료하는 대체요법이잖아요. 타인이 나를 도울 수 있는 것은 한계가 있기 때문에 힘들수록 내 자신을 믿었고, 나를 지키기 위한 시간과 투자를 아끼지 않았어요.

요가를 하고 싶은 주부들이 많은데, 시간과 공간의 제약때문에 쉽게 도전하지 못하는 것 같아요. 윤해영 씨도 집안일 하랴, 연기하랴, 방송하랴 시간이 많이 부족하실텐데 바쁜일정 속에서 어떻게 짬을 만드시나요?
다 마음먹기에 달린 것 같아요. 아무리 바빠도 하루에 한 시간 정도는 큰 어려움 없이 시간을 만들

아침에 일어나면 기지개를 오랫동안 켜는 것, 머리를 감을 때 상체를 숙이고 감는 것, TV볼 때 척추를 꼿꼿이 세우고 보는 것… 이런 습관들로 자연스러운 홈 요가를 실천해요. 집에서는 요가 스튜디오에서 하는 것처럼 집중하지 못하기 때문에 생활요가가 더 효과적인 것 같아요.

수 있을 거라 생각해요. 저도 굉장히 게으른 편이지만 자신에게 꼭 필요한 것을 우습게 생각하면 좋지 않은 결과가 따른다는 것을 알기 때문에 요가 실천을 게을리 할 수 없더라고요. 아무리 바빠도 주 3회 이상 요가를 하는 편이에요.

요가를 시작하려고 해도 요가복이나 도구 등 준비물 때문에 주저하는 주부들이 많아요. 일상 생활 속에서 활용할 수 있는게 있다면 소개해주세요?

사실 일하는 주부들이 집에서 만큼은 더 게을러져요. 저도 마찬가지지만. 그래도 특별한 노하우가 있어요. 예를 들어 아침에 일어나면 기지개를 오랫동안 켜는 것, 머리를 감을 때 상체를 숙이고 감는 것, TV볼 때 척추를 꼿꼿이 세우고 보는 것… 이런 습관들로 자연스러운 홈 요가를 실천해요. 집에서는 요가 스튜디오에서 하는 것처럼 집중하지 못하기 때문에 생활요가가 더 효과적인 것 같아요.

요가를 한 후 자신있어진 몸매는 어느 부분인가요?

일단 탱탱해진 엉덩이와 군살 없는 허리라인이 가장 만족스러워요. 전에는 엉덩이가 말랑말랑하고 축 처져 있었거든요. 전체적으로 균형도 깨져있었는데 이제는 균형도 잡혔고 상실된 자신감도 찾았어요.

요가를 하시면서 가족이나 본인의 식단에 빼놓지 않는게 있다면요?

가리는 거 없이 다 잘 먹어요. 가족들의 식단도 특별히 신경 쓰는 것은 없어요. 평소에 소식을 하려고 노력은 많이 하지만 잘 안되더라구요… 가끔 과식할 때는 '이거 먹고 요가 하면 돼' 라는 믿음을 갖고 막 먹어요. ㅋㅋㅋ

살아가면서 정말 요가하기 잘 했다고 느꼈던 순간이 있었다면요?

요가는 정말 연기에 많은 도움이 돼요. 요가할 때 자신의 장점과 단점을 알게 되고 단점을 고쳐나가

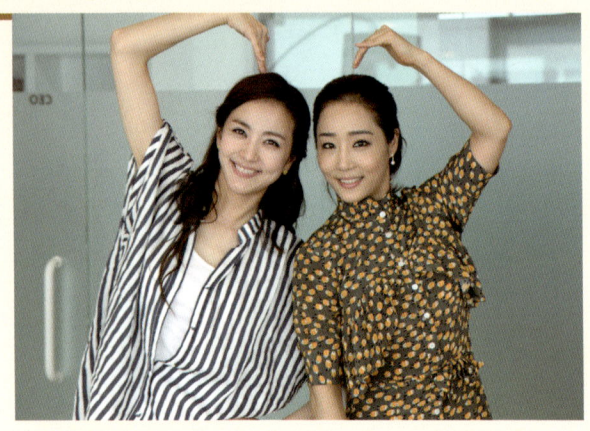

는 훈련을 하기 때문에 연기할 때 자신이 가진 능력을 100% 펼칠 수 있어요. 그리고 스트레스와 피로가 넘치는 제 생활에 활력과 기쁨을 준답니다. 무엇보다도 마음 관리하는 데 최고이고요.

끝으로 요즘 근황 좀 말씀해주세요.

케이블 채널 스토리온 '토크 & 시티' MC도 하고 있고 광고도 하고… 또 이런저런 활동으로 바쁘게 지내고 있어요.

윤해영 씨는 아무래도 삶의 우여 곡절이 좀 있으시잖아요… 그런 과정에서 세상을 바라보는 시각이나 대처법 등 자세에 요가가 정신적으로어떤 도움이 되었는지요.

젊은 시절 겪지 않았다면 더 좋을 일들이 많았지만 그런 아픈 경험을 통해 남들보다 빨리 성숙해졌고 세상의 모든 존재들과 조화를 이룰 수 있는 지혜도 터득했어요. 제가 힘들 때 요가는 자신에 대한 사랑과 믿음을 심어주는 역할을 했어요. 그래서 떳떳하고 당당하게 모든 것에 잘 대처할 수 있었던 것 같아요. 저는 불안 할 때, 힘들 때, 아플 때일수록 요가를 더 열심히 해요.

마지막으로 책 출간에 대한 메시지 부탁할게요.

나디아 선생님이 쓴 모든 책을 시간 날 때마다 집에서 잘 활용하고 있어요. 제가 나디아 선생님한테 오래 배웠고 많이 변했기 때문에 의심할 부분이 단 1%도 없어요. 많은 사람들이 이 책을 통해서 저처럼 달라질 수 있다는 희망을 갖길 바랍니다.

Interview

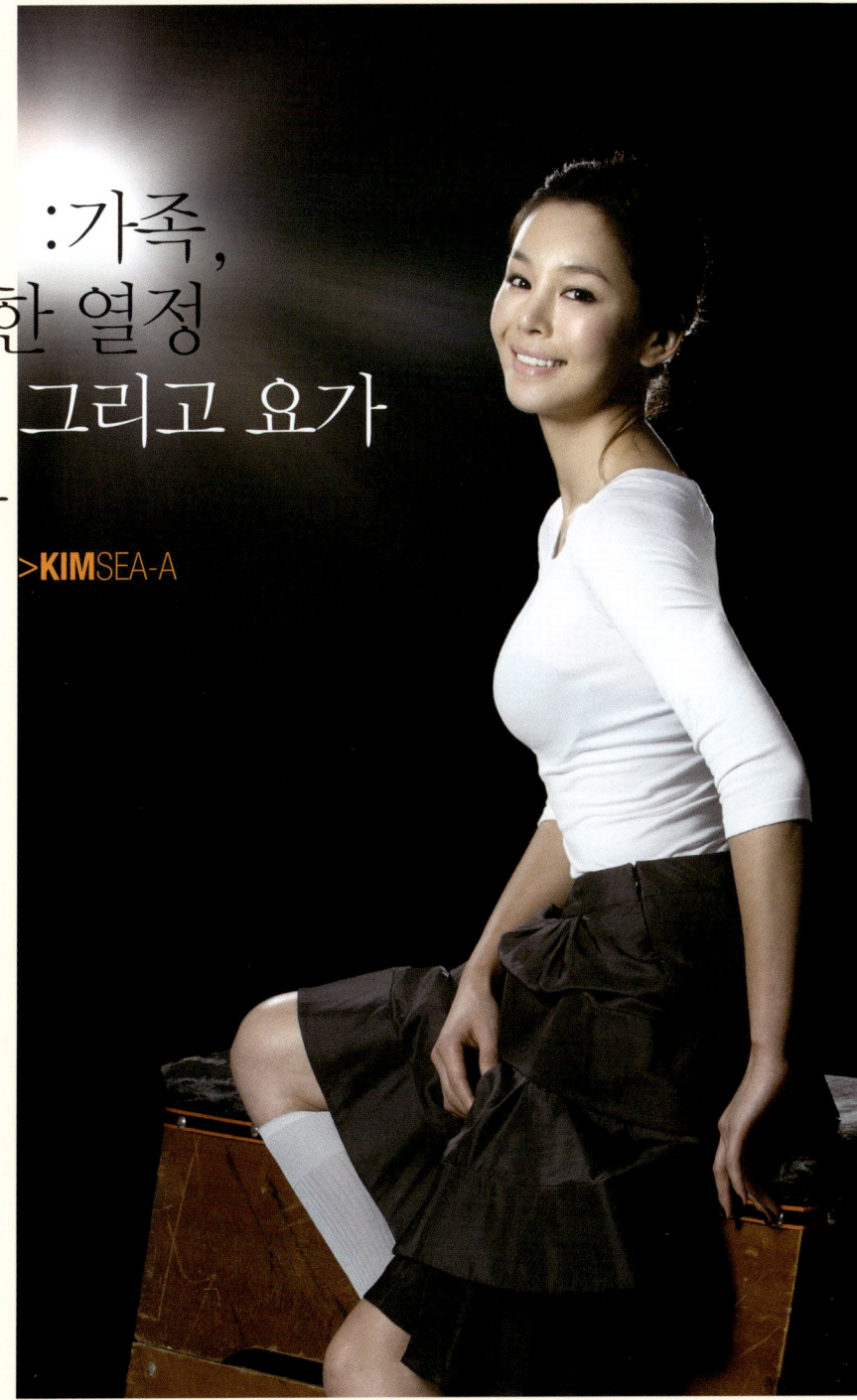

: 가족,
일에 대한 열정
그리고 요가
김세아
>KIM SEA-A

김세아
탤런트, 영화배우
1974년 5월 18일
휴메인엔터테인먼트 소속
세종대학교 체육학 학사
1996년 MBC 드라마 '사랑한다면'
으로 데뷔

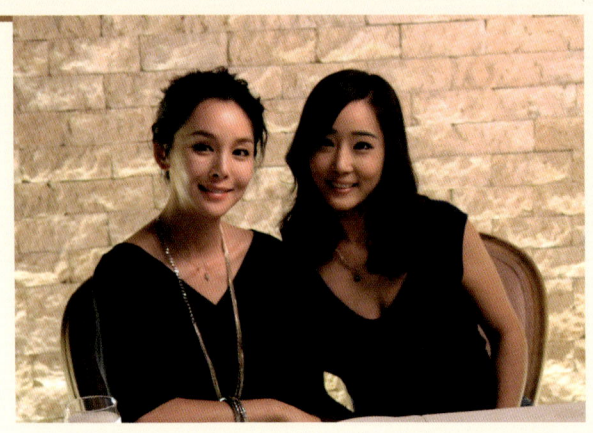

출산 후에도 건강 미인으로 주목을 받으셨는데, 비결이 있다면요?

모든 사람들이 자기관리에 신경쓰지만 특히 여자에게 있어 자기 관리는 임신과 출산 과정에서 가장 중요한 요소라고 생각해요. 출산 후 100일 정도는 기다림의 시간이었어요. 배도 안 들어가고 마음도 우울했지만 포기하지 않고 출산 전의 제 모습을 매일매일 상상했어요. 그리고 긴장감을 늦추지 않고 많은 노력을 했어요.

체육학을 전공하신 걸로 알고 있습니다. 그런데 요가를 하시게 된 계기는요?

95년도 뉴욕에 있을 때 재즈댄스를 하게 되었어요. 그때는 체중이 10킬로 정도 불어 있었고 몸도 많이 아팠어요. 일본인 친구가 요가를 권하더라고요. 저는 리듬체조를 전공해서 테크닉 넘치는 춤으로 땀 흘리는 것만 좋아했지 요가에는 별 관심이 없었어요. 그런데 요가를 접해 보니 제게 정말 꼭 필요한 운동이라고 생각되더라고요. 그 후 한국에 돌아와서부터 다이어트와 건강을 위해 요가를 꾸준히 했어요.

임신과 출산과정에서 요가를 꾸준히 하셨는데, 요가가 임산과 출산에 어떤 효과가 있나요?

여러 가지 도움이 되었어요. 출산 전에는 태교와 마음관리에 도움이 되었고, 출산 후에 가장 문제가 되는 골반과 복부 관리에도 도움이 되었어요. 임산부는 기본적인 스트레칭만 해도 신진대사가 촉진되고 육체 활동에 불편함을 덜어주기 때문에 임산부에게는 요가가 꼭 필요하다고 생각해요. 산후 요가의 필요성은 말할 것도 없고요. 요가는 산모의 망가진 몸을 회복하는데 시간도 절약해주고 다른 운동보다 산모의 망가진 몸의 회복력도 더 뛰어나요.

출산 직후에 하면 좋은 요가 동작에는 어떤 게 있을까요?

출산 직후에는 안정을 찾는 것이 무엇보다 중요한 것 같아요. 심신을 안정시키는 요가 호흡과 자세

95년도 뉴욕에 있을 때 재즈댄스를 하게 되었어요. 체중이 10킬로 정도 불어 있었고 몸도 많이 아팠어요. 그때 일본인 친구가 요가를 권하더라고요. … 요가를 접해 보니 제게 정말 꼭 필요한 운동이라고 생각되더라고요. 그 후 한국에 돌아와서부터 다이어트와 건강을 위해 요가를 꾸준히 해왔어요.

위주로 편안한 상태를 유지하는 것이 산모의 건강에 도움이 된다고 생각해요.

가정분만으로 건강한 아기를 출산하셨는데, 그 과정에서 요가의 호흡법이 도움이 되었다면 소개해주세요?

아기가 태어날 때 엄마의 호흡이 굉장히 중요해요. 저는 분만 바로 직전까지 '아', '야', '어', '여', '오', '요', '우', '유', '으', '이'의 모음 중에 발음하기 가장 편한 것을 찾아서 그 소리를 내면서 호흡하는 것을 연습했어요. 실제로 11시간 동안 '아~ 아~' 호흡만 쉬지 않고 했어요. 이 호흡은 몸과 마음의 긴장을 완화시켜주는데 가장 큰 힘이 되었어요. 잠시라도 호흡을 잃게 되는 순간 몸은 오징어 굽듯 오그라들고 심리적 압박은 증가했어요. 그럴 때마다 다시 '아~ 아~'의 호흡을 시작했어요. 지금 생각해보면 요가의 복식호흡이 익숙해져서 그렇게 하는 게 가능했던 것 같아요.

가족을 위해 신경 쓰는 건강 밥상은요?

특별히 신경 쓰는 것은 없고 모든 음식을 정성으로, 사랑으로 만들어요. 사실 제가 가장 좋아하는 것은 상추쌈밥이에요. 딸 예나는 아직 이유식을 먹고 있는 단계이기 때문에 조금 더 크면 우리 가족 식단에 더 많은 신경을 쓸 것 같아요.

끝으로 앞으로의 계획에 대해 말씀해주세요?

내 인생에 있어서 가장 소중한 것은 가족이에요. 가정 안에서 편안할 때만이 일도 편안한 마음으로 잘 할 수 있을 거라 생각해요. 그래서 지금의 제 계획이자 소원은 딸 예나를 예쁘고 건강하게 잘 키우는 겁니다.

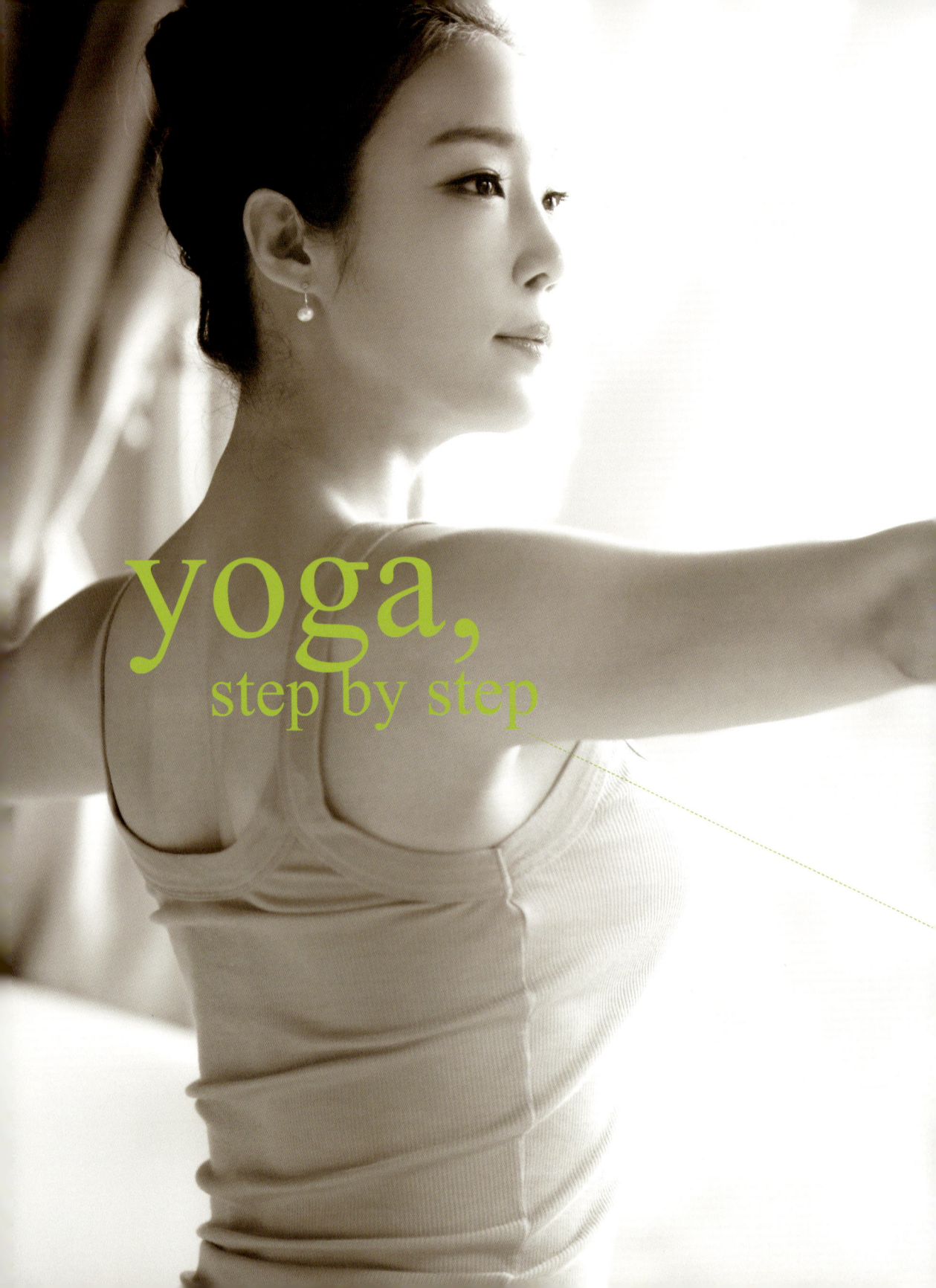

요 가 와
소 통 하 다

Part 1

:요가 쉽게 이해하기

"요가는 종교도 아니고, 스포츠도 아니다. 요가는 모든 종교와
모든 스포츠의 밑바탕을 이루는 원초적 조건이다. 남녀노소, 빈부귀천을 막론하고
시대를 초월하여 누구나 할 수 있는 수행법이다."

요가는 BC 2500년~3000년 경 인더스 문명 시대부터 시작된 것으로 밝혀졌다. 영적성장을 위한 수행법인 요가는 인도의 전통이자 동양 문명이 이루어낸 종합적인 수행체계이다. yoga는 '결합하다'의 어원을 가진 'yuj 유즈'에서부터 비롯되었고 어떤 특정한 목적에 '상응', 또는 '합일'한다는 의미를 지닌다. 이것은 분리된 마음을 통합시켜 영혼을 자유롭게 하기 위한 방법이고 불완전한 인간의 존재를 완전한 존재로 발전시키는 방법이다.

파탄잘리(Patanjali)가 저술한 요가 수트라(yoga sutra)를 보면 '요가란 마음의 동요를 없애는 것이다'라고 정의했다. 또한 바가바드기타(Bhagavadgita)에서는 요가의 의미를 '고통과 비애로부터의 해방'이라고 했다. 따라서 요가는 마음 작용을 억제하여 인간 본래의 고요한 마음 상태로 돌아가는 것을 뜻한다. 이것이 모든 형태의 요가가 공통으로 지니는 근본적인 목적이다.

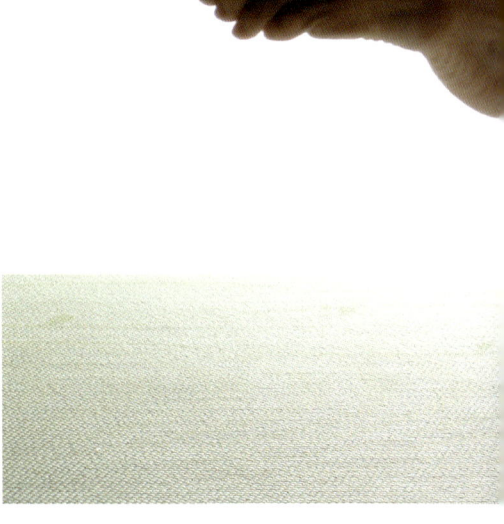

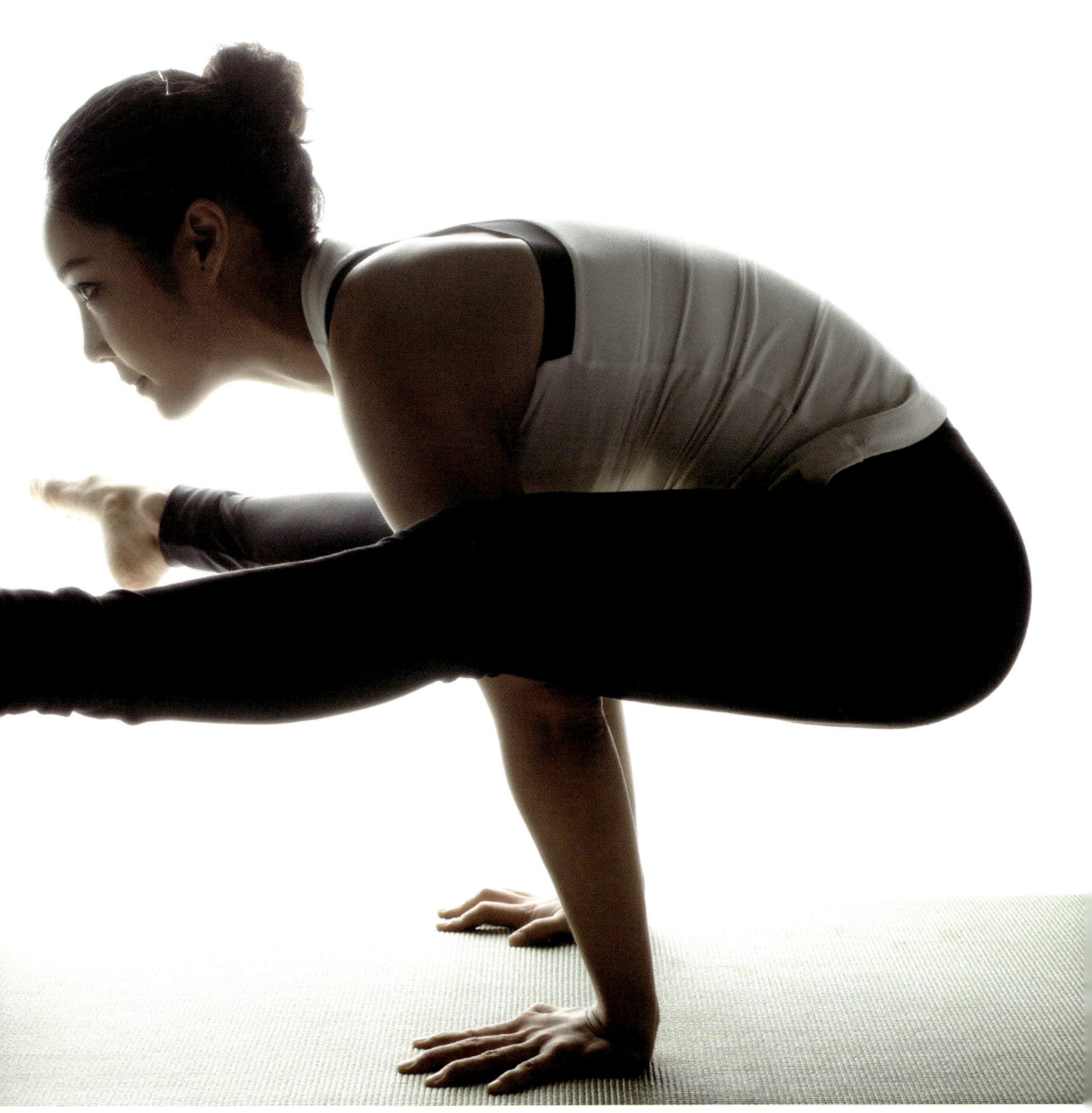

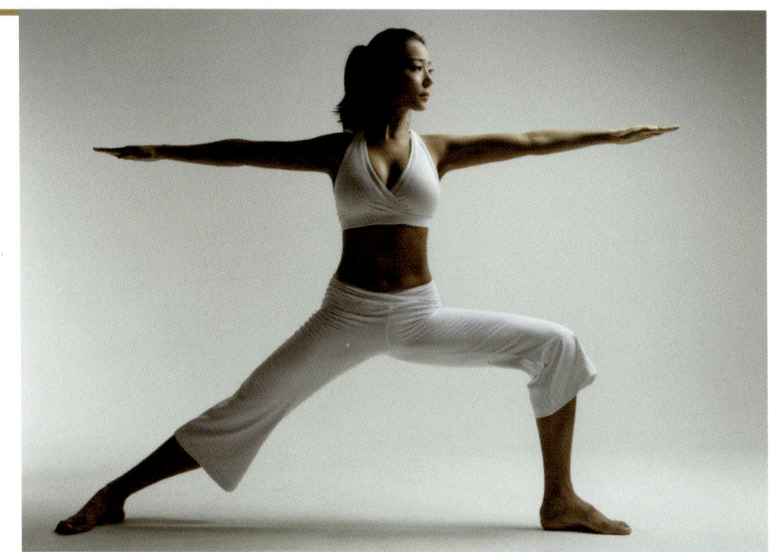
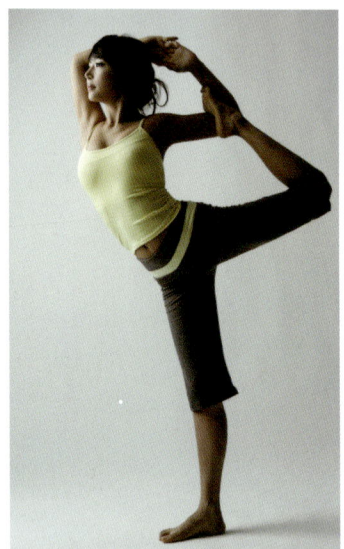

01_요가의 8단계

B.C 2000년 경 인도의 성자 파탄잘리는 고전 요가의 다양한 수련법을 체계적으로 통합해 '요가수트라(yoga sutra)'라는 경전을 펴냈다. 여기서 요가 수행의 과정을 8단계로 구분했는데 이것을 '아쉬탕가 요가(ashtanga yoga)'라고 설명했다.

이 8단계는 요가의 왕이라고 불리는 '라자요가(raja yoga)'로도 일컫는다. 라자(raja)란 말은 왕을 의미하는데 마음, 감각 기능, 열망, 생각, 이성을 정복한 사람을 승리자 곧 왕이라고 한다. 다시 말해 라자요가는 자아의 완정한 지배를 의미하는 것이다. 이는 절대적인 것은 아니지만 요가의 기본 원리이자 중심 사상이라고 할 수 있다.

요가의 높은 경지에 올라가는데 있어 가장 모범적인 것으로 평가되고 있는 파탄잘리(patanjala)가 제시한 요가의 8단계를 소개한다.

:: 요가의 8단계

감정 정화 단계

1 야먀 yama | 금계법(사회적 준수사항)
다섯 가지의 금지사항
❶ 아힘사(ahimsa) 비폭력, 살생하지 않기 ❷ 사트야(satya) 거짓말하지 않기 ❸ 아스테야(asteya) 탐내지 않고 훔치지 않기 ❹ 브라마차리아(brahmacharya) 감각을 절제하기 ❺ 아파리그라하(aparigraha) 탐욕하지 말기

2 니야마 niyama | 권계법(개인적 권고사항)
다섯 가지의 준수사항
❶ 사우차(shaucha) 청결하기 ❷ 산토샤(santosha) 만족하기 ❸ 타파스(tapas) 자기 훈련 ❹ 스와드야야(svadhyaya) 자아탐구 ❺ 이슈와라 프라니다나(ishvara pranidhana) 절대 신성에 대한 헌신

육체 정화 단계

3 자세 asana | 좌법(자세행법)
다양한 자세행법으로 육체를 보호하고 단련시키는 것이며, 육체훈련으로 정신 작용을 조절

4 프라나야마 pranayama | 조식법(호흡조절)
우주의 생명에너지를 조절하는 것으로 들숨과 날숨의 리듬을 조절

정신 정화 단계

5 프라트야하라 pratyahara | 제강법(감정조절)
지각, 감각기관들이 완전히 통제되고 외부 자극에 이끌리지 않는 단계

6 다라나 dharana | 집중법(정신집중)
어느 한곳에 의식을 고정시키는 것. 즉 정신 활동이 한 대상으로 정해지는 단계

7 디야나 dhyana | 명상법(의식의 확장)
어떤 응념하고 있는 대상과 결부된 의식작용이 한결같은 흐름이 되어 한 표상만이 마음을 권유

8 사마디 samadhi | 삼매법(신성과의 합일)
자기 자신은 없는 듯 오로지 대상만이 밝혀지는 해탈의 단계

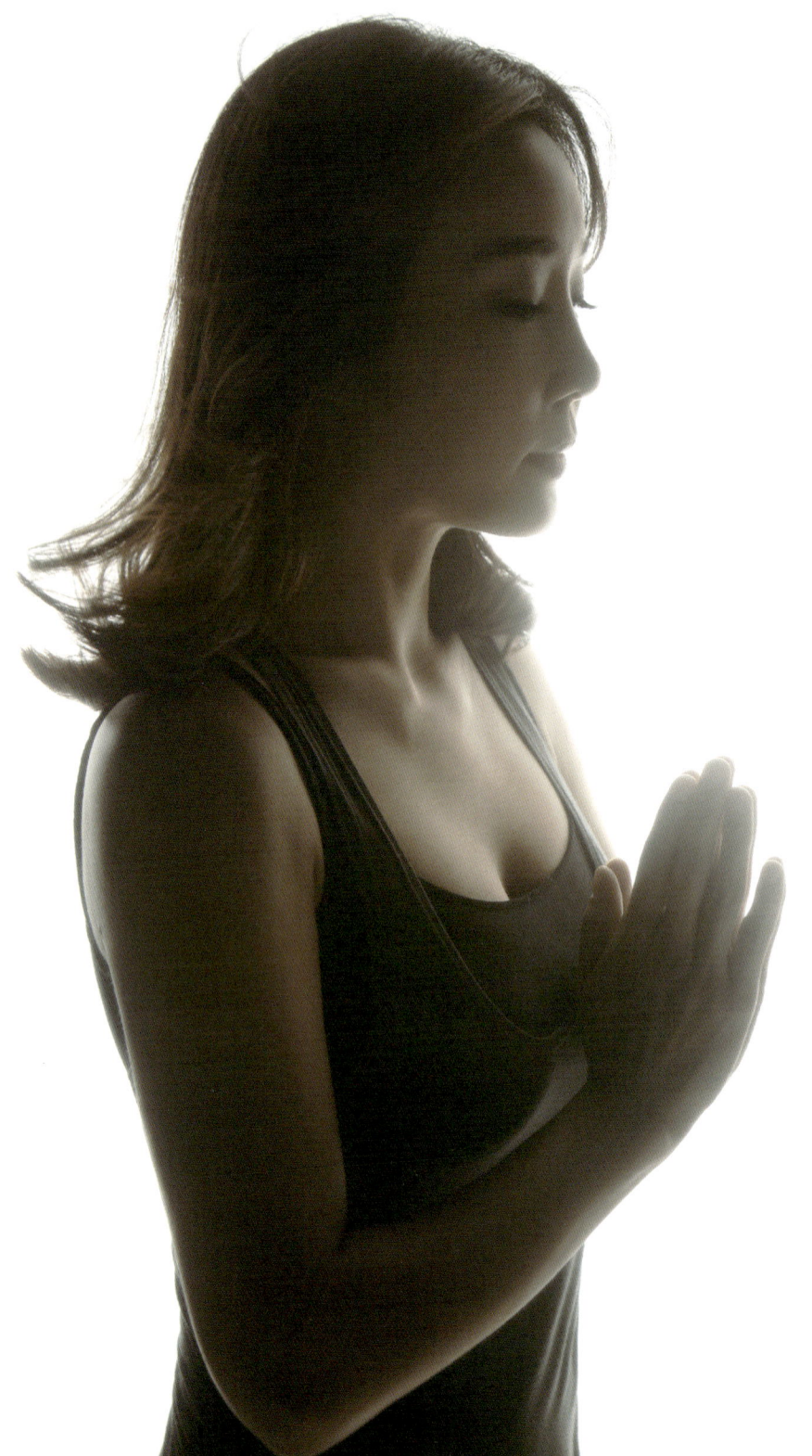

02_요가의 종류

고대부터 내려오는 요가학파와 요가의 종류는 다양하다. 전통적인 다섯 갈래의 요가는 하타-요가(hat.ha-yoga), 박티-요가(bhakti-yoga), 카르마-요가(karma-yoga), 즈나나-요가(jnana-yoga) 라자-요가(raja-yoga)다. 각각의 요가는 '어떻게 요가에 접근할 것인가?', '어떻게 요가 상태에 도달할 것인가?'라는 물음을 놓고 각기 다른 논리를 제시하고 있다.

1. 하타 Hatha 요가

모든 요가의 기초가 되고 있는 하타요가는 산스크리트어로 해(ha)와 달(the)을 의미하며, 음과 양의 균형과 화합을 실현해서 자아완성을 이루고자 하는 실천 요가다.

하타요가는 특정 사상에 깊게 치우치지 않고 고대 요가의 원리와 실천 기법을 다양하고 새로운 형태로 현대에 맞게 반영한 것이다.

이 요가는 육체의 잠재적인 능력을 발산하는 데 초점을 두고 있어 몸을 도구 삼아 마음을 치료해준다. 이는 생리학적 심리학적 각성을 증가시켜 심신의 건강을 찾아주는 개념과도 같다. 하타요가의 효과는 과학적인 방법으로도 여러 차례 증명된 바 있다. 하타요가의 핵심은 몸의 균형과 마음의 자유를 찾아 '더 높은 정신세계'에 도달하는 것을 추구하는 데 있다.

2 박티 Bhakti 요가

'Bhakti'는 신에 대한 헌신, 믿음, 사랑, 모든 것을 바치고 귀의한다'라는 의미를 갖고 있다. 신에게 자신의 모든 것을 다 바쳐 아픔과 고통으로부터 벗어나고자 하는 요가 사상이다. 자기가 믿는 신 앞에 겸허하고 진실하듯 사회와 이웃을 위해 헌신과 사랑, 그리고 봉사를 아끼지 말라는 교훈이 담겨 있다. 신을 믿고 숭상하고 모든 분별을 버리고 모든 행위를 신을 위해서 할 때, 그의 은총으로 해탈할 수 있다는 것이 이 요가의 메시지다.

3. 카르마 Karma 요가

바른 행위을 강조하는 요가이다. 과거의 모든 행위가 지금의 결과라는 것을 알려준다. 말이나 행동이나 생각은 반드시 그 결과를 낳으며 그 결과는 다시 또 다른 원인으로 작용하게 된다는 법칙이 '카르마 법칙'이다. 다시 말해 늘 바르게 생각하고, 바르게 말하고, 바르게 행동하라는 뜻이다. 이처럼 행동방식을 관리함으로써 참된 자기에 도달하는 요가가 카르마 요가다.

4. 즈나나 Jnana 요가

지혜와 지식의 요가라 일컬으며 그 근원은 〈바가바드기타〉의 사상에 기초하고 있다. 즈나나 요가는 무지와 무명으로부터 벗어나는 것을 의미한다. 즉 배움, 지식, 지혜를 추구하는 요가이다.

이 요가에서 요구되는 배움과 지식이란 총체적이고 직관적인 인식 작용에 의한 지혜를 뜻하며, 즈나나 요가의 목표는 영원한 신성으로부터 진정한 자아를 구현하는 데 있다.

5. 라자 Raja 요가

라자는 '왕'이라는 뜻으로 모든 요가의 궁극적인 종점을 의미한다. 명상을 통해서 마음의 평온을 찾고 지혜를 얻으며 해탈의 경지를 추구하는 요가이다.

〈요가수트라〉의 사상을 중점으로 하는 요가이며, 이 유파는 인간들의 고뇌는 마음에서부터 나온다고 주장했다. 즉 심리적 작용이 슬픔과 고통의 원인이라고 보고 명상을 통해 심리 작용을 조정해야만 고뇌로부터 벗어날 수 있다는 것을 일깨워준다.

: 생명 에너지

프라나 Prana

'프라나(prana)'란 자연과 인간을 포함한 모든 원소를 관류하고 있는 우주 속 가득히 존재하는 힘이다. 이것은 생존하는 모든 생명체의 근원이 되는 에너지이고, 동시에 인간의 생명을 지키고 고양 시키는 '기(氣)'나 '숨(嗽)'으로 정의된다. '생체 에너지'와 비슷한 형태의 개념인 것이다.

인간의 사고와 활동, 그리고 생명에 직결되어 있기 때문에 요가에서는 프라나의 중요성을 강조하고 있다. 호흡 수련을 중요하게 생각하는 것 또한 프라나가 한 개체의 생명력을 지켜주고 있다는 이유에서이다.

현대 과학에서 실증된 바와 같이 호흡이 육체활동과 정신작용에 변화를 주고 생명을 지키는 원초적 에너지라는 것을 잘 알고 있다. 그런데 요가 수련자들은 호흡훈련을 통해 그 원리뿐만 아니라 프라나의 순환을 감지하고 그에 따르는 변화를 몸으로 체득한다. '기가 움직이면 마음도 움직이고 기가 떠나면 죽음이 온다'는 말과 같이 프라나는 모든 생명활동의 원동력이자 모든 현상과 변화를 일으키는 에너지인 것이다.

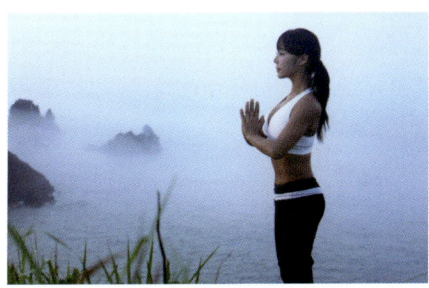
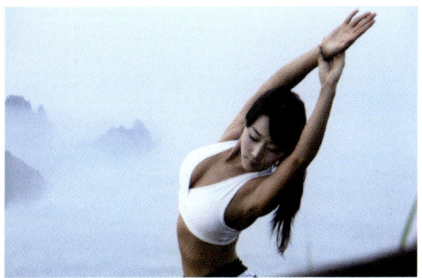

:에너지의 센터
차크라 Chakra

차크라는 산스크리트어로 '바퀴' 또는 '원형'이라는 뜻을 지닌다. 의식 상태이든 무의식 상태에서든 지속적으로 회전하는 공 모양의 차크라는 인간의 감각, 감정, 신체 기능을 지배하고 있는 에너지 센터다. 차크라가 담당하는 것은 인간이 지니고 있는 우주의 원천적인 생명력과 영적 에너지의 각성이다. 에너지를 받아 전달하고 진행시키는 에너지 체계는 정신적 힘과 신체기능의 조절을 담당하고 영혼과 육체를 통합시켜 준다.

7개의 주요 차크라는 우리 몸과 마음에 긴밀한 연관 작용을 하고 있다. 교감 신경계와 부교감 신경계와 연관되어 있어 차크라가 막히면 심신이 불편하고 답답해져 여러 가지 질병을 유발하기도 한다.
하지만 차크라는 생리학적, 정신 의학적, 과학적 견지에서 정확하게 규명될 수는 없기 때문에 현실 세계에서는 이해하기 힘든 것이 사실이다. 깊은 명상과 꾸준한 요가의 경험으로 이 차크라는 깨어난다. 차크라가 깨어나면 자연치유력을 극대화 시키고 물질의 속박으로부터 자유로운 '독립적인 자신'을 발견할 수 있다.

물리학자 브라이트 클레인은 "인간의 물리적인 육체 이면에 영적인 신체가 있는데, 영적 실체는 빛의 진동에 의해 구성되고, 7단계의 다른 구심점을 형성하고 있다"고 했다.
이 7단계의 다른 구심점을 형성하는 차크라는 회음부에서 정수리까지 올라가는 의식이 자리하는 곳에 있다. 그 위치와 특징이 달라 각각 다른 감각, 감정 유형, 마음의 속성, 신체 기능을 주관한다.

:: 차크라의 명칭

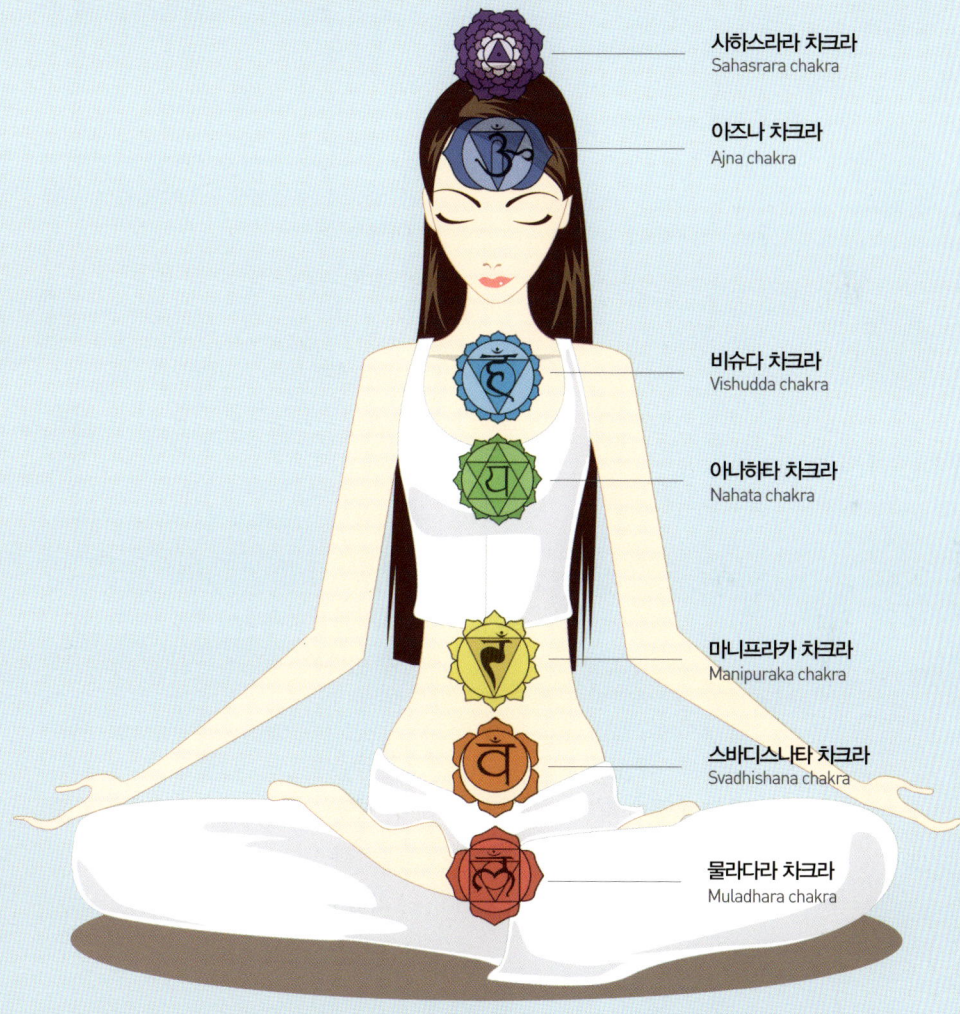

:: 차크라의 상징과 분석

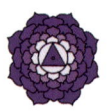
7차크라 **사하스라라 차크라** Sahasrara Chakra
••이름 | 1000개의 살을 가진 바퀴 ••색깔 | 보라색 ••만트라 음 | 산스크리트어의 모든 알파벳 ••원소 | 지복, 기쁨 ••보석 | 금강석 ••위치 | 정수리 ••영향을 주는 곳 | 송과선 ••내재된 감정 | 완전한 합일 ••의미 | 인간 완성 ••성격 | 통합, 득도, 열반, 깨달음을 주관

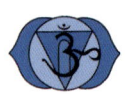
6차크라 **아즈나 차크라** Ajna Chakra
••이름 | 명령하는 바퀴 ••색깔 | 남색 ••만트라 음 | 옴(aum) ••원소 | 빛 ••보석 | 석영, 방해석 ••위치 | 미간 ••영향을 주는 곳 | 뇌하수체 ••내재된 감정 | 통찰, 직관력 ••의미 | 신성의 자각 ••성격 | 영성과 예지력 주관

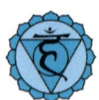
5차크라 **비슈다 차크라** Vishudda Chakra
••이름 | 순수한 바퀴 ••색깔 | 파랑색 ••만트라 음 | 마(ma) ••원소 | 에테르 ••보석 | 남옥, 터키옥 ••위치 | 목구멍 ••영향을 주는 곳 | 갑상선, 부 갑상선 ••내재된 감정 | 지성 ••의미 | 정화와 순수 ••성격 | 창조와 의지를 주관

4차크라 **아나하타 차크라** Anahata Chakra
••이름 | 흘러진 소리의 바퀴 ••색깔 | 초록색 ••만트라 음 | 얌(yaM) ••원소 | 공기 ••보석 | 에메랄드 ••위치 | 심장 ••영향을 주는 곳 | 흉선 심장, 폐 ••내재된 감정 | 사랑, 믿음, 헌신 ••의미 | 인간 본질의 성품 ••성격 | 수용과 균형을 이루는 사랑을 주관

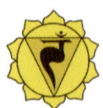
3차크라 **마니푸라카 차크라** Manipura Chakra
••이름 | 보석으로 장식한 도시의 바퀴 ••색깔 | 노란색 ••만트라 음 | 반(van) ••원소 | 불 ••보석 | 토파즈 ••위치 | 배꼽 ••영향을 주는 곳 | 비장, 위, 췌장 ••내재된 감정 | 영생과 권위 의식, 명예 ••의미 | 육체적 건강의 완성 ••성격 | 감정과 정체성, 타인과의 친밀감 주관

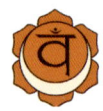
2차크라 **스바디스타나 차크라** Svadhish Chakra
••이름 | 자아에 근거한 바퀴 ••색깔 | 오렌지 ••만트라 음 | 밤(vaM) ••원소 | 물 ••보석 | 산호, 월장석 ••위치 | 하복부 ••영향을 주는 곳 | 부신 취장 ••내재된 감정 | 성에 대한 집착, 가정에 대한 애착 ••의미 | 육체의 성장 ••성격 | 성과 생명 창조의 힘을 주관

1차크라 **물라다라 차크라** Muladhara Chakra
••이름 | 뿌리에 기초한 바퀴 ••색깔 | 붉은색 ••만트라 음 | 홈(hum) ••원소 | 땅 ••보석 | 루비 ••위치 | 회음부 ••영향을 주는 곳 | 난소, 생식선 ••내재된 감정 | 안정의 욕구 ••의미 | 육체의 탄생 ••성격 | 삶의 근본적인 생기 주관

:에너지의 통로
나디 Nadi

나디(Nadi)는 통로, 도관이라는 뜻이다. 프라나가 순환하는 미세한 신경 통로들을 말한다. 한의학에서는 기와 혈을 순환 시키는 경락이라고 하는데, 나디는 우리 몸 내부에 72,000개가 교차하고 있고 생명 유지에 필수적인 에너지인 프라나를 지속적으로 흐르게 한다. 심신을 연결 시켜주는 에너지 도로망 역할을 하고 있는 것이다.

도로 위의 차들이 원만하게 왕래하지 못하면 교통체증이 심각해져 소통이 원활하지 못한 것처럼 나디가 막히면 프라나(prana)의 흐름이 통제되고 특정 부위가 악화되거나 여러 가지 질병을 유발 시킬 수 있다.

가장 특별하게 관심의 대상이 되는 세 가지 나디는 이다(ida), 핑갈라(pangala), 슈숨나(sushumna)인데 우리 몸의 모든 작용을 관장하고 있고 전체 시스템의 전반적인 상태를 결정한다.

해, 달, 불로 상징되는 이 세 가지의 나디는 육안으로는 볼 수 없고 영안으로만 볼 수 있다. 이다는 몸(body), 핑갈라는 마음(soul), 수슘나는 영혼(prit)으로 연계되어 육체적 차원의 건강, 심리적 차원의 지적 충족, 영적인 차원의 지극한 평화를 구현하고 있다.

1. 이다 ida

달을 상징하는 이다는 여성(陰)의 특성을 갖는다. 인체의 왼쪽 경로를 관할하고 있고 부교감 신경 기능을 조절한다.

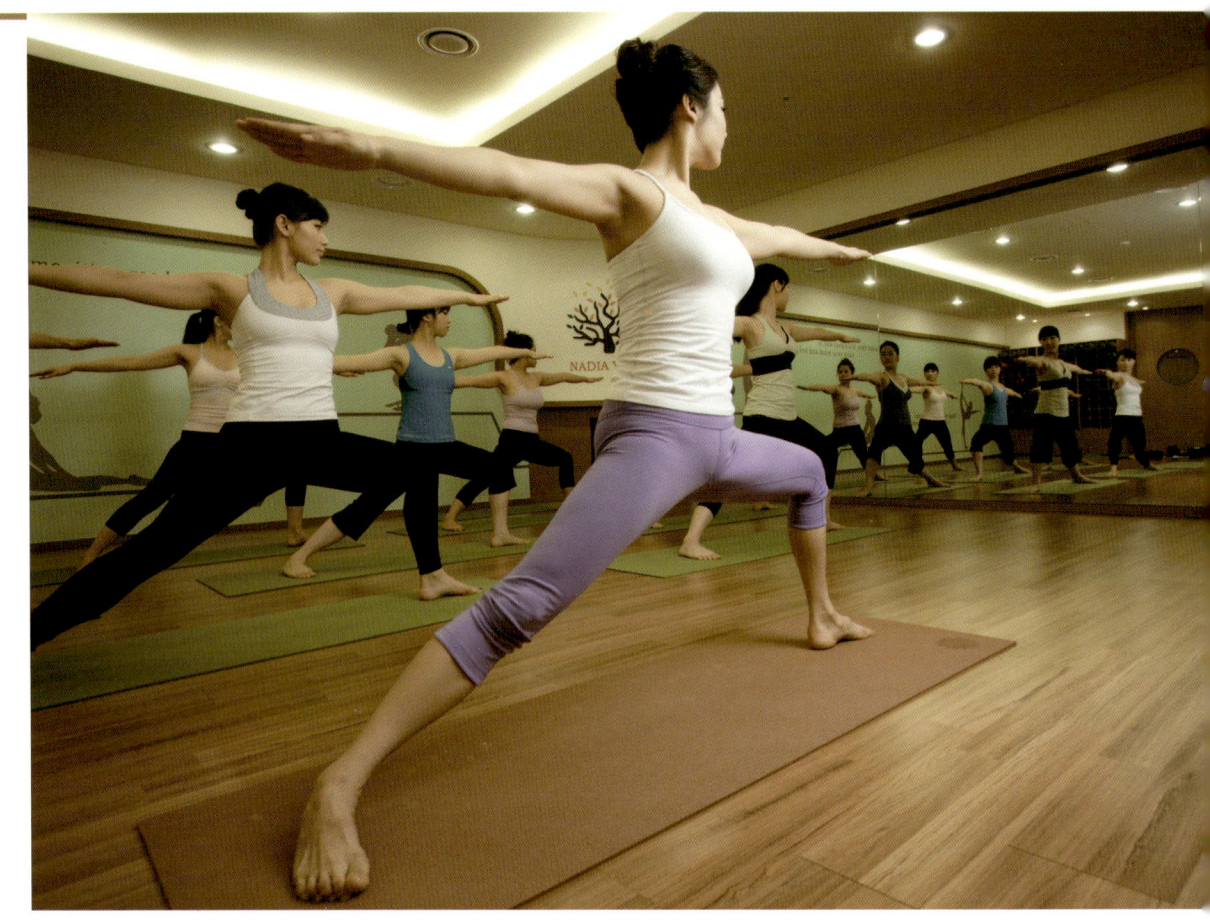

2. 핑갈라 pangala

해를 상징하는 핑갈라는 남성(陽)의 특성을 갖는다. 인체의 오른쪽 경로를 관할하고 있고 교감 신경 기능을 조절한다.

3. 슈숨나 sushumna

불을 상징하는 슈숨나는 중립적 성향을 갖는다. 척추 안쪽에 위치하고 있고 척수(meru danda)를 통과하여 흐른다. 생명력뿐만 아니라 영적 의식을 각성 시킨다.

:에너지의 조절
반다 Bandha

반다는 영어의 'band' 즉, '묶는, 묶다'와 같은 의미의 산스크리트어 'bandha'로 표기된 것이다. 이것은 '속박, 굴레, 잠금장치'의 뜻을 지닌다. 스스로 신체 내부의 에너지를 통제, 제어, 조절하는 행법을 말 한다. 예를 들어 긴 호스가 몸 이라면 호스를 수도꼭지에 연결해서 물을 틀었을 때 반다행법은 호수가 꼬이지 않도록 펴주는 역할을 한다.

따라서 반다는 신체의 특정 기관을 수축시켜 바른 자세를 만들어주고 하강하는 에너지를 상승 시킨다. 이는 프라나의 이동에 손실이 없게 하여 모든 차크라를 깨우기 위한 것이다. 반다는 육체적 변화뿐만 아니라 영적 변화와 성장을 만들기 위한 중요한 실천이며, 반다가 없는 요가는 의식의 확장도, 깊은 자각도 느낄 수 없다.

- **잘란다라 반다**(Jalandhara Bandha) 호흡의 모든 과정(마시고, 멈추고, 내쉬고, 멈추는 숨)에서 실시한다.
  - **방법** 턱을 쇄골 가까이로 당겨 앞 목의 근육을 조여주고 성대를 수축시킨다.
  - **효과** 뇌로 흐르는 혈액과 프라나의 순환을 조절해 심장이나 얼굴의 압박을 막고 어지러움, 현기증을 없앤다.

- **웃디야나 반다**(Uddiyana Bandha) 숨을 완전히 내쉬고 멈출 때 실시한다.
  - **방법** 횡격막을 흉부까지 끌어 올리고 복부를 최대한 수축시킨다.
  - **효과** 장근육과 장기들을 부드럽게 마사지하고 횡격막과 복부 조직을 단련시킨다.

- **물라 반다**(Mula Bandha) 숨을 들이 마시고 멈추는 숨에 실시한다.
  - **방법** 괄약근과 하복부를 최대한 수축시킨다.
  - **효과** 하강하는 에너지를 위로 흐르게 해서 기의 손실을 막아주고 프라나의 순환을 원활하게 해준다.

:요가 실천의 기본 요소

요가의 기본 요소는 호흡, 자세, 명상이다. 이 실천들은 숨과 행동과 사고의 의식 수준을 높여 요가의 효율성을 극대화 시킨다.

요가 수행의 체계는 윤리적 계율, 종교적 실천, 신체 조절, 호흡 조절, 감각 억제, 의식 집중, 의식 확장, 주관과 객관의 합일 이렇게 8단계를 이루고 있다. 이 모든 단계를 잘 실천하기 위해 몸과 마음을 다스리는 현대의 하타요가는 호흡, 자세, 명상 세 가지를 가장 중요한 요소로 꼽는다.

요가의 다양한 자세들은 육체를 통해 정신을 지배하고자 하는 목적을 갖고 있으므로 호흡과 명상이 반드시 필요하다. 호흡, 자세, 명상, 이 3요소는 몸의 내적, 외적 움직임을 명확하게 이해하는데 도움을 주고 요가의 궁극적인 목적인 육체와 마음과 영혼의 힘을 결합시키는데 가장 큰 역할을 한다.

요가를 실천하면서 숨, 행동, 사고의 의식 수준이 점차적으로 높아진다면 요가의 효율성 또한 극대화 되어갈 것이다.

- **호흡의 목적** - 잘 존재하기 위한 것
- **자세의 목적** - 잘 행동하기 위한 것
- **명상의 목적** - 잘 깨닫기 위한 것

01_호흡

"호흡은 마음의 성스러운 빛을 밝히기 위한 것이다. 이것은 감각의 통제와 에너지를 조절하는 행위이다."

인간의 생존을 위한 절대적이고 필수적인 요소가 되는 호흡은 삶이라는 여행을 하는 데 있어 가장 소중하고 친밀한 친구가 된다.

하지만 대부분의 사람들은 이처럼 중요한 호흡에 대해 별 관심을 갖지 않고 있으며 '반만 하는 호흡'을 하며 살아간다. 젊고 건강한 사람의 호흡을 살펴보면 느리고 고른 호흡을 보이고 있다. 이처럼 올바른 호흡은 깊고 고르고 편안하며, 호흡 리듬의 변화가 없다. 올바른 호흡행위에는 네 가지 명칭이 있다.

❶ 들숨(프라카 Puraka) : 원초적 에너지를 받아들이는 행위이다.
❷ 마시고 멈추는 숨(안따르 쿰바카 Antar Kumbhaka) : 그 에너지를 음미하기 위해 숨을 정지하는 것이다.
❸ 날숨(레차카 Rechaka) : 모든 사고와 감정을 비워내는 것이다.
❹ 내쉬고 멈추는 숨(바야 쿰바카 Bahya Kumbhaka) : 프라나의 순환에 집중하는 것이다.

요가의 세 가지 기본 호흡법

1. 복식 호흡

복식 호흡은 산소의 흡입과 이산화탄소의 배출, 즉 가스교환을 원활하게 하기 위한 것이다. 호흡 시 신체의 다른 부위보다 복부의 움직임에 의식을 둔다. 마치 새근거리며 잠자는 아이의 배처럼 마시는 숨에 복부를 충분히 부풀리고 내쉬는 숨에 부드럽게 복부를 수축시키는 호흡이다.

효과
- 우울증과 불면증 등 불안장애를 치료한다.
- 장 연동 운동을 도와 소화 장애와 변비를 없앤다.
- 스트레스와 피로를 해소 시킨다.
- 혈액순환을 돕고 체온을 유지 시켜준다.
- 뇌파와 혈압을 안정시켜 마음을 고요하게 한다.

방법
❶ 수카사나sukhasana(쉽고 편안한 자세)로 앉고 손등을 무릎 위에 올려놓는다. 척추를 바르게 세워 턱이 올라가지 않게 턱을 살짝 당긴다.
❷ 눈을 지그시 감은 상태에서 눈동자는 미간을 응시하도록 하고 입을 다물어 혀를 입천장에 댄다.
❸ 숨을 마실 때 복부를 부드럽게 팽창 시킨다. 이때 복부에 지나친 의식을 두어 억지로 배가 나오는 것은 몸과 마음에 긴장을 준다. 숨을 잠시 멈추었다가 천천히 내쉰다. 내쉬는 숨에 움직이는 복부의 긴장도 또한 몸에 경직이 오지 않도록 편안한 호흡을 만든다.
❹ 잠시 숨을 멈추었다가 이 호흡을 반복한다. 떨리는 호흡, 힘든 호흡, 짧은 호흡은 잘못된 호흡이다. 마시고, 멈추고, 내쉬고, 멈추는 하나의 호흡에 집중해서 호흡 리듬을 찾고 흐트러진 기운을 한곳으로 모은다.
❺ 호흡과 복부의 움직임이 자연스럽게 반복된다면 마시는 숨보다 뱉는 숨이 더 길어질 수 있을 것이다.

2. 카팔라바티kapalabhati 호흡

카팔라바티 호흡은 정뇌호흡으로도 불린다. 카팔라(kapala)는 두개골을 bhati은 빛, 광택을 뜻한다. 뇌를 정화시키기 위한 호흡인 것이다. 이 호흡은 복식호흡을 같은 리듬으로 반복하는 것이다. 이때 들숨은 부드럽게, 날숨은 힘차게 내 뱉으면 된다.

효과
- 머릿속 탁한 기운을 없앤다.
- 장 내 가스를 제거하고 소화력을 증진 시킨다.
- 눈을 맑게 하고 기운을 북돋아준다.
- 복압을 상승시켜 복부 기관을 강화 시킨다.
- 폐활량을 늘리고 폐를 정화 시킨다.

방법
❶ 수카사나sukhasana(쉽고 편안한 자세), 파드마사나padmasana(연꽃자세) 중 택하여 앉는다. 손등을 무릎 위에 얹는다.

❷ 척추를 바르게 세워 잘란다라반다를 실시한다.
❸ 입을 다물고 혀를 입천장에 붙인다. 먼저 몸과 마음의 긴장을 풀기 위해 깊은 복식 호흡을 한번 실시한다.
❹ 복부를 크게 부풀리며 코로 숨을 마신 뒤, 다시 코를 통해 힘차게 내뱉는다. 뱉는 숨에는 복부가 강하게 수축되어야 한다. 훈련 없이는 코로 뱉는 것이 자연스럽지 못하고 불편할 수 있으니, 처음에는 입으로 내쉬는 연습을 해도 무관하다.
❺ 부드럽게 마시고 급격하게 뱉는 호흡의 리듬을 계속 유지하면서 연속적으로 실시한다. 폐활량이 너무 약하거나 고혈압이 있는 사람은 이 호흡을 피하는 것이 좋다.

3. 웃자이 ujjayi 호흡

웃자이 호흡은 '완전한 호흡', '소리 호흡', '승리의 호흡'으로도 불린다. 우드(ud)는 위쪽, 우수성, 분출, 팽창을 뜻하며 우월성이나 힘을 나타낸다. 자야(jaya)는 승리, 우승, 성공을 뜻하며 억제의 의미를 담고 있다.

웃자이 호흡을 할 때는 내면에 집중하기 위해 성문을 수축시켜 공기의 마찰을 일으킨다. 이때 호흡 소리는 어린아이가 잘 때 조용히 코 고는 소리와도 비슷하다.

효과
- 집중력과 인내심을 길러준다.
- 자율신경을 조절한다.
- 생명 에너지가 풍요로워진다.
- 혈압과 관상동맥증을 치료한다.
- 순환계와 호흡계의 생리를 원활하게 한다.

방법
❶ 수카사나 sukhasana (쉽고 편안한 자세), 파드마사나 padmasana (연꽃자세)중 택하여 앉는다. 손등을 무릎위에 얹는다.
❷ 척추를 바르게 세워 잘란다라반다를 실시한다.
❸ 집중하여 내면을 바라본다. 시선은 한 곳을 향한다. 이제 코를 통해 천천히 숨을 마신다. 이때 공기의 흐름이 입천장에서 "흐-으" 하고 조금 거칠게 들려야 한다. 숨을 마시는 동안은 상복부와 하복부를 척추로 당기고 흉곽 전체가 최대한 펼쳐지도록 한다.
❹ 폐에 공기가 가득 찬 상태에서 숨을 잠시 보유 했다가 폐가 텅 비워질 때까지 코로 천천히 깊고 안정되게 숨을 내쉰다. 숨을 내 쉴 때는 "으-으" 하는 소리와 함께 복부의 수축이 더 강해지며 횡격막의 긴장이 서서히 풀려야 한다.
❺ 완전히 숨을 내쉰 후, 숨을 잠시 멈추었다가 이 호흡을 일정한 길이로 반복한다.

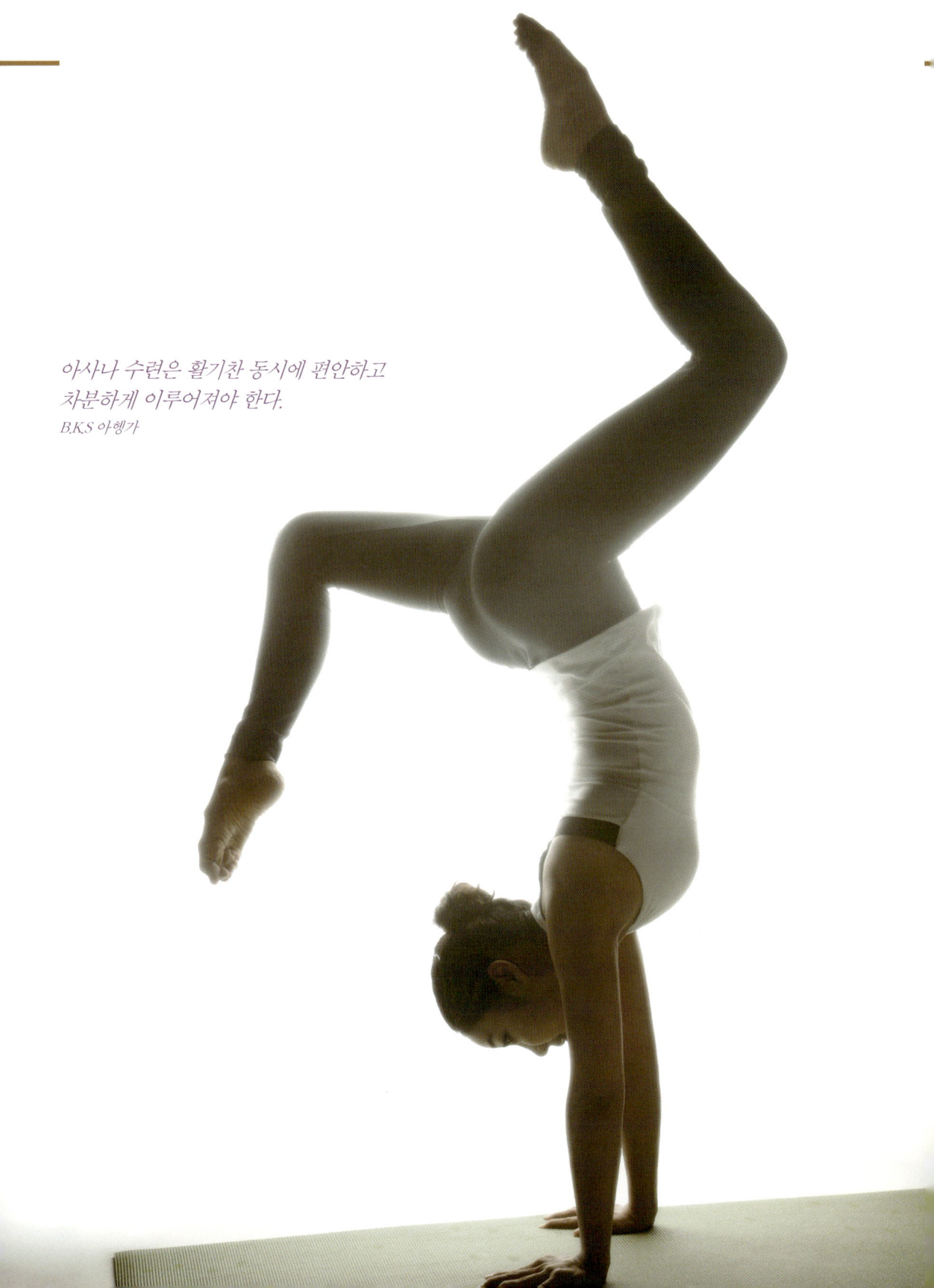

아사나 수련은 활기찬 동시에 편안하고
차분하게 이루어져야 한다.
B.K.S 아헹가

02_아사나 Asana

"아사나는 육체의 신성함을 끌어내기 위한 것이다. 이것은 유연함과 강인함, 그리고 아름다움을 만드는 행위이다."

생명이 존재하는 한 일상생활에서도, 요가를 할 때도 우리의 육체 활동은 계속된다. 육체 활동이 없는 것은 날개를 잃어버린 새와도 같다. 아사나란 체위법, 좌법이라는 동사에 그 어원을 둔 명사로 '앉는 것', '멈추는 것', '좌석'의 의미를 가진다.

즉, 요가 아사나는 자신의 육체를 이해하고 육체를 통하여 마음을 이해하기 위한 여러 가지 자세 행법이다. 육체 훈련을 통해 마음작용을 살피면서 내면의 성찰과 자각을 통해 자신을 성장 시켜나가는 운동이다. 이는 숙련된 자세와 기술이 동반된 단순한 체조가 아니라 호흡, 동작, 명상이 삼위일체가 되는 심신통제법인 것이다.

모든 아사나의 기본은 중심축을 이룬 상태에서 뻗는 것과 펼치는 것으로 이루어진다. 뻗는 것은 주의를 위한 것이고, 펼치는 것은 의식의 확장을 위한 것이다.

이 두 가지가 자연스럽게 만날 때 깨어있음을 자각하게 되고 호흡, 마음, 지성을 뚜렷하게 느낄 수 있다. 몸을 펼치는 것과 신전 시키는 것은 아사나 실천에 가장 중요한 요소가 되는 유연성, 안정성, 강도를 조절하는 데도 큰 도움이 된다.

아사나를 완성할 때는 자신의 참된 본질을 발견할 수 있고 더 나아가서는 신성의 본질도 이해 할 수 있게 된다.

아사나의 효과
- 자연 치유력, 면역성, 자생력 증가
- 호르몬 분비, 소화 흡수, 배설작용 촉진
- 척추 노화 예방, 체형교정, 다이어트 효과
- 균형감각, 통제력, 사고력 증진
- 유연성, 근력, 근지구력, 심폐 기능 향상
- 혈액 순환, 혈압 조절, 무기력증 해소

03_명상

> "명상은 순수한 영혼을 바라보기 위한 것이다. 이것은 내면 깊은 곳으로 걸어들어가는 행위이다."

명상은 심리치료의 대표적인 기법이다. 자기의 내면 안에 있는 사고와 의식을 구체적으로 살펴보는 것이며 나아가서는 내적 각성을 통해 존재의 근원에 다가서도록 하는 것이다. 우리 생명체 속에 자리 잡고 있는 우주의 근원을 '진아(眞我-Purusa)'라고 하는데, 인간의 지식과 지혜도 진아에 의해 만들어진다고 볼 수 있다. 진아 'Purusa'란 외적 사상에 좌우되지 않는 참된 자아를 말한다.

우리가 명상을 하는 것도 '참된 나'를 깨달아 무명의 고통으로부터 벗어나기 위한 것이다. 명상은 자신에 대한 전인적인 이해를 돕고 자기통제에 접근할 수 있는 통로 구실을 한다. 명상의 깨우침은 의식의 진화 과정 속에서 자신을 객관적으로 바라보는 능력을 키워주고 자발적인 사랑과 기쁨을 만들어준다. 또한 감정 에너지를 조절할 수 있게 되어 다른 사람을 배려하고 인정하는 능력까지 만들 수 있다.

그래서 명상은 인간의 탐욕을 벗고 넓고 평화로운 세상과 내가 하나임을, 그것이 영원한 자유임을 알게 해주는 과정이다.

명상의 효과
- 집중력, 관찰력, 자제력 향상
- 기혈 순환 촉진, 맥박 수 조절, 뇌파안정
- 인지 능력 향상, 몸과 마음의 본질 이해
- 감정 조절, 긍정적 에너지 생성
- 두려움, 공포, 압박감 해소
- 불안 지수 감소, 스트레스 대처능력 향상

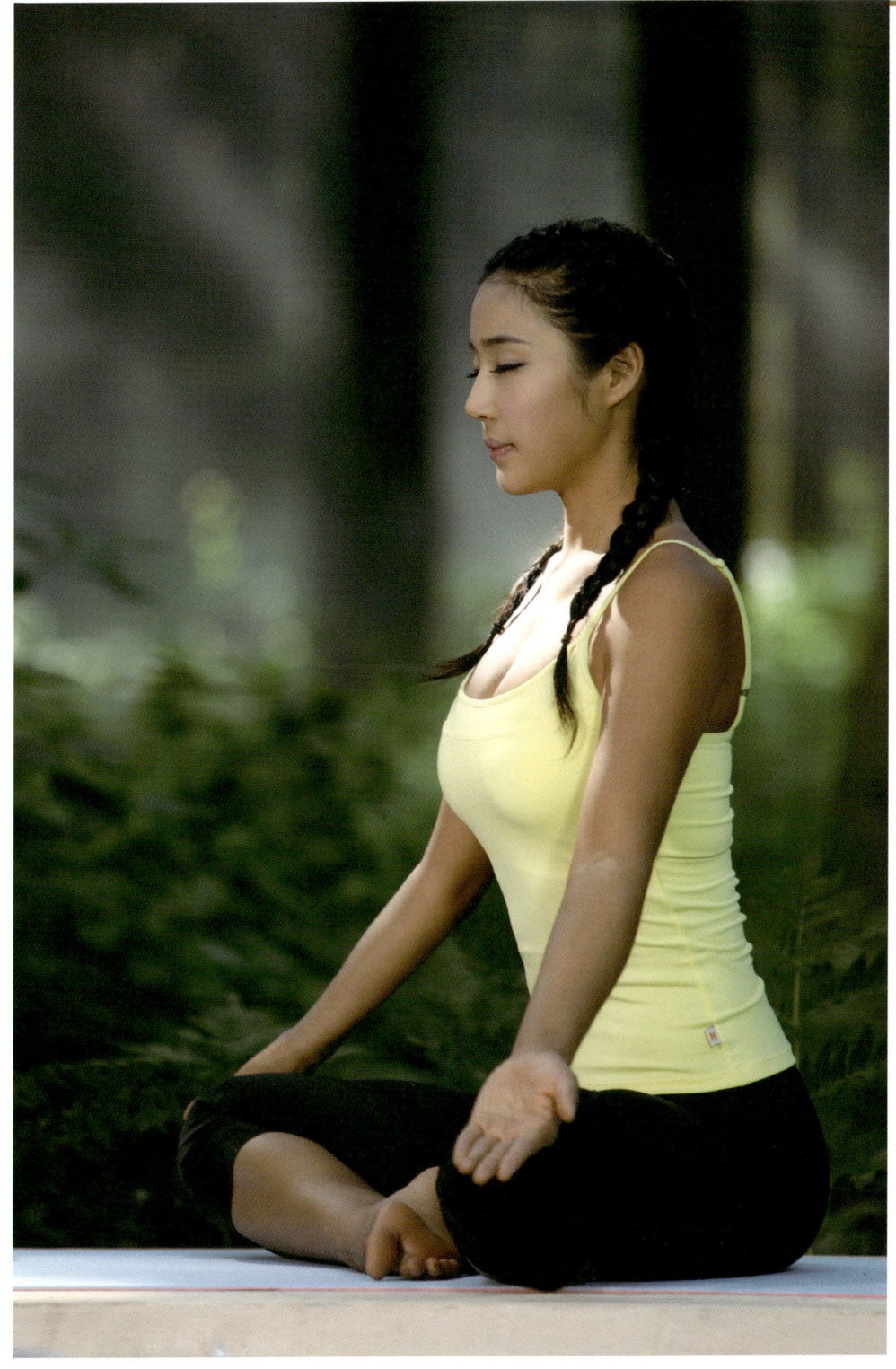

:마음 가다듬기

> ❝ 움직일 수 있는 힘, 조절할 수 있는 지혜, 굳게 믿는 신념만 있다면
> 요가를 준비하는 마음은 다 갖춘 것이다.

요가는 단순한 운동이 아니다. 요가는 신체활동 뿐만 아니라, 삶의 많은 부분에서 조화와 균형을 이룰수 있게 도와주고 최상의 건강과 행복을 얻게 해주는 과학적인 실천방법이다. 그래서 요가 수련은 우선 참된 마음으로 시작되어야 한다. 신념을 갖고 자발적으로 시작해서 변화의 과정에 충실해야 만이 건강의 이득을 최대한 높일 수 있다. 나를 희생시키고자 하는 조직의 강요에 움직이거나 타인의 압박에 이끌려가는 가식적인 실천이 되어서는 안 된다. 자신의 감정과 몸을 스스로 정돈해서 심신의 안정을 우선으로 생각해야 한다.

요가는 움직임의 양보다 질적 변화에 중점을 두는 기능적 훈련이다. 또한 요가의 초석 중 가장 중요한 것은 실천에 따르는 결과나 효과에 얽매이지 않아야 하는 것이다. 다시 말해서 수련 과정을 가장 중요하게 생각하고 그 훈련 가운데 기쁨과 만족감을 얻어야 한다는 것이다.

요가는 자신에 대한 이해와 변화와 성장이 점진적으로 진행되는 과정이라는 것, '보다 높은 자기'를 스스로 건설해 가는 과정이라는 것을 꼭 염두하시길 바란다.

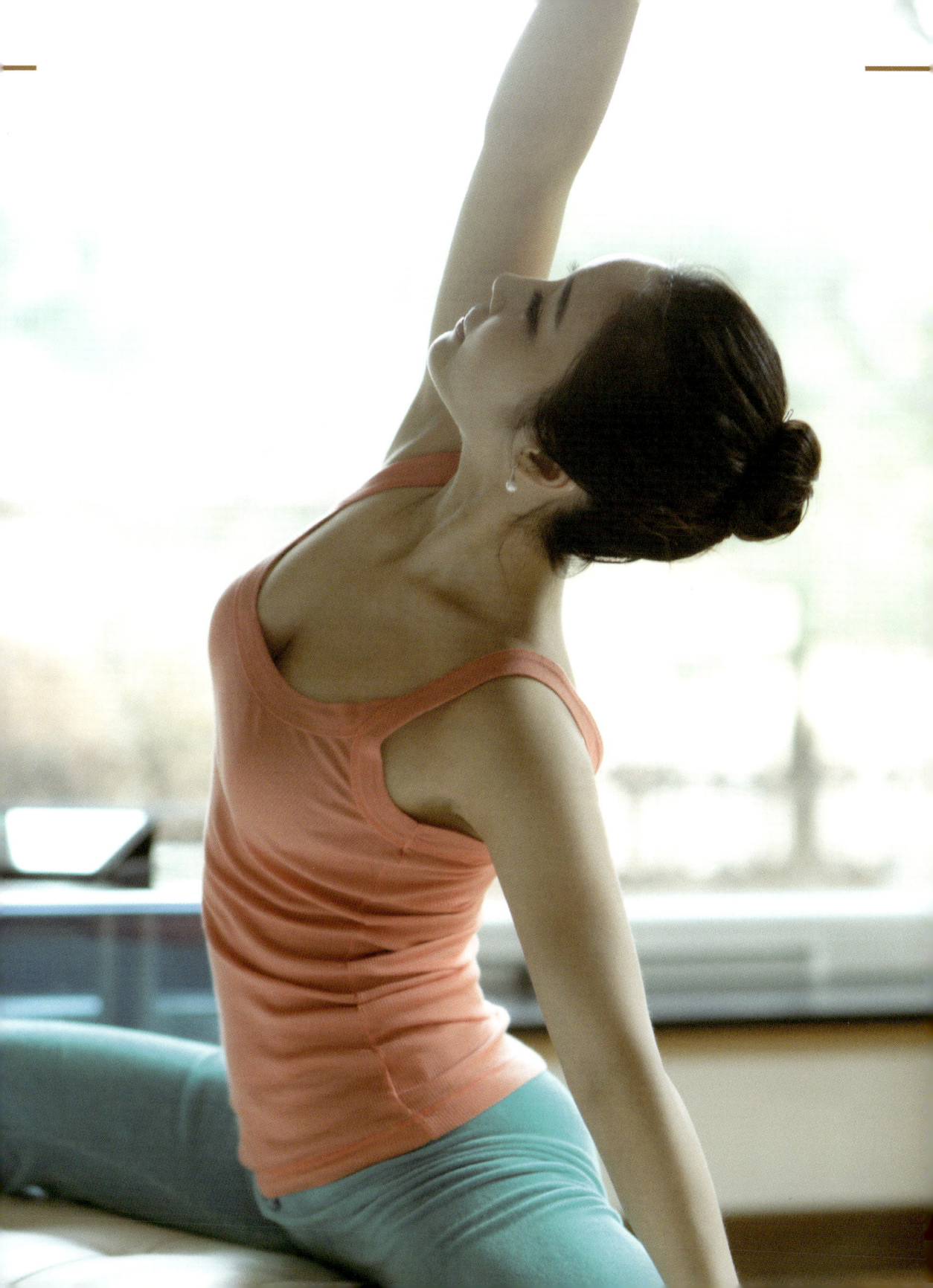

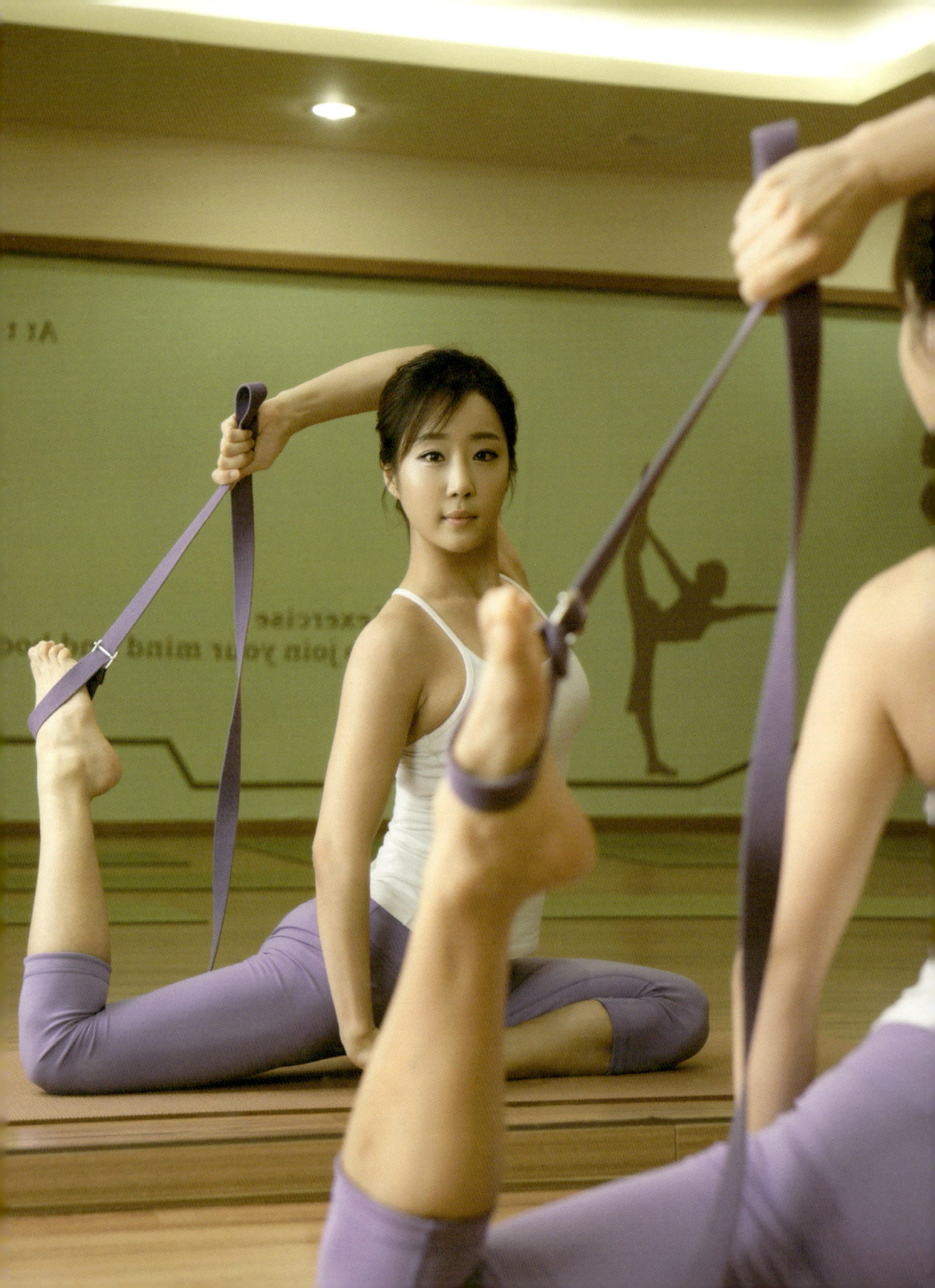

:요가 수련을 위한 지침

01_준비된 마음

요가를 잘 하는 것보다 더 중요한 것은 요가를 준비하는 마음이다. 내 몸과 마음을 이롭게 하고자 하는 요가실천에 앞서 긍정적이고 선한 마음, 그리고 깨어있는 마음을 갖아야 한다. 부정적이고 경쟁하는 마음, 닫힌 마음으로 요가를 시작 하는 것은 몸과 마음의 전쟁을 준비하는 것과도 같다.

긍정적이고 선한 마음은 이미 자신 내면에 있는 행복을 깨우치게 해주고, 고통에서의 해방을 도와준다. 깨어있는 마음은 현재의 상황에 잘 적응하여 현재에 머무는 능력을 키워주고, 깨어있는 마음의 에너지는 모든 반응을 잘 인식하게 도와준다.

02_긴장과 이완의 조율

불필요한 긴장은 자신을 조아 매는 것이다. 이완은 순수의식의 고요함과 평온함을 준다. 적절한 긴장과 이완은 신체활동과 마음작용의 균형을 찾아줄 것이다. 근력 소모가 많은 고난의도의 요가 자세를 실시할 때는 어느 정도의 힘과 긴장이 요구되기도 한다. 하지만 그 긴장이 지나치면 요가가 노동 행위에 불과할 것이고, 불안감과 스트레스를 주어 효율적이지 못한 수련이 될 것이다. 긴장과 이완의 조율은 쉬운 자세뿐만 아니라 어려운 자세를 실시하는 데도 깊은 이완을 돕고, 마음상태를 편안하게 만들어 준다.

03_관찰과 자각

요가는 몸을 이완하여 마음의 긴장을 없애는 실천이다. 요가 수련 시 가장 중요한 것은 각각의 자세에서 오는 반응과 마음에 귀를 기울이는 것이다. 느껴지는 그대로를 인지하고 그것을 몸과 정신이 기억할 수 있어야 한다. 자신의 몸에 대해 깊이 관찰하고 자각한다면 자신에 대한 이해와 사랑이 깊어질 것이고, 무의식적 열등감과 좌절감은 사라질 것이다. 수련 시 자각이 심화되면 몸과 마음의 관계와 자신과 세상과의 관계에 대해서도 더욱 분명하게 이해할 수 있다.

요가의 목적은 특정한 자세와 호흡을 흉내 내거나 만들기 위해 기술을 쓰는 것이 아니라, 자각을 통해 보이지 않는 치유의 에너지를 만들고 심신을 회복시키는 것이다.

04_분별과 지혜

분별과 지혜는 자신의 수준을 평가하고 요가의 의미를 잘 인식하는 데 중요한 요소이다. 무리하지 않고 자기 몸 상태에 맞게 실천하는 것이 현명하고 지혜로운 요가 실천법이다. 그러므로 내게 이로운 선택이 무엇인지를 분명하게 알아야만 한다. 요가는 남에게 보여주기 위한 것도 아니요, 남과 경쟁 하는 것도 아니다. 오직 나를 위한 실천이다. 심신이 괴롭거나 힘들다면 내 몸과 마음이 힘들어 하지 않는 방향으로 몸을 움직이자. 중간 중간 휴식을 취해도 좋다. 스스로 고통을 만드는 어리석은 사람은 지혜롭지 못한 것이며, 욕심이 가득 찬 요가 수련은 행복에서 멀어지게 하는 도구를 쓰는 것과도 같다. 약간의 자극이나 통증이 내 기분을 좋게 한다면 더 적극적으로 실시하자. 어떠한 상황에서도 내 몸과 마음이 즐거울 수만 있다면 그것만으로도 자신에게 이로운 영향을 줄 것이다.

05_꾸준한 실천

모든 실천에는 결과가 따르는 것이 당연하다. 하지만 요가는 흉내 내는 것과 폼을 내는 것만으로 좋은 결과를 얻을 수 없다. 안좋은 행동 습관과 부정적이고 이기적인 사고 습관을 버리는 것은 잠깐 노력한다고 되는 것이 아니기 때문에, 내 몸과 마음을 알아가는 시간과 고치기 위한 시간은 생활 속에서 늘 필요로 한다. 즉 요가는 꾸준한 실천을 통해서만 완성된다는 것이다. 매일 아침마다 세수를 하듯이, 끼니를 챙기듯이 요가도 우리에게 생활이 되어야 한다. 그래서 요가는 일상과 동떨어진 시간에 하는 것도 아니고 특정한 시간을 정해서 하는 것도 아니다. 몸을 고치고 마음을 다스리는 수련은 일상생활 속에서 자연스럽게 실천되어야 한다.

:요가 수련을 위한 준비

01_환경   조용하고 깨끗하고 환기가 잘 되는 쾌적한 환경이 좋다. 실내 온도는 너무 높거나 너무 낮지 않아야 하며, 직사광선과 외풍은 피해야 한다. 공간은 신체를 자유롭게 움직이는 데 있어 불편함이 없는 면적이면 괜찮다.
이상적인 요가 환경은 무엇에도 방해받지 않는 장소라면 어디든 무관하며, 차분하고 정결한 마음가짐에 도움이 되는 곳이면 더욱 좋다.

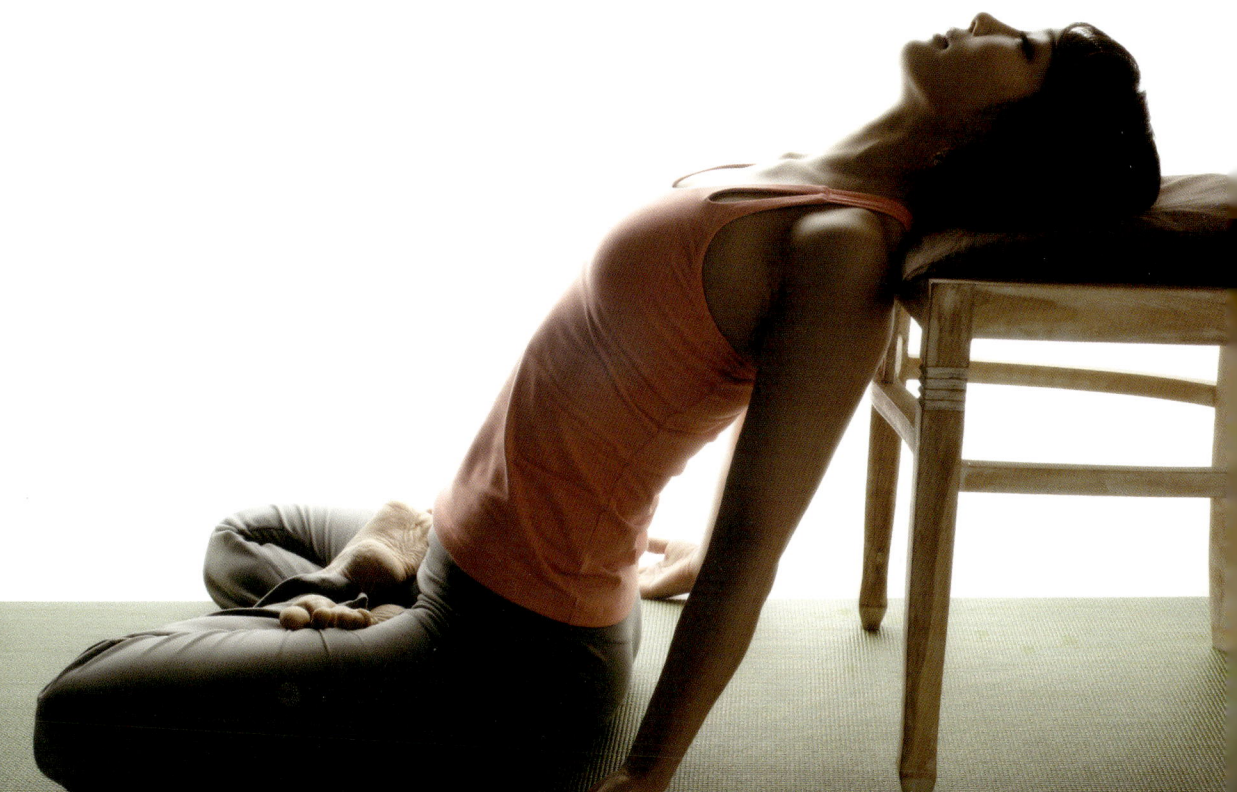

02_식사

요가는 호흡의 부담을 줄이고 내장기관의 원활한 운동을 위해 위장과 방광이 비워져 있는 상태에서 실시해야 좋다. 요가 수련 2~3시간 전에 식사하는 것이 좋으며, 과식을 했다면 3~4시간 후에 하도록 한다. 반대로 너무 허기진 상태에서 요가를 하는 것도 좋지않다.

03_복장

자세를 할 때 옷이 시야를 가려서는 안된다. 또, 너무 조이거나 반대로 너무 펄럭여서 신경이 쓰인다면 수련에 집중하기 어렵다. 요가 복장은 무엇보다 자세를 취할 때 불편함이 없어야 한다. 땀 흡수가 잘 되고 피부가 숨을 쉬는 데 방해가 없는 옷감을 택하라. 양말은 벗는 것이 좋으며, 장신구 착용은 가급적 피하는 것이 좋다.

04_시간

수련 시간을 특별히 정할 필요는 없다. 특별히 좋은 시간이 정해진 것도 아니다. 편한 마음으로 무리없이 요가에 몰두할 수 있다면, 그 시간이 가장 좋은 시간이다. 이른 아침과 늦은 밤에 요가를 할 경우 부드럽고 편한 요가를 하는 것이 더 효과적이다.

05_도구

요가를 하는데 특별한 도구가 꼭 필요하지는 않다. 되도록이면 요가 매트는 사용하는 것이 좋다. 요가 자세를 보다 편안하고 적극적으로 실천하는 데 도움을 주기 때문이다. 더 효과적인 요가를 위해 쿠션, 담요, 숄, 눈가리개 등을 명상과 이완 시에 사용해도 좋고, 보다 안전하고 정확한 자세를 위해 스트랩과 블록을 사용하는 것도 좋다.

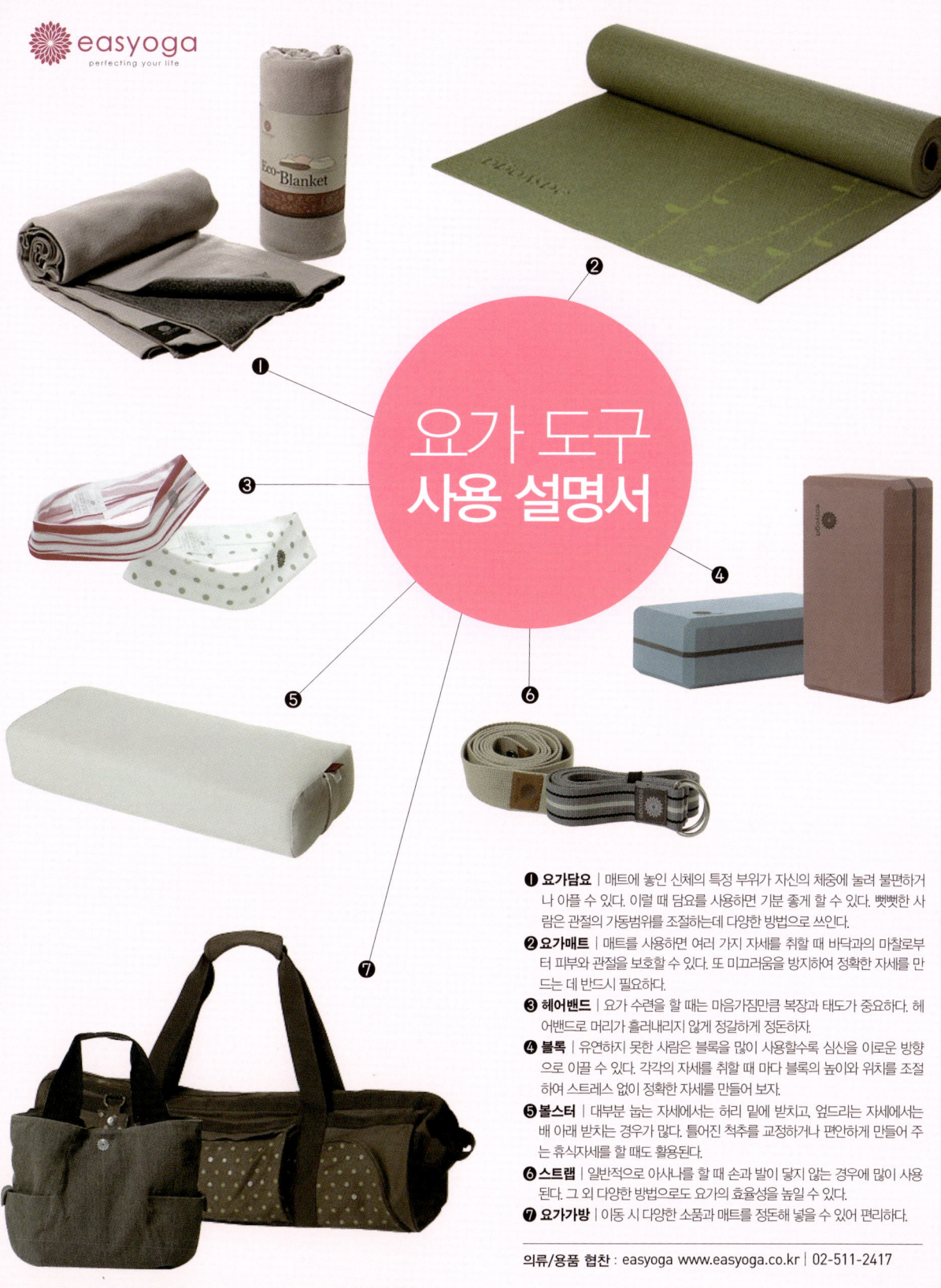

:태양 예배 자세
수리야 나마스카라 Surya Namaskara

수리야 나마스카라(Surya=태양, Namaskara=인사, 경배)는 태양 예배 자세이다. 태양은 모든 생명체의 근원이자 인류 생명에너지의 원천이 된다. 고대 인도의 전통적 종교 의식이 되는 '수리야 나마스카라'는 일출 전에 태양의 신성을 찬미하고 태양을 숭배하는 일련의 요가 동작들을 말한다. 이러한 태양예배 자세가 현대에 와서는 시간과 공간에 큰 제약 없이 마음안의 밝고 따듯한 생명의 빛을 되새기며 겸손하고 경건한 마음으로 하타요가를 준비하는 단계로 실시되고 있다. 수리야 나마스카라의 전통적 가치는 현대의 하타요가에서도 매우 높게 평가되고 있다.

최근에는 요가의 다양한 요소들이 부합되어 새로운 태양 예배 자세 시리즈들이 개발되기도 한다. 태양 예배 자세의 특징은 체계적인 자세와 규칙적인 호흡이 하나가 되어 부드럽게 연결되는 것이다. 호흡과 함께 리듬을 타며 연속적으로 이루어지는 후굴 자세와 전굴 자세는 생기와 활기를 북돋아주고 심신의 균형을 찾아주는 데 매우 효과적이다. 그리고 요가 초보자들에게는 유연성과 적응력을 길러준다.

이제, 태양예배 자세의 가장 기본이 될 수 있는 세 가지 시리즈를 소개할 것이다.

첫 번째 시리즈는 하타요가의 가장 기본이 될 수 있는 시바난다 요가 스타일(Sivananda Yoga style), 두 번째와 세 번째 시리즈는 아쉬탕가 요가 스타일(Astanga Yoga style)이다.

시바난다 요가 스타일의 수리야 나마스카라는 쉽고 편안한 요가의 준비운동으로, 아쉬탕가 요가 스타일의 수리야 나마스카라는 역동적이고 강한 요가를 실시하기 전에 적합하다. 물론 태양 예배 자세만 여러번 반복하는 것도 심신에 좋은 효과를 가져올 수 있다.

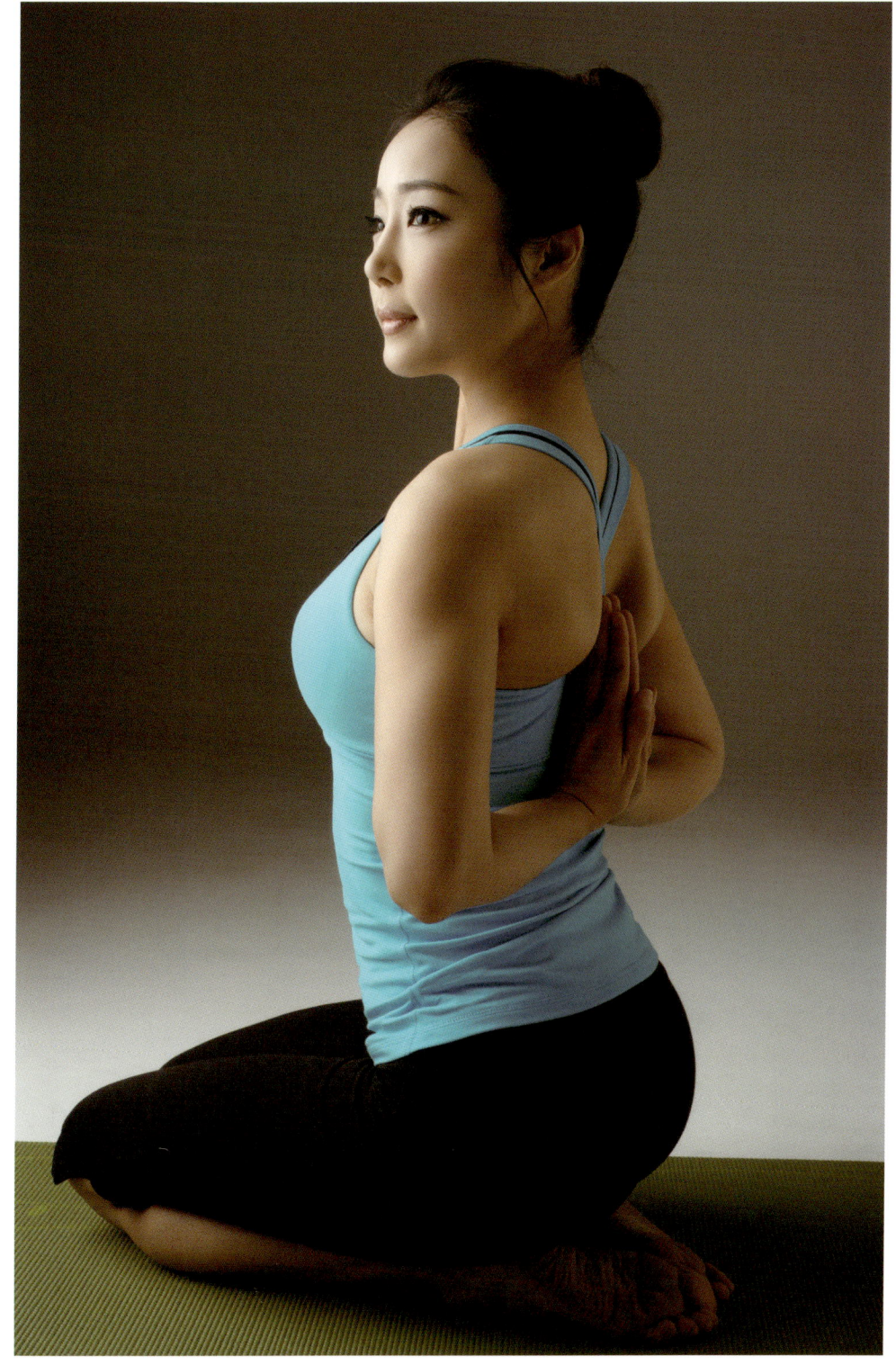

태양 예배 자세 I
Surya Namaskara

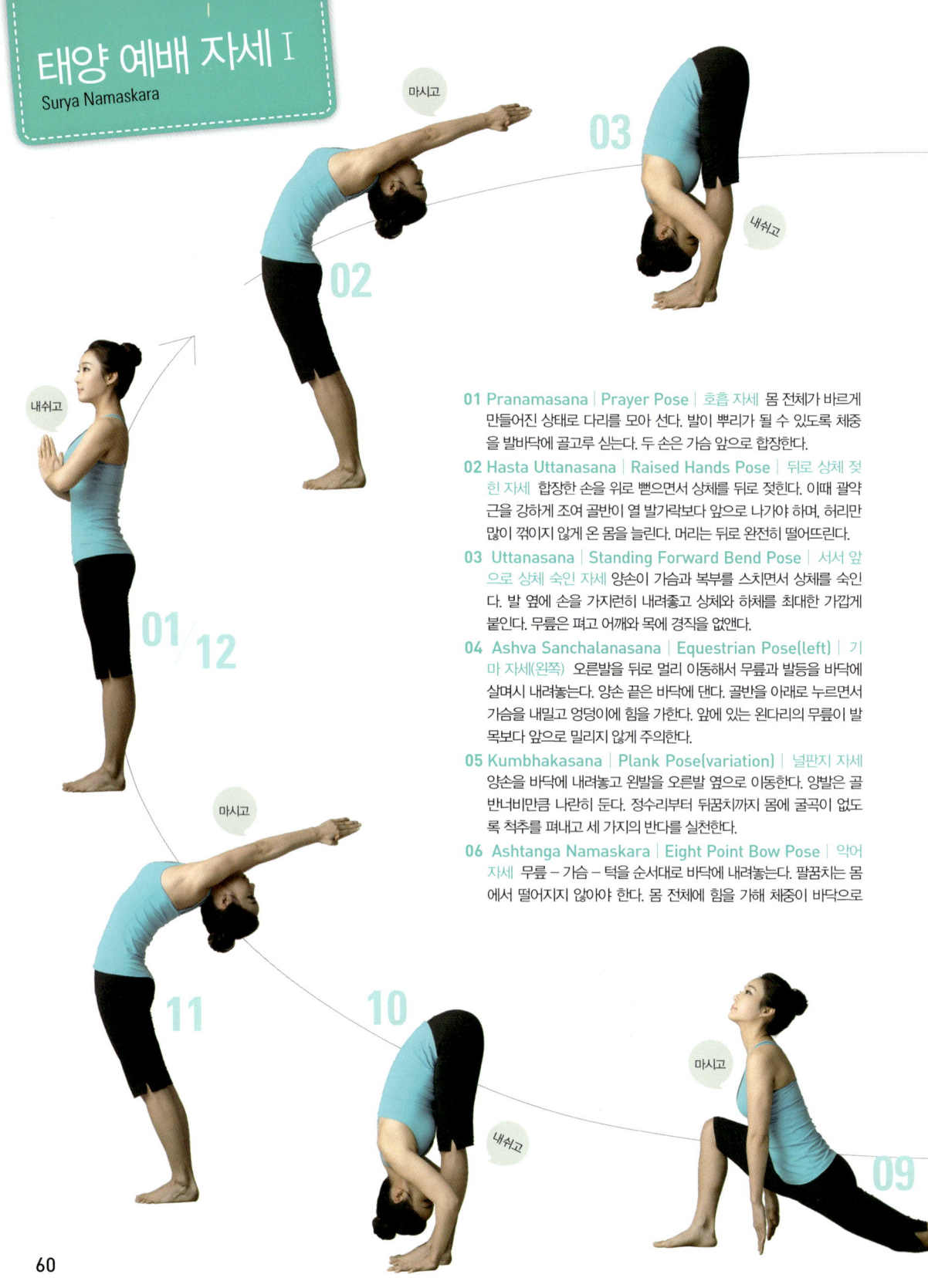

01 Pranamasana | Prayer Pose | 호흡 자세 몸 전체가 바르게 만들어진 상태로 다리를 모아 선다. 발이 뿌리가 될 수 있도록 체중을 발바닥에 골고루 싣는다. 두 손은 가슴 앞으로 합장한다.

02 Hasta Uttanasana | Raised Hands Pose | 뒤로 상체 젖힌 자세 합장한 손을 위로 뻗으면서 상체를 뒤로 젖힌다. 이때 괄약근을 강하게 조여 골반이 열 발가락보다 앞으로 나가야 하며, 허리만 많이 꺾이지 않게 온 몸을 늘린다. 머리는 뒤로 완전히 떨어뜨린다.

03 Uttanasana | Standing Forward Bend Pose | 서서 앞으로 상체 숙인 자세 양손이 가슴과 복부를 스치면서 상체를 숙인다. 발 옆에 손을 가지런히 내려놓고 상체와 하체를 최대한 가깝게 붙인다. 무릎은 펴고 어깨와 목에 경직을 없앤다.

04 Ashva Sanchalanasana | Equestrian Pose(left) | 기마 자세(왼쪽) 오른발을 뒤로 멀리 이동해서 무릎과 발등을 바닥에 살며시 내려놓는다. 양손 끝은 바닥에 댄다. 골반을 아래로 누르면서 가슴을 내밀고 엉덩이에 힘을 가한다. 앞에 있는 왼다리의 무릎이 발목보다 앞으로 밀리지 않게 주의한다.

05 Kumbhakasana | Plank Pose(variation) | 널판지 자세 양손을 바닥에 내려놓고 왼발을 오른발 옆으로 이동한다. 양발은 골반너비만큼 나란히 둔다. 정수리부터 뒤꿈치까지 몸에 굴곡이 없도록 척추를 펴내고 세 가지의 반다를 실천한다.

06 Ashtanga Namaskara | Eight Point Bow Pose | 악어 자세 무릎 – 가슴 – 턱을 순서대로 바닥에 내려놓는다. 팔꿈치는 몸에서 떨어지지 않아야 한다. 몸 전체에 힘을 가해 체중이 바닥으로

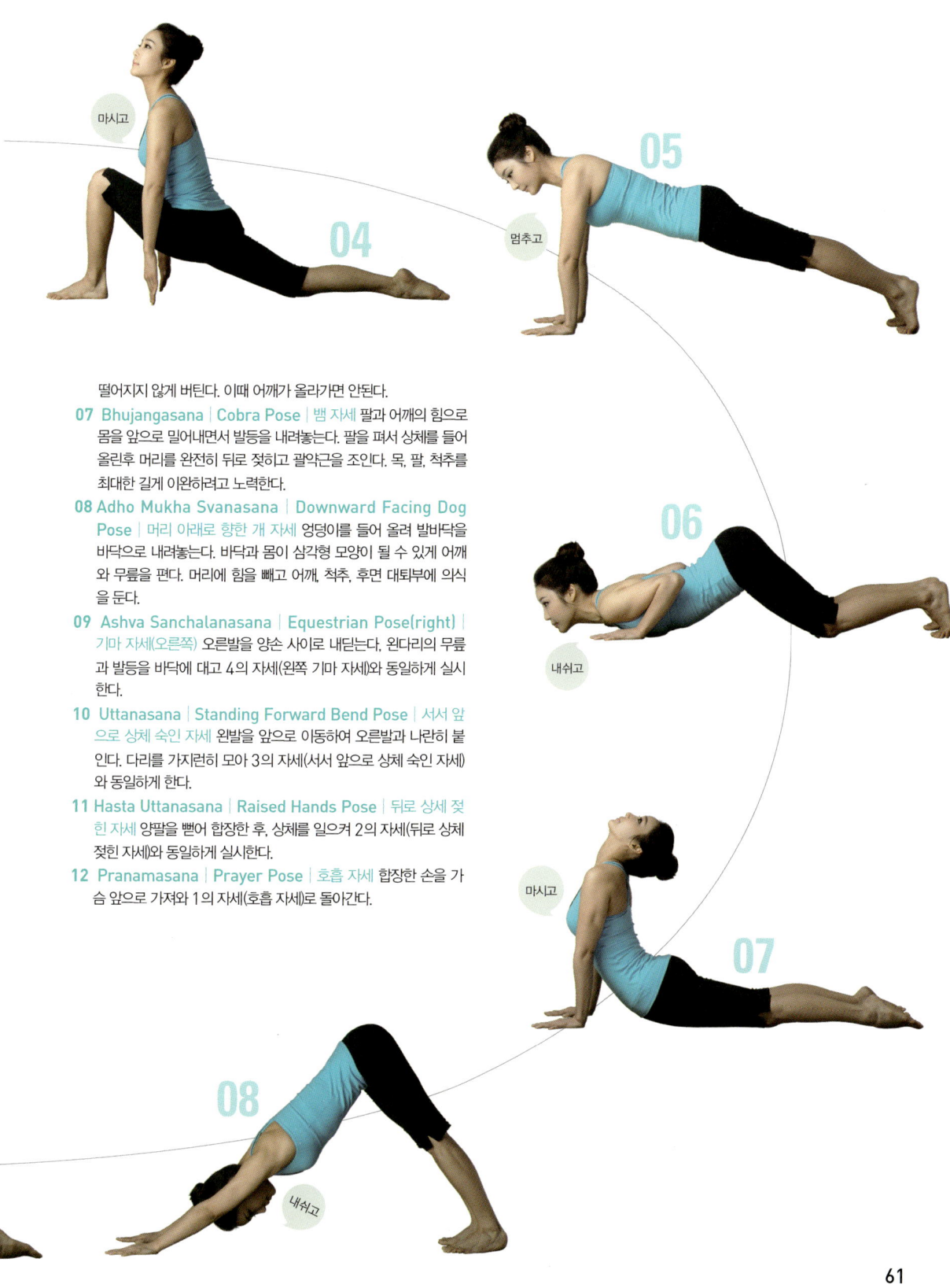

떨어지지 않게 버틴다. 이때 어깨가 올라가면 안된다.
- **07 Bhujangasana | Cobra Pose | 뱀 자세** 팔과 어깨의 힘으로 몸을 앞으로 밀어내면서 발등을 내려놓는다. 팔을 펴서 상체를 들어 올린후 머리를 완전히 뒤로 젖히고 괄약근을 조인다. 목, 팔, 척추를 최대한 길게 이완하려고 노력한다.
- **08 Adho Mukha Svanasana | Downward Facing Dog Pose | 머리 아래로 향한 개 자세** 엉덩이를 들어 올려 발바닥을 바닥으로 내려놓는다. 바닥과 몸이 삼각형 모양이 될 수 있게 어깨와 무릎을 편다. 머리에 힘을 빼고 어깨, 척추, 후면 대퇴부에 의식을 둔다.
- **09 Ashva Sanchalanasana | Equestrian Pose(right) | 기마 자세(오른쪽)** 오른발을 양손 사이로 내딛는다. 왼다리의 무릎과 발등을 바닥에 대고 4의 자세(왼쪽 기마 자세)와 동일하게 실시한다.
- **10 Uttanasana | Standing Forward Bend Pose | 서서 앞으로 상체 숙인 자세** 왼발을 앞으로 이동하여 오른발과 나란히 붙인다. 다리를 가지런히 모아 3의 자세(서서 앞으로 상체 숙인 자세)와 동일하게 한다.
- **11 Hasta Uttanasana | Raised Hands Pose | 뒤로 상세 젖힌 자세** 양팔을 뻗어 합장한 후, 상체를 일으켜 2의 자세(뒤로 상체 젖힌 자세)와 동일하게 실시한다.
- **12 Pranamasana | Prayer Pose | 호흡 자세** 합장한 손을 가슴 앞으로 가져와 1의 자세(호흡 자세)로 돌아간다.

초보자를 위한 태양 예배 자세 I
Surya Namaskara

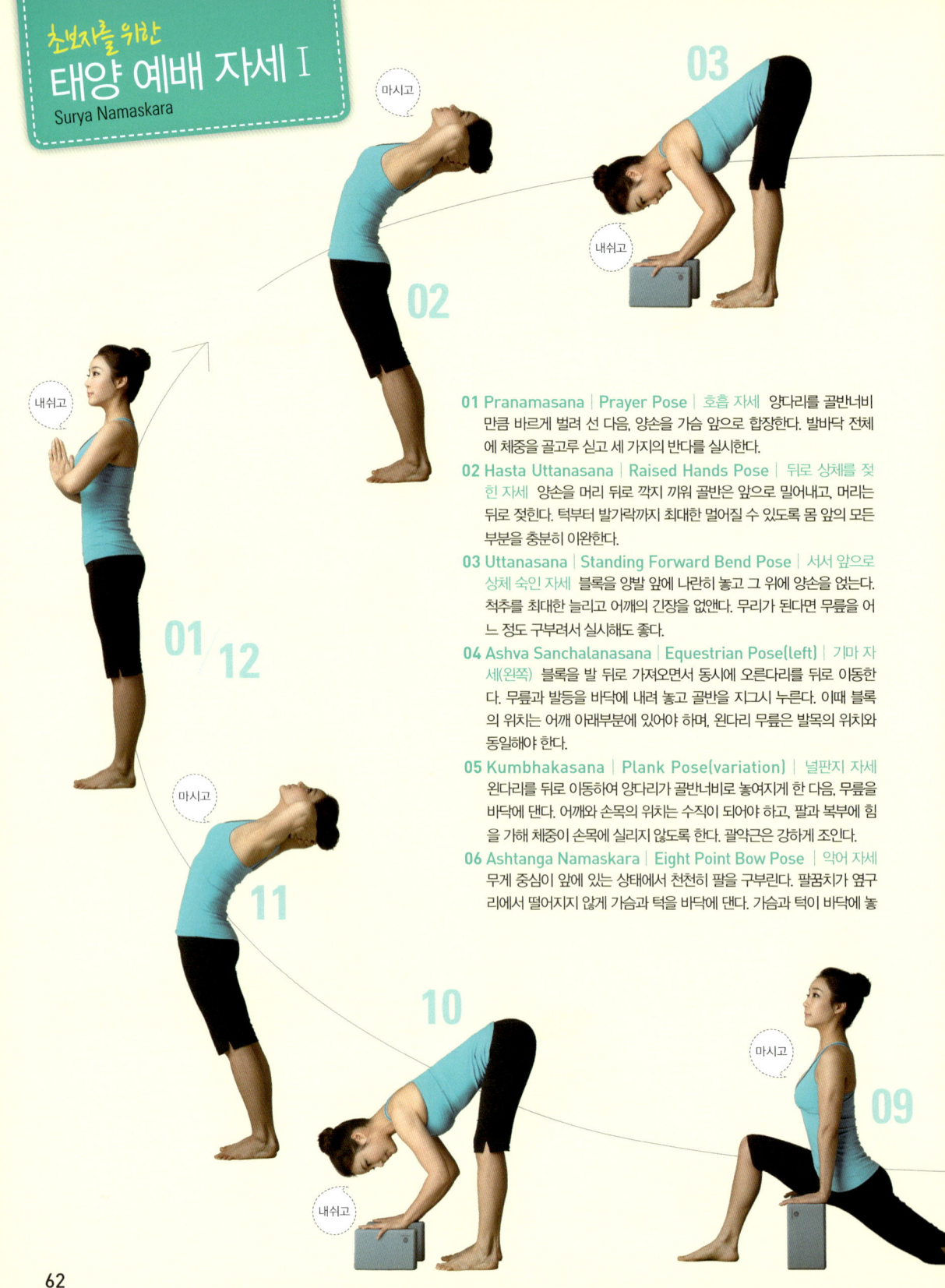

01 Pranamasana | Prayer Pose | 호흡 자세 양다리를 골반너비만큼 바르게 벌려 선 다음, 양손을 가슴 앞으로 합장한다. 발바닥 전체에 체중을 골고루 싣고 세 가지의 반다를 실시한다.

02 Hasta Uttanasana | Raised Hands Pose | 뒤로 상체를 젖힌 자세 양손을 머리 뒤로 깍지 끼워 골반은 앞으로 밀어내고, 머리는 뒤로 젖힌다. 턱부터 발가락까지 최대한 멀어질 수 있도록 몸 앞의 모든 부분을 충분히 이완한다.

03 Uttanasana | Standing Forward Bend Pose | 서서 앞으로 상체 숙인 자세 블록을 양발 앞에 나란히 놓고 그 위에 양손을 얹는다. 척추를 최대한 늘리고 어깨의 긴장을 없앤다. 무리가 된다면 무릎을 어느 정도 구부려서 실시해도 좋다.

04 Ashva Sanchalanasana | Equestrian Pose(left) | 기마 자세(왼쪽) 블록을 발 뒤로 가져오면서 동시에 오른다리를 뒤로 이동한다. 무릎과 발등을 바닥에 내려 놓고 골반을 지그시 누른다. 이때 블록의 위치는 어깨 아래부분에 있어야 하며, 왼다리 무릎은 발목의 위치와 동일해야 한다.

05 Kumbhakasana | Plank Pose(variation) | 널판지 자세 왼다리를 뒤로 이동하여 양다리가 골반너비로 놓여지게 한 다음, 무릎을 바닥에 댄다. 어깨와 손목의 위치는 수직이 되어야 하고, 팔과 복부에 힘을 가해 체중이 손목에 실리지 않도록 한다. 괄약근은 강하게 조인다.

06 Ashtanga Namaskara | Eight Point Bow Pose | 악어 자세 무게 중심이 앞에 있는 상태에서 천천히 팔을 구부린다. 팔꿈치가 옆구리에서 떨어지지 않게 가슴과 턱을 바닥에 댄다. 가슴과 턱이 바닥에 놓

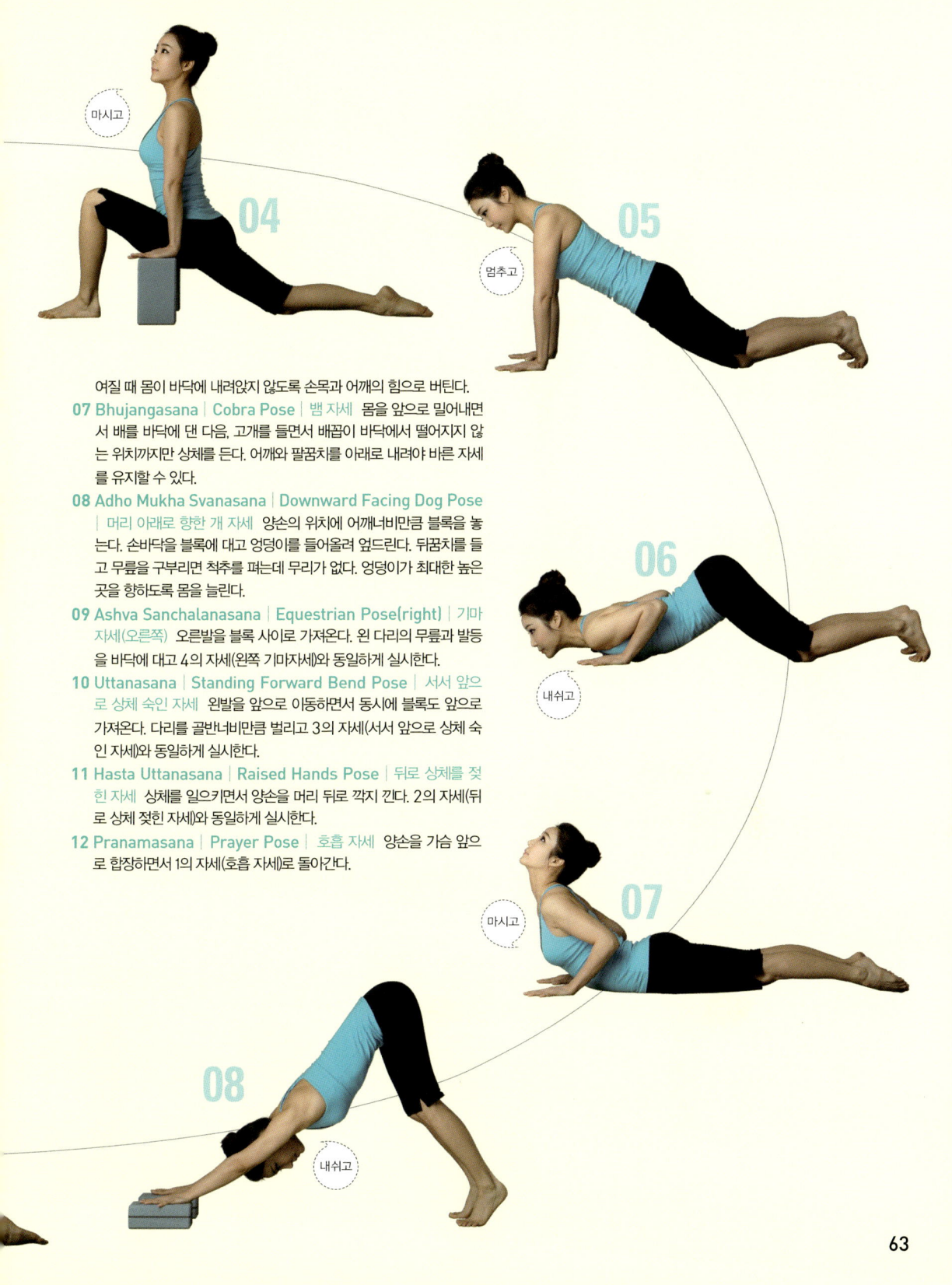

여질 때 몸이 바닥에 내려앉지 않도록 손목과 어깨의 힘으로 버틴다.

07 Bhujangasana | Cobra Pose | 뱀 자세 몸을 앞으로 밀어내면서 배를 바닥에 댄 다음, 고개를 들면서 배꼽이 바닥에서 떨어지지 않는 위치까지만 상체를 든다. 어깨와 팔꿈치를 아래로 내려야 바른 자세를 유지할 수 있다.

08 Adho Mukha Svanasana | Downward Facing Dog Pose | 머리 아래로 향한 개 자세 양손의 위치에 어깨너비만큼 블록을 놓는다. 손바닥을 블록에 대고 엉덩이를 들어올려 엎드린다. 뒤꿈치를 들고 무릎을 구부리면 척추를 펴는데 무리가 없다. 엉덩이가 최대한 높은 곳을 향하도록 몸을 늘린다.

09 Ashva Sanchalanasana | Equestrian Pose(right) | 기마자세(오른쪽) 오른발을 블록 사이로 가져온다. 왼 다리의 무릎과 발등을 바닥에 대고 4의 자세(왼쪽 기마자세)와 동일하게 실시한다.

10 Uttanasana | Standing Forward Bend Pose | 서서 앞으로 상체 숙인 자세 왼발을 앞으로 이동하면서 동시에 블록도 앞으로 가져온다. 다리를 골반너비만큼 벌리고 3의 자세(서서 앞으로 상체 숙인 자세)와 동일하게 실시한다.

11 Hasta Uttanasana | Raised Hands Pose | 뒤로 상체를 젖힌 자세 상체를 일으키면서 양손을 머리 뒤로 깍지 낀다. 2의 자세(뒤로 상체 젖힌 자세)와 동일하게 실시한다.

12 Pranamasana | Prayer Pose | 호흡 자세 양손을 가슴 앞으로 합장하면서 1의 자세(호흡 자세)로 돌아간다.

태양 예배 자세 II
Surya Namaskara

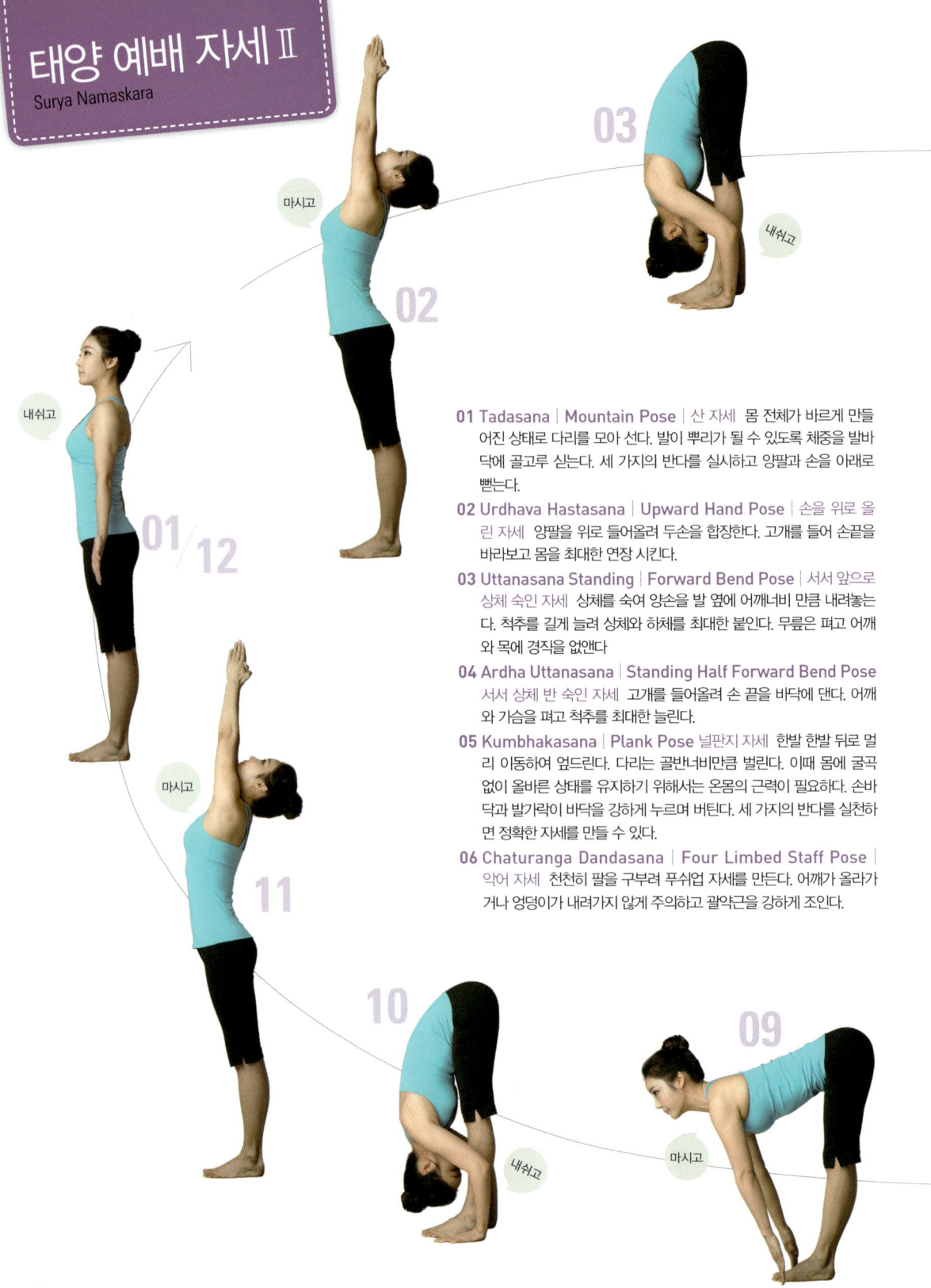

01 **Tadasana** | **Mountain Pose** | 산 자세 몸 전체가 바르게 만들어진 상태로 다리를 모아 선다. 발이 뿌리가 될 수 있도록 체중을 발바닥에 골고루 싣는다. 세 가지의 반다를 실시하고 양팔과 손을 아래로 뻗는다.

02 **Urdhava Hastasana** | **Upward Hand Pose** | 손을 위로 올린 자세 양팔을 위로 들어올려 두손을 합장한다. 고개를 들어 손끝을 바라보고 몸을 최대한 연장 시킨다.

03 **Uttanasana Standing** | **Forward Bend Pose** | 서서 앞으로 상체 숙인 자세 상체를 숙여 양손을 발 옆에 어깨너비 만큼 내려놓는다. 척추를 길게 늘려 상체와 하체를 최대한 붙인다. 무릎은 펴고 어깨와 목에 경직을 없앤다

04 **Ardha Uttanasana** | **Standing Half Forward Bend Pose** | 서서 상체 반 숙인 자세 고개를 들어올려 손 끝을 바닥에 댄다. 어깨와 가슴을 펴고 척추를 최대한 늘린다.

05 **Kumbhakasana** | **Plank Pose** 널판지 자세 한발 한발 뒤로 멀리 이동하여 엎드린다. 다리는 골반너비만큼 벌린다. 이때 몸에 굴곡 없이 올바른 상태를 유지하기 위해서는 온몸의 근력이 필요하다. 손바닥과 발가락이 바닥을 강하게 누르며 버틴다. 세 가지의 반다를 실천하면 정확한 자세를 만들 수 있다.

06 **Chaturanga Dandasana** | **Four Limbed Staff Pose** | 악어 자세 천천히 팔을 구부려 푸쉬업 자세를 만든다. 어깨가 올라가거나 엉덩이가 내려가지 않게 주의하고 괄약근을 강하게 조인다.

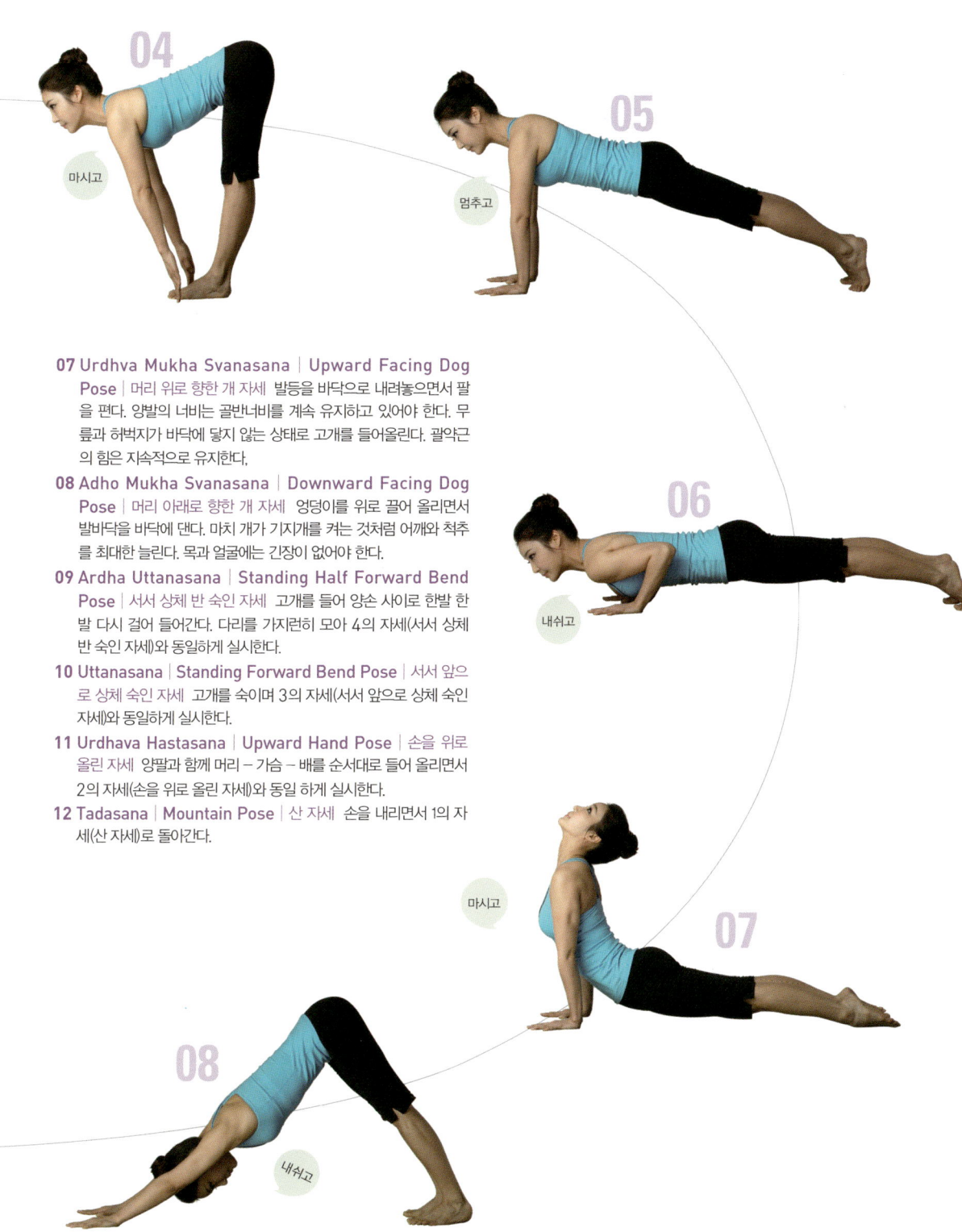

07 Urdhva Mukha Svanasana | Upward Facing Dog Pose | 머리 위로 향한 개 자세 | 발등을 바닥으로 내려놓으면서 팔을 편다. 양발의 너비는 골반너비를 계속 유지하고 있어야 한다. 무릎과 허벅지가 바닥에 닿지 않는 상태로 고개를 들어올린다. 괄약근의 힘은 지속적으로 유지한다.

08 Adho Mukha Svanasana | Downward Facing Dog Pose | 머리 아래로 향한 개 자세 | 엉덩이를 위로 끌어 올리면서 발바닥을 바닥에 댄다. 마치 개가 기지개를 켜는 것처럼 어깨와 척추를 최대한 늘린다. 목과 얼굴에는 긴장이 없어야 한다.

09 Ardha Uttanasana | Standing Half Forward Bend Pose | 서서 상체 반 숙인 자세 | 고개를 들어 양손 사이로 한발 한발 다시 걸어 들어간다. 다리를 가지런히 모아 4의 자세(서서 상체 반 숙인 자세)와 동일하게 실시한다.

10 Uttanasana | Standing Forward Bend Pose | 서서 앞으로 상체 숙인 자세 | 고개를 숙이며 3의 자세(서서 앞으로 상체 숙인 자세)와 동일하게 실시한다.

11 Urdhava Hastasana | Upward Hand Pose | 손을 위로 올린 자세 | 양팔과 함께 머리 – 가슴 – 배를 순서대로 들어 올리면서 2의 자세(손을 위로 올린 자세)와 동일 하게 실시한다.

12 Tadasana | Mountain Pose | 산 자세 | 손을 내리면서 1의 자세(산 자세)로 돌아간다.

초보자를 위한 태양 예배 자세 Ⅱ
Surya Namaskara

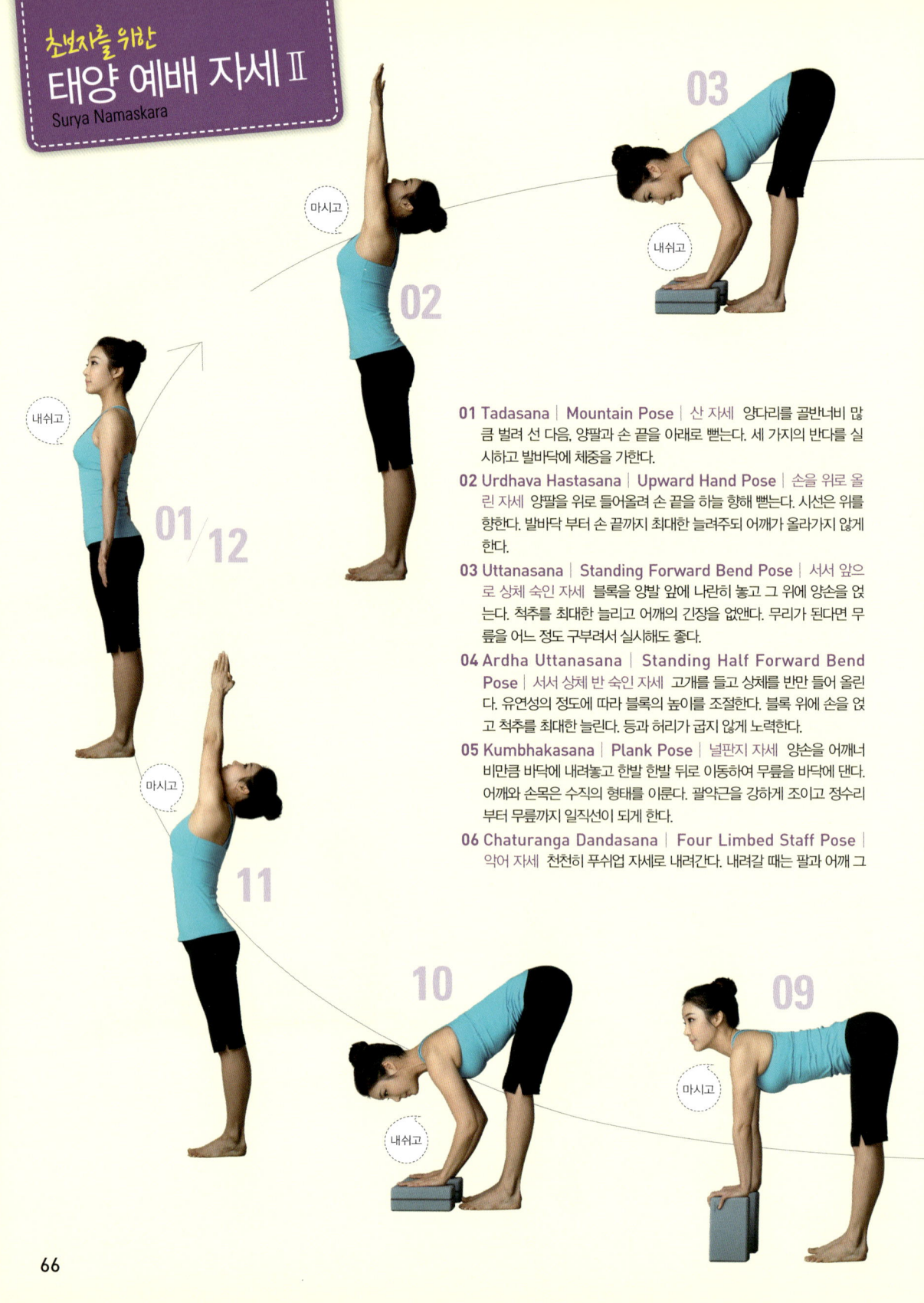

01 Tadasana | Mountain Pose | 산 자세 양다리를 골반너비 만큼 벌려 선 다음, 양팔과 손 끝을 아래로 뻗는다. 세 가지의 반다를 실시하고 발바닥에 체중을 가한다.

02 Urdhava Hastasana | Upward Hand Pose | 손을 위로 올린 자세 양팔을 위로 들어올려 손 끝을 하늘 향해 뻗는다. 시선은 위를 향한다. 발바닥 부터 손 끝까지 최대한 늘려주되 어깨가 올라가지 않게 한다.

03 Uttanasana | Standing Forward Bend Pose | 서서 앞으로 상체 숙인 자세 블록을 양발 앞에 나란히 놓고 그 위에 양손을 얹는다. 척추를 최대한 늘리고 어깨의 긴장을 없앤다. 무리가 된다면 무릎을 어느 정도 구부려서 실시해도 좋다.

04 Ardha Uttanasana | Standing Half Forward Bend Pose | 서서 상체 반 숙인 자세 고개를 들고 상체를 반만 들어 올린다. 유연성의 정도에 따라 블록의 높이를 조절한다. 블록 위에 손을 얹고 척추를 최대한 늘린다. 등과 허리가 굽지 않게 노력한다.

05 Kumbhakasana | Plank Pose | 널판지 자세 양손을 어깨너비만큼 바닥에 내려놓고 한발 한발 뒤로 이동하여 무릎을 바닥에 댄다. 어깨와 손목은 수직의 형태를 이룬다. 괄약근을 강하게 조이고 정수리부터 무릎까지 일직선이 되게 한다.

06 Chaturanga Dandasana | Four Limbed Staff Pose | 악어 자세 천천히 푸쉬업 자세로 내려간다. 내려갈 때는 팔과 어깨 그

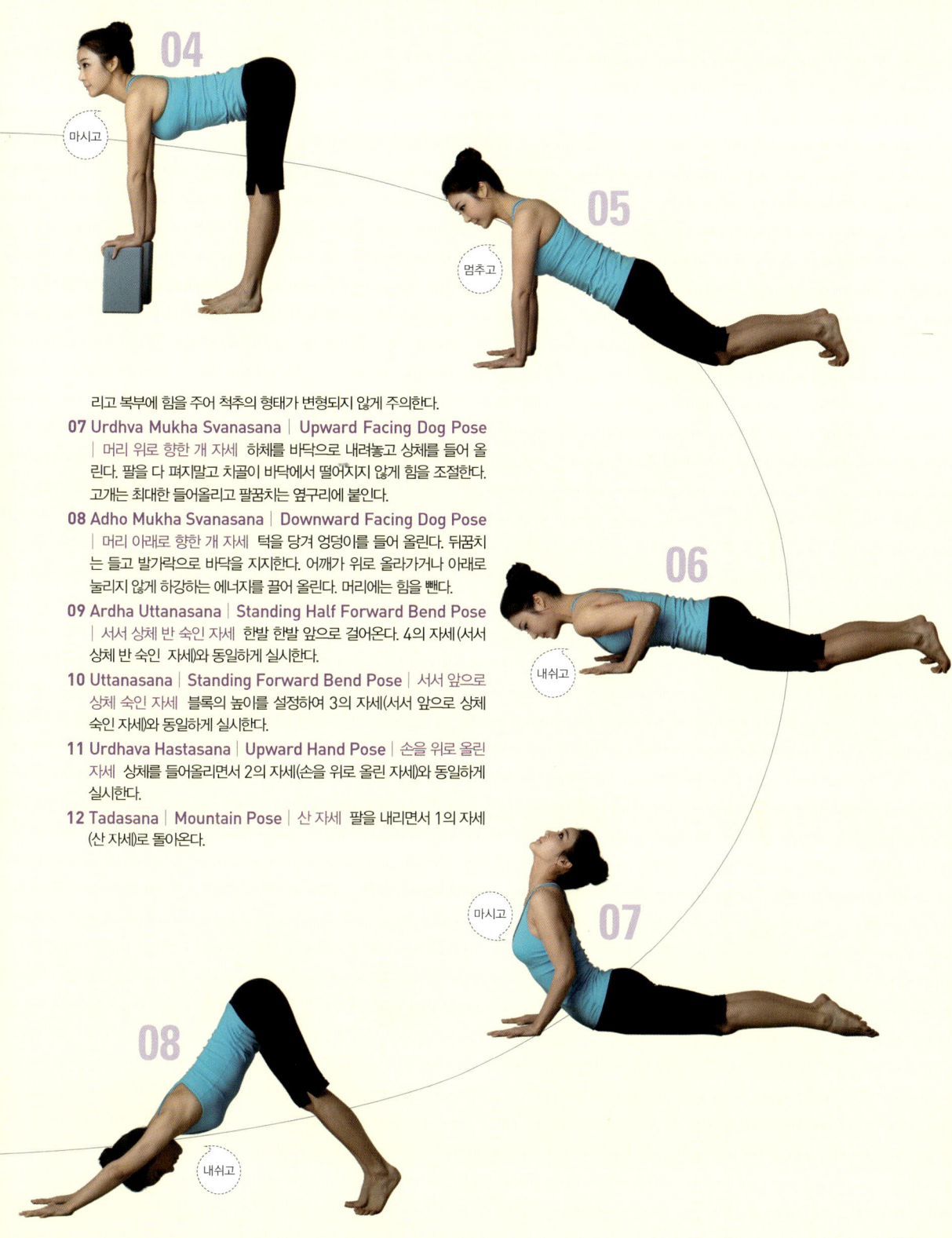

리고 복부에 힘을 주어 척추의 형태가 변형되지 않게 주의한다.

**07 Urdhva Mukha Svanasana | Upward Facing Dog Pose
| 머리 위로 향한 개 자세** 하체를 바닥으로 내려놓고 상체를 들어 올린다. 팔을 다 펴지말고 치골이 바닥에서 떨어지지 않게 힘을 조절한다. 고개는 최대한 들어올리고 팔꿈치는 옆구리에 붙인다.

**08 Adho Mukha Svanasana | Downward Facing Dog Pose
| 머리 아래로 향한 개 자세** 턱을 당겨 엉덩이를 들어 올린다. 뒤꿈치는 들고 발가락으로 바닥을 지지한다. 어깨가 위로 올라가거나 아래로 눌리지 않게 하강하는 에너지를 끌어 올린다. 머리에는 힘을 뺀다.

**09 Ardha Uttanasana | Standing Half Forward Bend Pose
| 서서 상체 반 숙인 자세** 한발 한발 앞으로 걸어온다. 4의 자세(서서 상체 반 숙인 자세)와 동일하게 실시한다.

10 Uttanasana | Standing Forward Bend Pose | 서서 앞으로 상체 숙인 자세 블록의 높이를 설정하여 3의 자세(서서 앞으로 상체 숙인 자세)와 동일하게 실시한다.

11 Urdhava Hastasana | Upward Hand Pose | 손을 위로 올린 자세 상체를 들어올리면서 2의 자세(손을 위로 올린 자세)와 동일하게 실시한다.

12 Tadasana | Mountain Pose | 산 자세 팔을 내리면서 1의 자세(산 자세)로 돌아온다.

태양 예배 자세 III
Surya Namaskara

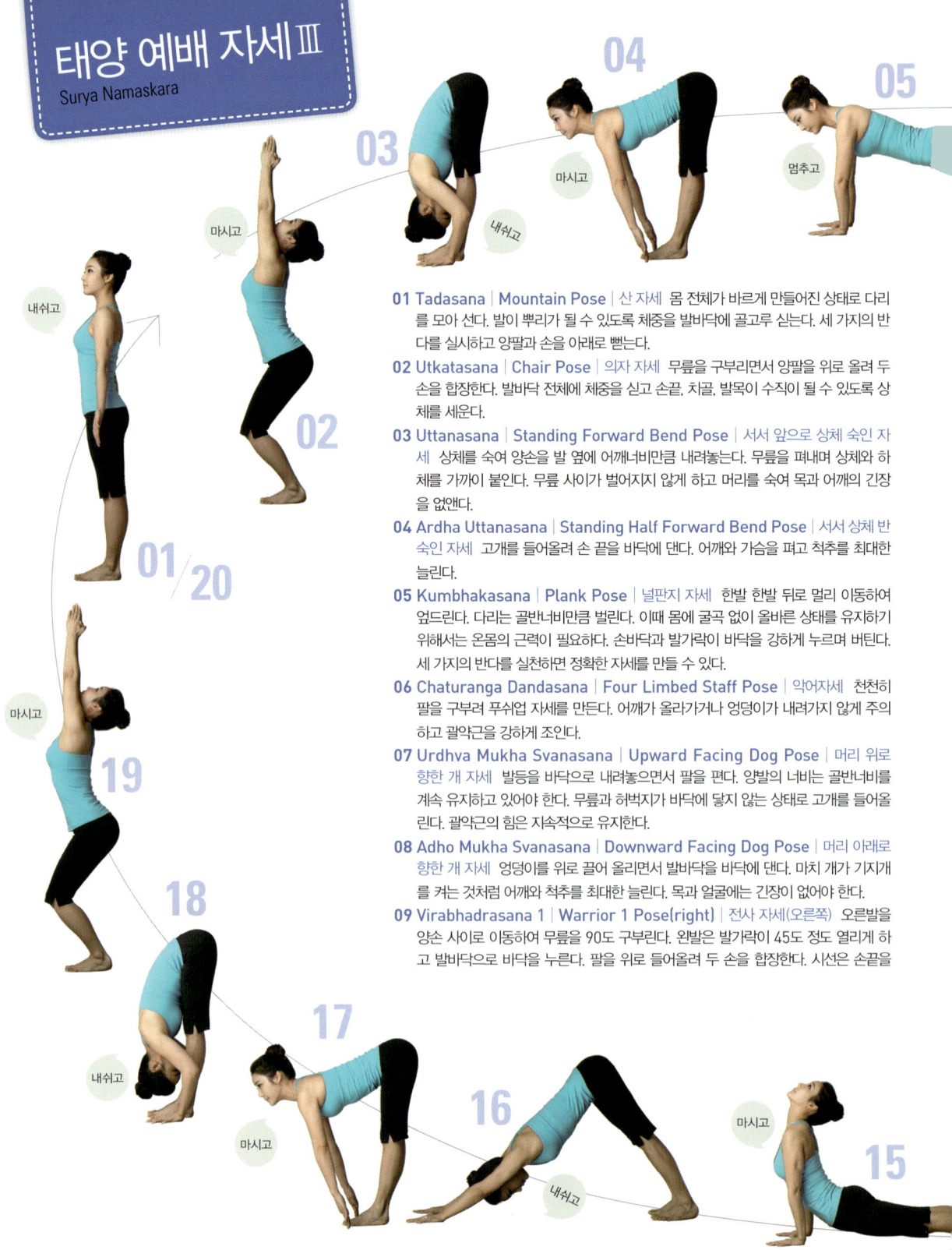

01 **Tadasana** | **Mountain Pose** | 산 자세 몸 전체가 바르게 만들어진 상태로 다리를 모아 선다. 발이 뿌리가 될 수 있도록 체중을 발바닥에 골고루 싣는다. 세 가지의 반다를 실시하고 양팔과 손을 아래로 뻗는다.

02 **Utkatasana** | **Chair Pose** | 의자 자세 무릎을 구부리면서 양팔을 위로 올려 두 손을 합장한다. 발바닥 전체에 체중을 싣고 손끝, 치골, 발목이 수직이 될 수 있도록 상체를 세운다.

03 **Uttanasana** | **Standing Forward Bend Pose** | 서서 앞으로 상체 숙인 자세 상체를 숙여 양손을 발 옆에 어깨너비만큼 내려놓는다. 무릎을 펴며 상체와 하체를 가까이 붙인다. 무릎 사이가 벌어지지 않게 하고 머리를 숙여 목과 어깨의 긴장을 없앤다.

04 **Ardha Uttanasana** | **Standing Half Forward Bend Pose** | 서서 상체 반 숙인 자세 고개를 들어올려 손 끝을 바닥에 댄다. 어깨와 가슴을 펴고 척추를 최대한 늘린다.

05 **Kumbhakasana** | **Plank Pose** | 널판지 자세 한발 한발 뒤로 멀리 이동하여 엎드린다. 다리는 골반너비만큼 벌린다. 이때 몸에 굴곡 없이 올바른 상태를 유지하기 위해서는 온몸의 근력이 필요하다. 손바닥과 발가락이 바닥을 강하게 누르며 버틴다. 세 가지의 반다를 실천하면 정확한 자세를 만들 수 있다.

06 **Chaturanga Dandasana** | **Four Limbed Staff Pose** | 악어자세 천천히 팔을 구부려 푸쉬업 자세를 만든다. 어깨가 올라가거나 엉덩이가 내려가지 않게 주의하고 괄약근을 강하게 조인다.

07 **Urdhva Mukha Svanasana** | **Upward Facing Dog Pose** | 머리 위로 향한 개 자세 발등을 바닥으로 내려놓으면서 팔을 편다. 양발의 너비는 골반너비를 계속 유지하고 있어야 한다. 무릎과 허벅지가 바닥에 닿지 않는 상태로 고개를 들어 올린다. 괄약근의 힘은 지속적으로 유지한다.

08 **Adho Mukha Svanasana** | **Downward Facing Dog Pose** | 머리 아래로 향한 개 자세 엉덩이를 위로 끌어 올리면서 발바닥을 바닥에 댄다. 마치 개가 기지개를 켜는 것처럼 어깨와 척추를 최대한 늘린다. 목과 얼굴에는 긴장이 없어야 한다.

09 **Virabhadrasana 1** | **Warrior 1 Pose(right)** | 전사 자세(오른쪽) 오른발을 양손 사이로 이동하여 무릎을 90도 구부린다. 왼발은 발가락이 45도 정도 열리게 하고 발바닥으로 바닥을 누른다. 팔을 위로 들어올려 두 손을 합장한다. 시선은 손끝을

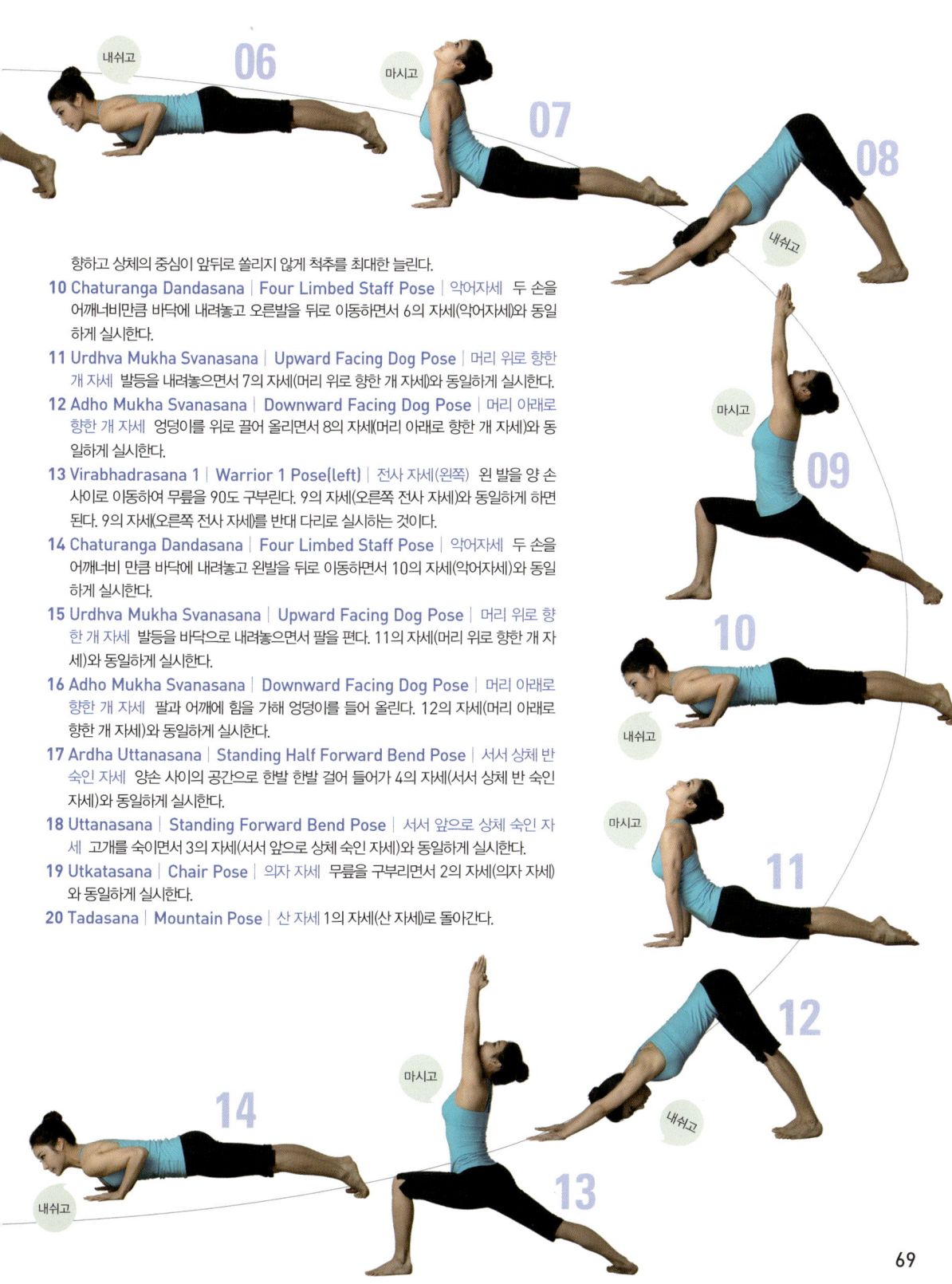

향하고 상체의 중심이 앞뒤로 쏠리지 않게 척추를 최대한 늘린다.
10 **Chaturanga Dandasana** | **Four Limbed Staff Pose** | 악어자세 두 손을 어깨너비만큼 바닥에 내려놓고 오른발을 뒤로 이동하면서 6의 자세(악어자세)와 동일하게 실시한다.
11 **Urdhva Mukha Svanasana** | **Upward Facing Dog Pose** | 머리 위로 향한 개 자세 발등을 내려놓으면서 7의 자세(머리 위로 향한 개 자세)와 동일하게 실시한다.
12 **Adho Mukha Svanasana** | **Downward Facing Dog Pose** | 머리 아래로 향한 개 자세 엉덩이를 위로 끌어 올리면서 8의 자세(머리 아래로 향한 개 자세)와 동일하게 실시한다.
13 **Virabhadrasana 1** | **Warrior 1 Pose(left)** | 전사 자세(왼쪽) 왼 발을 양 손 사이로 이동하여 무릎을 90도 구부린다. 9의 자세(오른쪽 전사 자세)와 동일하게 하면 된다. 9의 자세(오른쪽 전사 자세)를 반대 다리로 실시하는 것이다.
14 **Chaturanga Dandasana** | **Four Limbed Staff Pose** | 악어자세 두 손을 어깨너비 만큼 바닥에 내려놓고 왼발을 뒤로 이동하면서 10의 자세(악어자세)와 동일하게 실시한다.
15 **Urdhva Mukha Svanasana** | **Upward Facing Dog Pose** | 머리 위로 향한 개 자세 발등을 바닥으로 내려놓으면서 팔을 편다. 11의 자세(머리 위로 향한 개 자세)와 동일하게 실시한다.
16 **Adho Mukha Svanasana** | **Downward Facing Dog Pose** | 머리 아래로 향한 개 자세 팔과 어깨에 힘을 가해 엉덩이를 들어 올린다. 12의 자세(머리 아래로 향한 개 자세)와 동일하게 실시한다.
17 **Ardha Uttanasana** | **Standing Half Forward Bend Pose** | 서서 상체 반 숙인 자세 양손 사이의 공간으로 한발 한발 걸어 들어가 4의 자세(서서 상체 반 숙인 자세)와 동일하게 실시한다.
18 **Uttanasana** | **Standing Forward Bend Pose** | 서서 앞으로 상체 숙인 자세 고개를 숙이면서 3의 자세(서서 앞으로 상체 숙인 자세)와 동일하게 실시한다.
19 **Utkatasana** | **Chair Pose** | 의자 자세 무릎을 구부리면서 2의 자세(의자 자세)와 동일하게 실시한다.
20 **Tadasana** | **Mountain Pose** | 산 자세 1의 자세(산 자세)로 돌아간다.

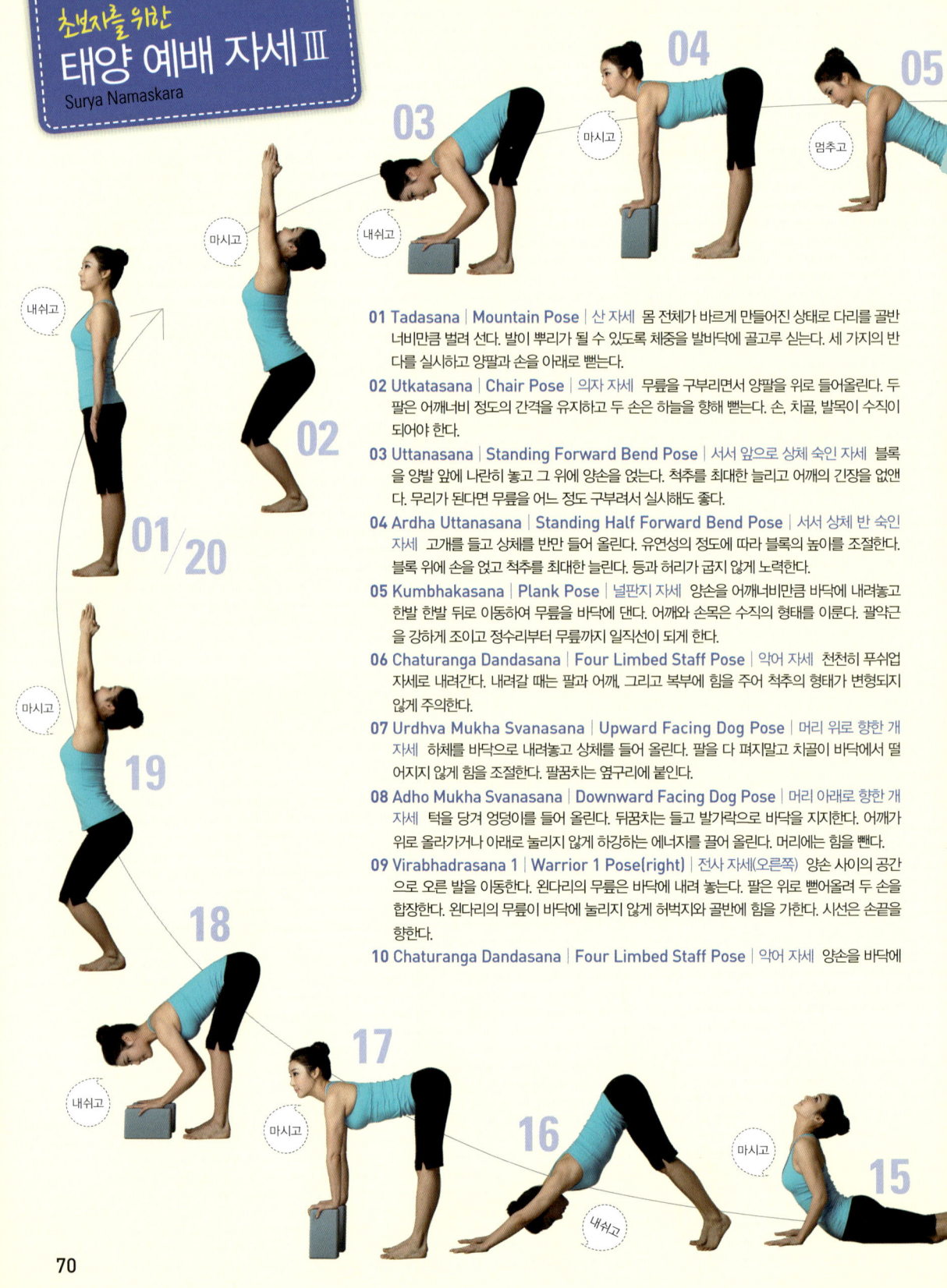

초보자를 위한 태양 예배 자세 III
Surya Namaskara

01 **Tadasana | Mountain Pose** | 산 자세 몸 전체가 바르게 만들어진 상태로 다리를 골반 너비만큼 벌려 선다. 발이 뿌리가 될 수 있도록 체중을 발바닥에 골고루 싣는다. 세 가지의 반다를 실시하고 양팔과 손을 아래로 뻗는다.

02 **Utkatasana | Chair Pose** | 의자 자세 무릎을 구부리면서 양팔을 위로 들어올린다. 두 팔은 어깨너비 정도의 간격을 유지하고 두 손은 하늘을 향해 뻗는다. 손, 치골, 발목이 수직이 되어야 한다.

03 **Uttanasana | Standing Forward Bend Pose** | 서서 앞으로 상체 숙인 자세 블록을 양발 앞에 나란히 놓고 그 위에 양손을 얹는다. 척추를 최대한 늘리고 어깨의 긴장을 없앤다. 무리가 된다면 무릎을 어느 정도 구부려서 실시해도 좋다.

04 **Ardha Uttanasana | Standing Half Forward Bend Pose** | 서서 상체 반 숙인 자세 고개를 들고 상체를 반만 들어 올린다. 유연성의 정도에 따라 블록의 높이를 조절한다. 블록 위에 손을 얹고 척추를 최대한 늘린다. 등과 허리가 굽지 않게 노력한다.

05 **Kumbhakasana | Plank Pose** | 널판지 자세 양손을 어깨너비만큼 바닥에 내려놓고 한발 한발 뒤로 이동하여 무릎을 바닥에 댄다. 어깨와 손목은 수직의 형태를 이룬다. 팔약근을 강하게 조이고 정수리부터 무릎까지 일직선이 되게 한다.

06 **Chaturanga Dandasana | Four Limbed Staff Pose** | 악어 자세 천천히 푸쉬업 자세로 내려간다. 내려갈 때는 팔과 어깨, 그리고 복부에 힘을 주어 척추의 형태가 변형되지 않게 주의한다.

07 **Urdhva Mukha Svanasana | Upward Facing Dog Pose** | 머리 위로 향한 개 자세 하체를 바닥으로 내려놓고 상체를 들어 올린다. 팔을 다 펴지말고 치골이 바닥에서 떨어지지 않게 힘을 조절한다. 팔꿈치는 옆구리에 붙인다.

08 **Adho Mukha Svanasana | Downward Facing Dog Pose** | 머리 아래로 향한 개 자세 턱을 당겨 엉덩이를 들어 올린다. 뒤꿈치는 들고 발가락으로 바닥을 지지한다. 어깨가 위로 올라가거나 아래로 눌리지 않게 하강하는 에너지를 끌어 올린다. 머리에는 힘을 뺀다.

09 **Virabhadrasana 1 | Warrior 1 Pose(right)** | 전사 자세(오른쪽) 양손 사이의 공간으로 오른 발을 이동한다. 왼다리의 무릎은 바닥에 내려 놓는다. 팔은 위로 뻗어올려 두 손을 합장한다. 왼다리의 무릎이 바닥에 눌리지 않게 허벅지와 골반에 힘을 가한다. 시선은 손끝을 향한다.

10 **Chaturanga Dandasana | Four Limbed Staff Pose** | 악어 자세 양손을 바닥에

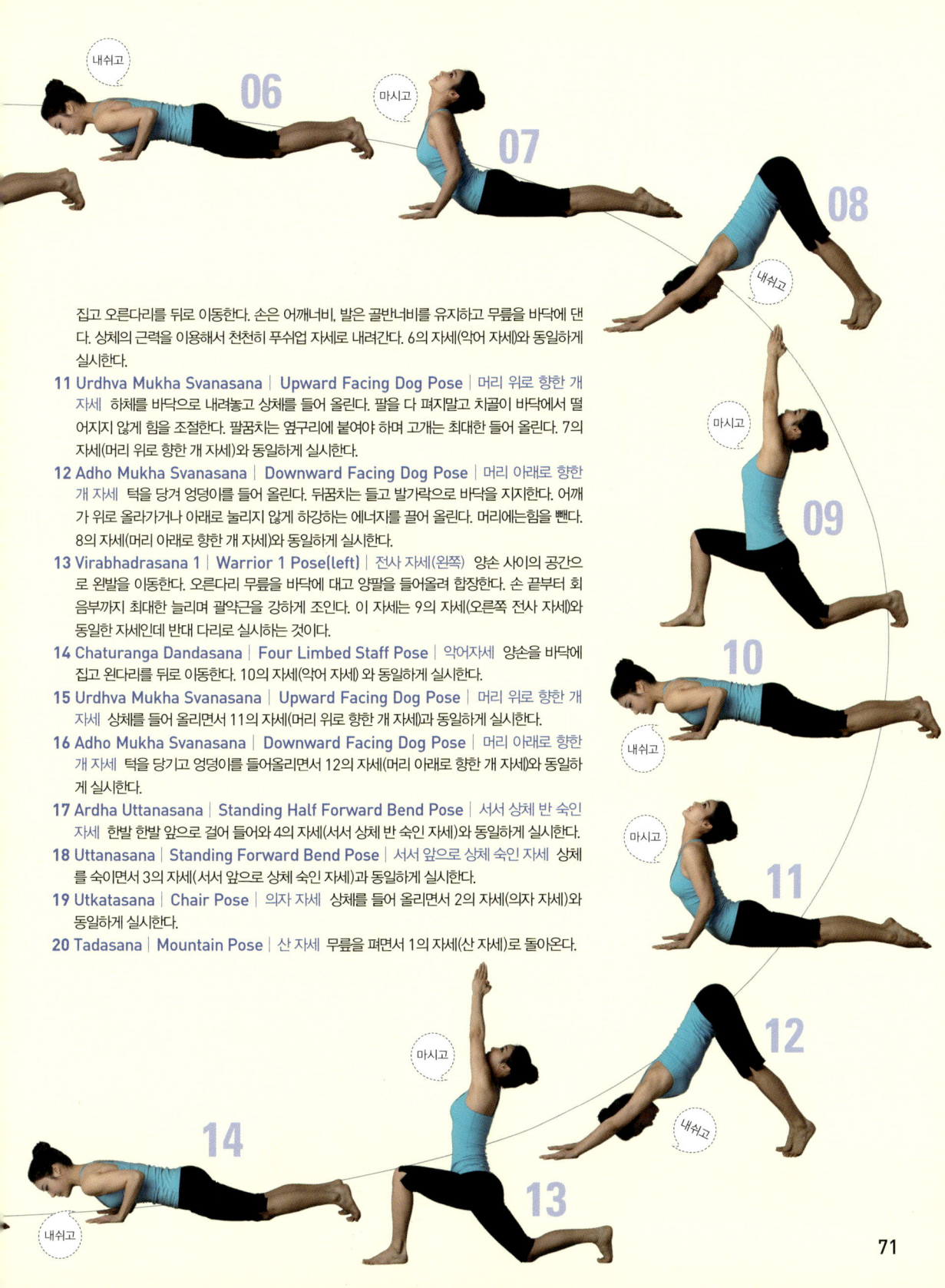

집고 오른다리를 뒤로 이동한다. 손은 어깨너비, 발은 골반너비를 유지하고 무릎을 바닥에 댄다. 상체의 근력을 이용해서 천천히 푸쉬업 자세로 내려간다. 6의 자세(악어 자세)와 동일하게 실시한다.

11 Urdhva Mukha Svanasana | Upward Facing Dog Pose | 머리 위로 향한 개 자세 하체를 바닥으로 내려놓고 상체를 들어 올린다. 팔을 다 펴지말고 치골이 바닥에서 떨어지지 않게 힘을 조절한다. 팔꿈치는 옆구리에 붙여야 하며 고개는 최대한 들어 올린다. 7의 자세(머리 위로 향한 개 자세)와 동일하게 실시한다.

12 Adho Mukha Svanasana | Downward Facing Dog Pose | 머리 아래로 향한 개 자세 턱을 당겨 엉덩이를 들어 올린다. 뒤꿈치는 들고 발가락으로 바닥을 지지한다. 어깨가 위로 올라가거나 아래로 눌리지 않게 하강하는 에너지를 끌어 올린다. 머리에는 힘을 뺀다. 8의 자세(머리 아래로 향한 개 자세)와 동일하게 실시한다.

13 Virabhadrasana 1 | Warrior 1 Pose(left) | 전사 자세(왼쪽) 양손 사이의 공간으로 왼발을 이동한다. 오른다리 무릎을 바닥에 대고 양팔을 들어올려 합장한다. 손 끝부터 회음부까지 최대한 늘리며 괄약근을 강하게 조인다. 이 자세는 9의 자세(오른쪽 전사 자세)와 동일한 자세인데 반대 다리로 실시하는 것이다.

14 Chaturanga Dandasana | Four Limbed Staff Pose | 악어자세 양손을 바닥에 집고 왼다리를 뒤로 이동한다. 10의 자세(악어 자세)와 동일하게 실시한다.

15 Urdhva Mukha Svanasana | Upward Facing Dog Pose | 머리 위로 향한 개 자세 상체를 들어 올리면서 11의 자세(머리 위로 향한 개 자세)와 동일하게 실시한다.

16 Adho Mukha Svanasana | Downward Facing Dog Pose | 머리 아래로 향한 개 자세 턱을 당기고 엉덩이를 들어올리면서 12의 자세(머리 아래로 향한 개 자세)와 동일하게 실시한다.

17 Ardha Uttanasana | Standing Half Forward Bend Pose | 서서 상체 반 숙인 자세 한발 한발 앞으로 걸어 들어와 4의 자세(서서 상체 반 숙인 자세)와 동일하게 실시한다.

18 Uttanasana | Standing Forward Bend Pose | 서서 앞으로 상체 숙인 자세 상체를 숙이면서 3의 자세(서서 앞으로 상체 숙인 자세)과 동일하게 실시한다.

19 Utkatasana | Chair Pose | 의자 자세 상체를 들어 올리면서 2의 자세(의자 자세)와 동일하게 실시한다.

20 Tadasana | Mountain Pose | 산 자세 무릎을 펴면서 1의 자세(산 자세)로 돌아온다.

POWER DIET YOGA 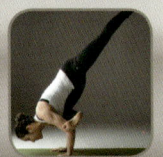 OFFICE YOGA 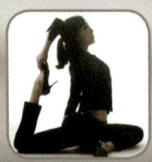 THERAPY YOGA 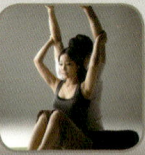 GOLF YOGA 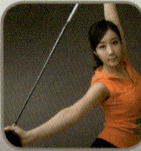 DAY YOGA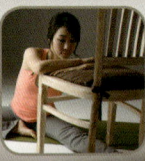

Lifestyle
yoga

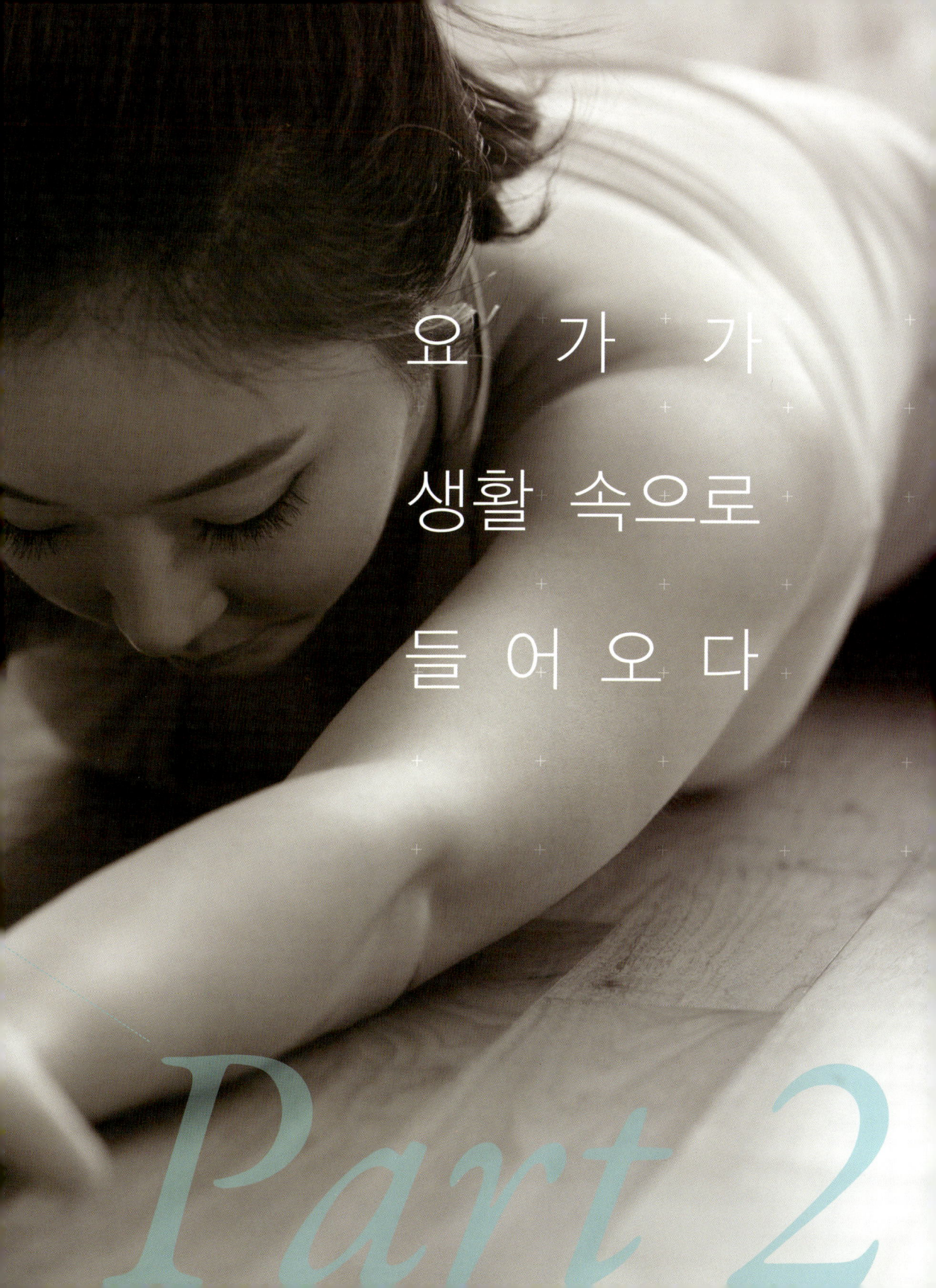

요가가 생활 속으로 들어오다

Part 2

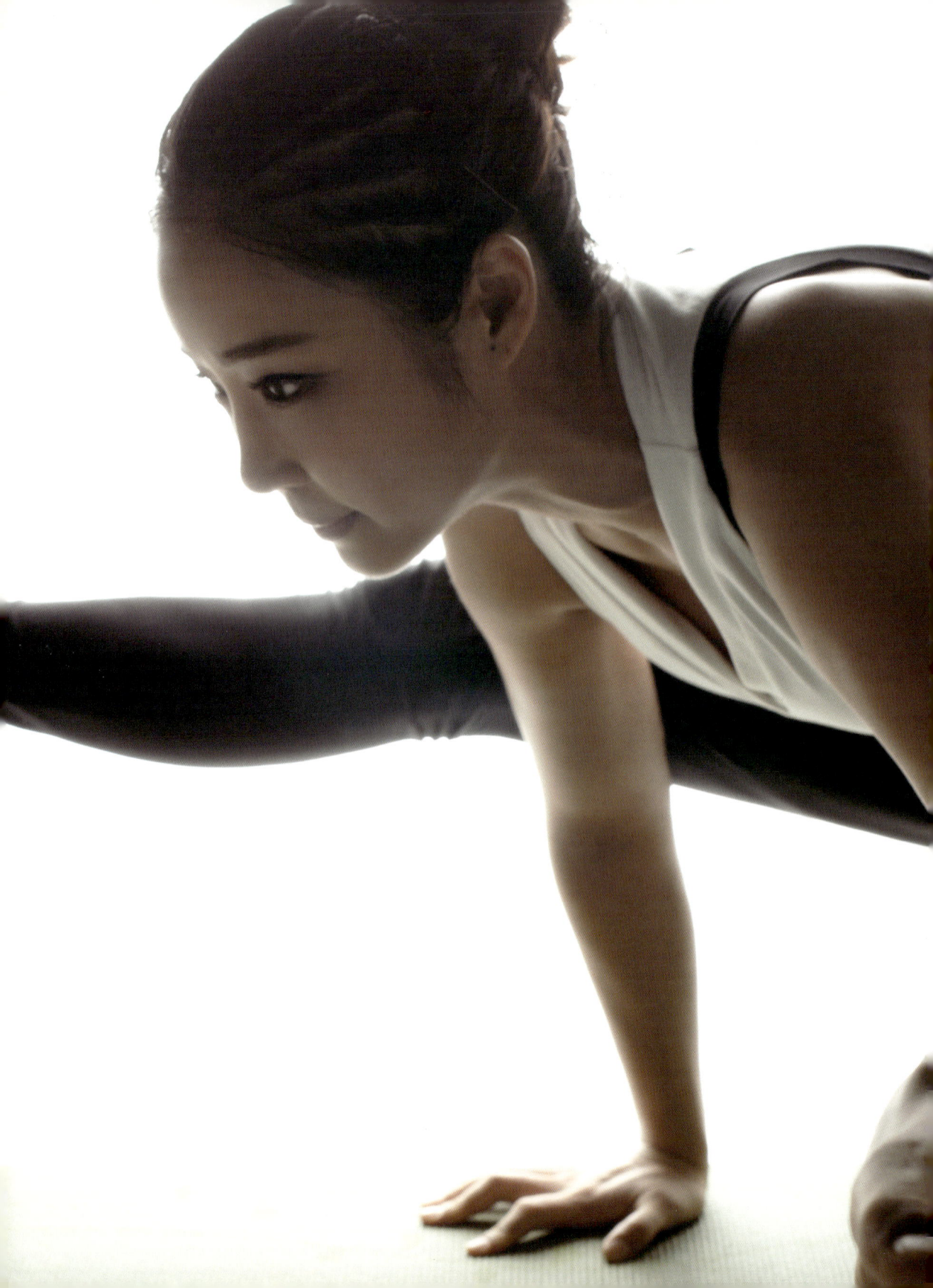

POWER DIET YOGA

깨끗하고, 아름답고, 건강한 몸을 책임지는
파워 다이어트 요가

체내에 쌓인 독소와 노폐물은 환경이나 식품뿐 아니라 좋지 못한 감정과 생각, 스트레스에 의해서도 만들어집니다. 체내 독소가 배출되지 못하면 대사 기능이 약해지고 세포와 근육의 손상을 초래하여 다양한 증상과 병을 유발시키고 다이어트에도 치명적이죠.

요가는 체내의 유독물질 배출과 배설의 촉진, 콜레스테롤 감소, 체지방 감소, 혈액순환 촉진 등을 원활하게 해줍니다. 이 작용들이 요가 다이어트의 기본생리라고 할 수 있죠. 하지만 요요현상 없는 성공적인 요가 다이어트를 위해서는 식이요법, 호흡, 자세, 명상 이 네 가지의 꾸준한 실천이 필요합니다. 거기에 규칙적인 생활습관도 매우 중요합니다.

요가 다이어트 식이요법은 단식으로 시작하여 소식으로 연결되는데, 소식을 할 때도 채식만 먹는 것(채식주의-vegan)을 지향합니다. 하지만 독하게 마음을 먹는다 해도 채식주의가 되는 것은 쉽지 않을 겁니다. 만약, 채식주의를 시도하고 시도했는데도 실패의 결과만 낳았다면 우선 탄수화물 섭취를 줄이고 칼슘, 단백질, 식이섬유, 철분, 비타민을 골고루 보충해서 영양의 균형을 찾는 것이 좋습니다. 영양의 균형은 다이어트는 물론, 질병예방과 건강증진에도 이롭기 때문이죠.

요가의 호흡과 자세는 근육운동과 장 연동 운동을 도와 변비예방, 지방연소, 근육량 증가, 면역체계 활성화에 도움을 줍니다. 명상은 '내면의 독소'까지 없애주어 다이어트를 할 때 예민하고 민감해져 있는 마음을 잘 다스리고 관리하는 도구가 되죠. 누구나 한 번쯤 다이어트 한 경험들이 있으시죠? 실패하셨다면 지금 파워 다이어트 요가로 도전해보세요.

POWER DIET YOGA

프로그램 실행시간 : 70분~80분
자세유지 시간 : 20초~25초

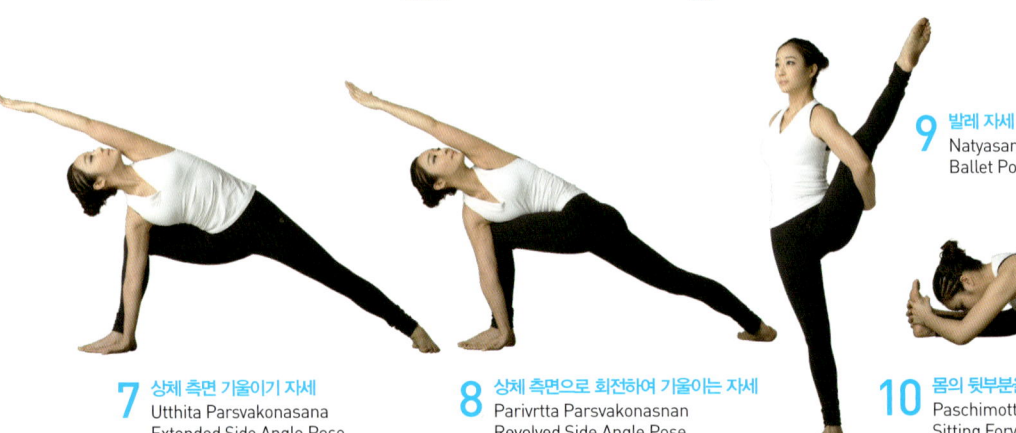

1 완전한 호흡 / 승리 호흡
Ujjayi Pranayama
Standing Deep Breathing

2 나무 자세
Vrkshasana
Tree Pose

3 반가부좌로 상체 숙이는 자세
Ardha Baddha Padmottanasana
Half Bound Lotus Standing
Forward Bend

7 상체 측면 기울이기 자세
Utthita Parsvakonasana
Extended Side Angle Pose

8 상체 측면으로 회전하여 기울이는 자세
Parivrtta Parsvakonasnan
Revolved Side Angle Pose

9 발레 자세
Natyasana
Ballet Pose

10 몸의 뒷부분을 강하게 뻗는 자세(변
Paschimottanasana
Sitting Forward Bend Pose
(Variation)

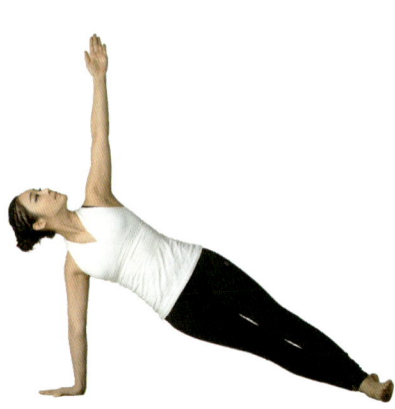

14 가로대 자세
Parighasana
Gate Pose

15 바시슈타 현인의 자세
Vasishthasana
Side Plank Pose

16 낙타 자세
Ushtrasana
Camel Pose

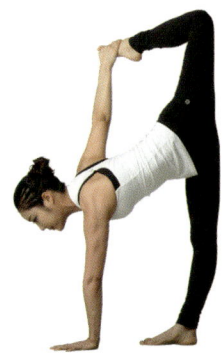

4 선 활 자세(변형)
Dhanurasana
Standing Bow Pose(Variation)

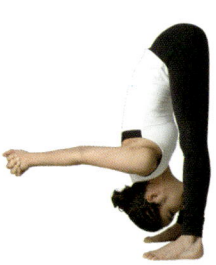

5 상체 숙이기 자세(변형)
Uttanasana
Standing Forward Bend (Variation)

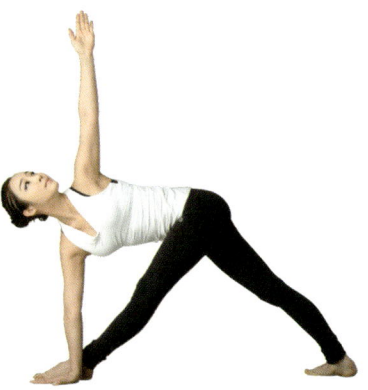

6 회전 삼각 자세
Parivrtta Trikonasana
Revolved Triangle Pose

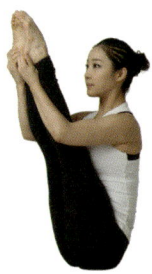

11 위로 향해 몸을 신장시킨 자세
Urdhva Mukha Paschimotanasana
Upward Facing Intense Stretch to the West Pose

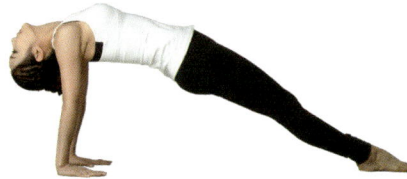

12 상체 젖히기 자세
Purvottanasana
Upward Plank Pose

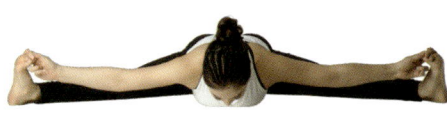

13 박쥐 자세
Upavishta Konasana
Seated Angle Pose

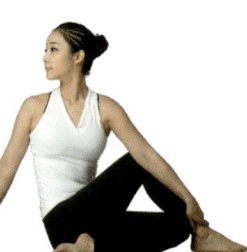

17 반 물고기신 자세
Ardha Matsyendrasana
Half Spinal Twist Pose

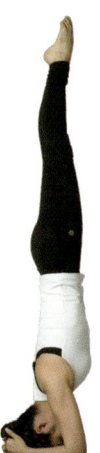

18 머리 서기 자세(변형)
Salamba Shirshasana
Supported Head Stand Pose(Variation)

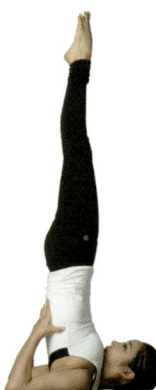

19 어깨 서기 자세
Salamba Sarvangasana
Supported Shoulder Stand Pose

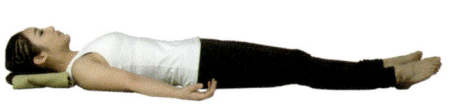

20 송장 자세
Savasana
Corpse Pose

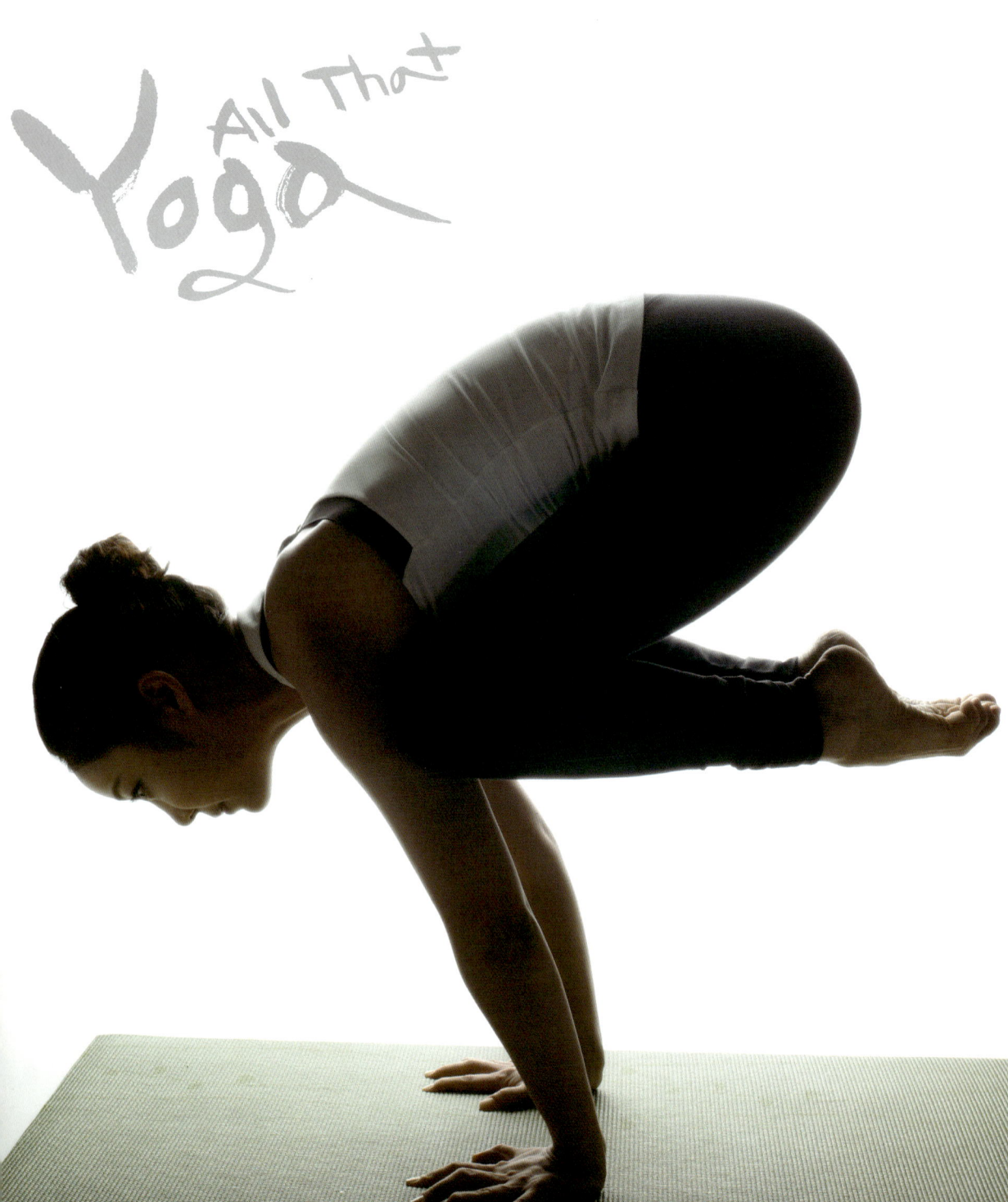

Ujjayi Pranayama (웃자이 프라나야마) · Standing Deep Breathing

완전한 호흡, 승리 호흡

효능 및 효과 • 집중력과 인내심을 길러준다. • 자율신경을 조절한다. • 생명 에너지가 풍요로워 진다. • 고혈압과 관상동맥증을 치료한다. • 순환계와 호흡계의 생리를 원활하게 한다.

POWER DIET YOGA

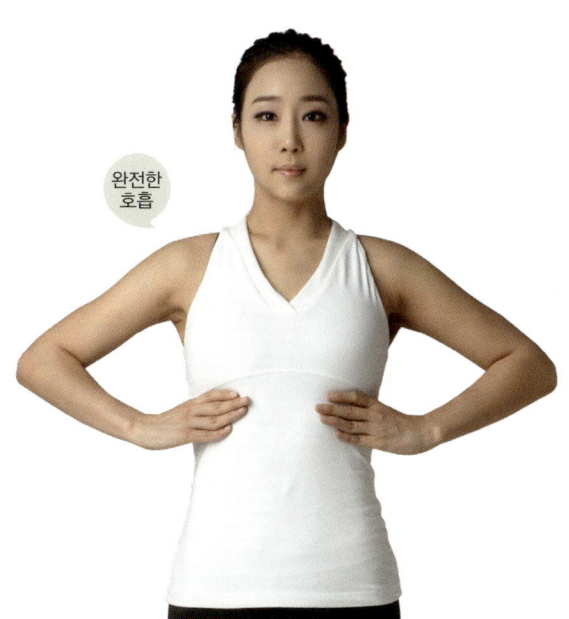

완전한 호흡

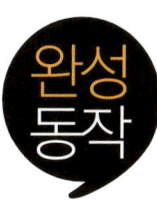

1 양 다리를 모아 바르게 선 뒤, 괄약근을 강하게 조이고 세 가지 반다를 실시하세요. **2** 양손을 갈비뼈에 대주세요. 이때 엄지 손가락은 뒤로 가게 하고 어깨를 내려주세요. **3** 시선을 고정 시키고 외부로부터 느끼는 혼란들이 사라질 수 있게 내면으로 의식을 가져오세요. **4** 이제, 천천히 코로 숨을 마시면서 폐에 공기를 가득 채웁니다. 이때 들어오는 공기의 흐름이 입천장에서 들리는 '흐~으' 하는 소리와 함께 느껴져야 합니다. 마시는 숨에 주의해야 할 점은 복부가 수축된 상태로 늑간근을 확장시키면서 들숨이 이루어져야 합니다. **5** 1~2초 동안 숨을 보유하세요. **6** 횡격막의 이완과 동시에 느리고 깊게 안정적으로 숨을 뱉으세요. 숨을 내쉴 때는 늑간근과 복부의 수축이 최대한으로 이뤄지고 입천장에서 '흐~으' 하는 공기의 마찰음이 들려야 합니다. **7** 다시 1~2초 숨을 멈추세요. **8** 이 호흡을 같은 리듬으로 15~20회 실시하면 됩니다.

Vrkshasana(브륵사사나) · Tree Pose

나무 자세

효능 및 효과
- 평형감각과 균형감각을 향상 시킨다.
- 하체 근력을 발달 시키고 발목, 무릎, 골반 관절을 튼튼하게 만들어준다.
- 하강되는 에너지를 조절해준다.
- 집중력과 사고력을 길러준다.

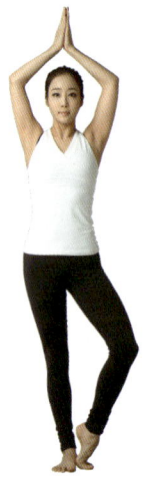

복식 호흡

초보자 Tip
요가를 할 때 완벽한 자세를 해내기 위한 노력보다 자신의 몸 상태에 필요한 기능, 기술, 밸런스를 조절하고 만드는 과정이 더 중요합니다. 한 발로 버티는 자세가 어렵다면 왼발의 발가락만 바닥에 놓인 상태로 실시해보세요. 어깨가 많이 굳어있는 사람은 팔을 구부린 상태로 실시해도 좋습니다.

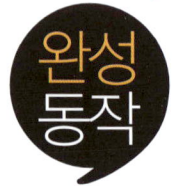

완성 동작

Step 3 양팔을 위로 뻗어 올리세요. 양팔이 머리를 조인다는 느낌으로 분산된 에너지를 몸의 중심부로 가져 오세요. 그리고 몸은 최대한 신전된 상태를 유지하고 괄약근을 강하게 조여주면 됩니다.

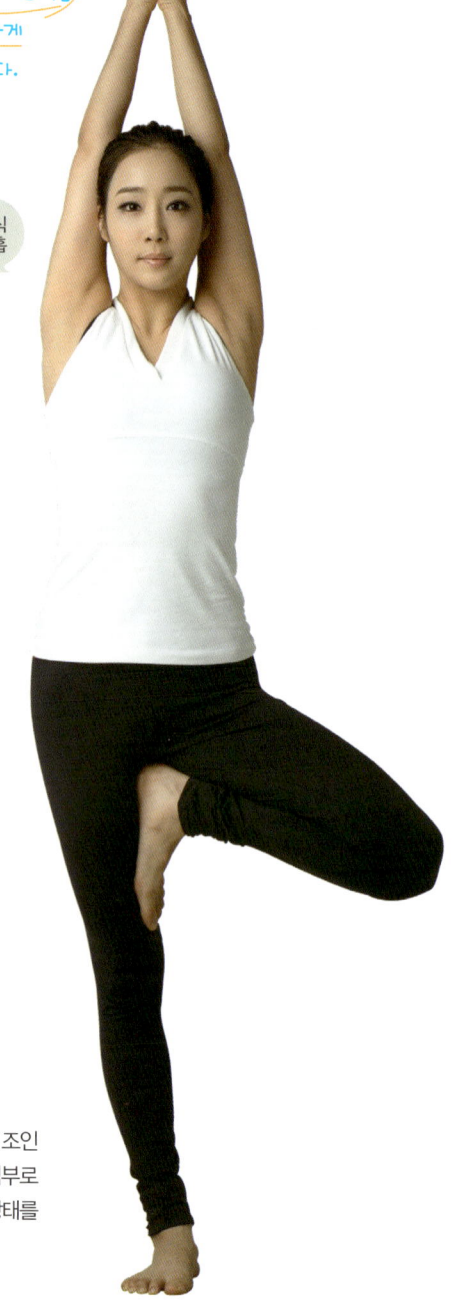

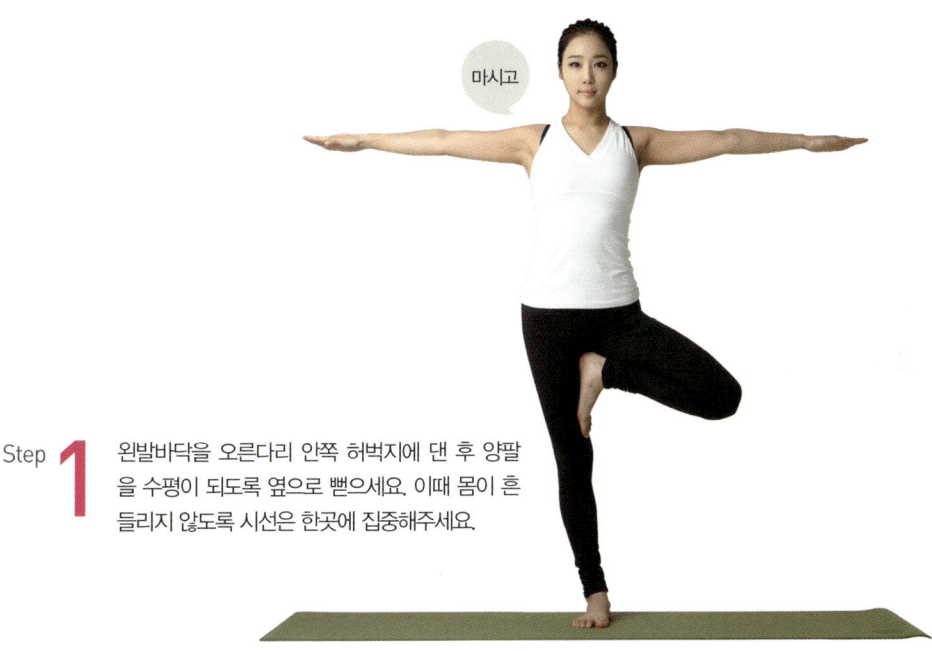

마시고

Step **1** 왼발바닥을 오른다리 안쪽 허벅지에 댄 후 양팔을 수평이 되도록 옆으로 뻗으세요. 이때 몸이 흔들리지 않도록 시선은 한곳에 집중해주세요.

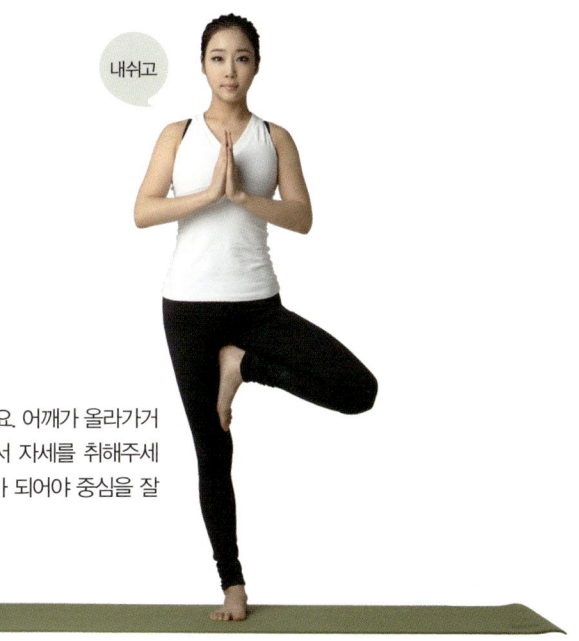

내쉬고

Step **2** 양손을 가슴 앞으로 합장하세요. 어깨가 올라가거나 등이 굽지 않게 주의하면서 자세를 취해주세요. 어깨와 골반이 평행 상태가 되어야 중심을 잘 잡을 수 있으니 참고하세요.

03 반가부좌로 상체 숙이는 자세

Ardha Baddha Padmottanasana(아르다 바드하 파드모타나사나) · Half Bound Lotus Standing Forward Be

효능 및 효과 • 하체의 모든 관절을 튼튼하게 만들어준다. • 신경 안정에 좋고 뇌를 진정 시켜준다. • 좌우 대칭을 맞춰주어 균형감각을 향상 시킨다. • 간장, 비장 기능을 좋게 한다. • 골반 교정 및 유연성 향상에 효과적이다. • 무릎 관절염을 치료해준다.

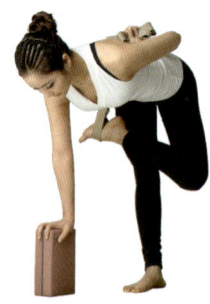

초보자 Tip 초보자가 하기에 어려운 자세라고 포기하지말고 블록과 스트랩을 이용해서 도전해보세요. 왼다리 발등에 스트랩을 걸어 왼손으로 스트랩을 잡고 오른손은 블록 위에 두세요. 관절의 가동범위를 조절하면서 불필요한 긴장과 경직을 유발시키지 않아야 합니다.

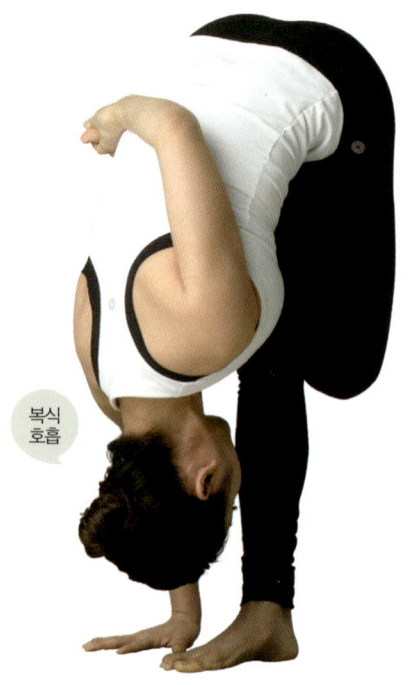

복식 호흡

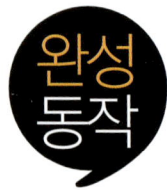

완성 동작

Step 3 오른손의 위치를 오른발 옆으로 이동하세요. 상체와 하체가 최대한 가까워져야 올바른 실천법입니다. 이 자세는 가슴, 어깨, 골반을 활짝 열어주기 때문에 중심만 잘 잡을 수 있다면 호흡을 깊게 하는 데도 도움이 됩니다.

POWER DIET YOGA

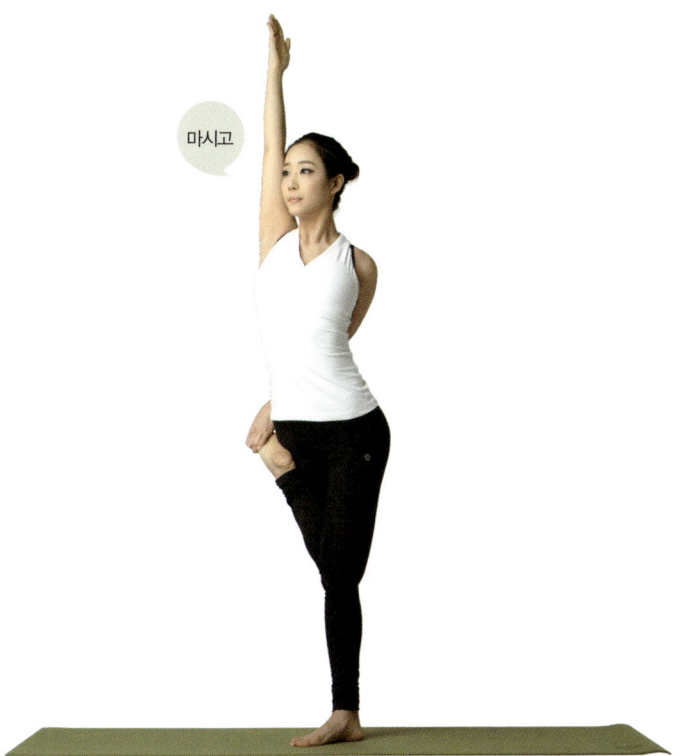

마시고

Step **1** 왼발의 발등을 오른쪽 골반에 기대어 왼손으로 왼발을 잡고 오른팔은 위로 뻗어올리세요. 이제 왼다리 무릎을 아래로 낮추면서 골반을 확장합니다. 괄약근은 조여주고 가슴은 펼쳐주세요.

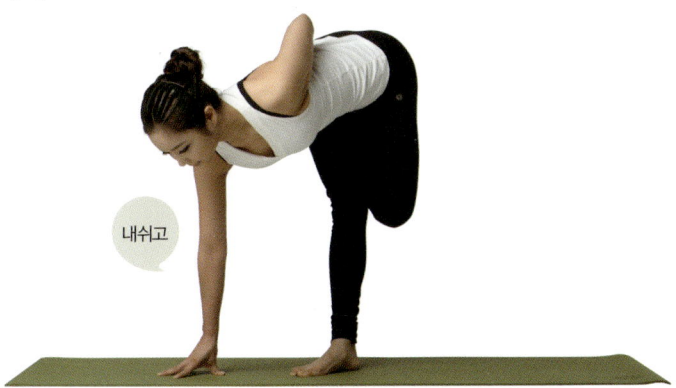

내쉬고

Step **2** 상체를 숙여 오른손으로 바닥을 짚으세요. 이때 균형을 잘 유지하려면 오른발이 뿌리가 되어 바닥에 안전하게 놓여져야 하고, 한쪽 방향으로 체중이 무너지지 않게 잘 조절해주어야 합니다.

Dhanurasana(다누라사나) · Standing Bow Pose (Variation)

선 활 자세 변형

효능 및 효과
- 온 몸의 근력을 발달 시켜준다. • 엉덩이와 허리선을 아름답게 만들어준다. • 가슴골격과 폐를 확장 시켜준다. • 척추의 탄력성을 증가 시키고 척추 측만증을 예방한다. • 복부 비만을 예방하고 자궁내 혈액순환을 원활하게 해준다.

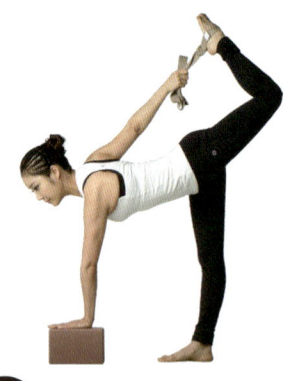

초보자 Tip
먼저 스트랩을 왼다리 발등에 걸고 자신의 유연성 정도를 잘 파악해 오른손으로 스트랩 길이를 조절해서 잡아주세요. 이제 블록 위에 왼손을 대고 왼다리를 최대한 차올려줍니다. 의식이 함께 성장해야 만이 균형을 유지할 수 있습니다.

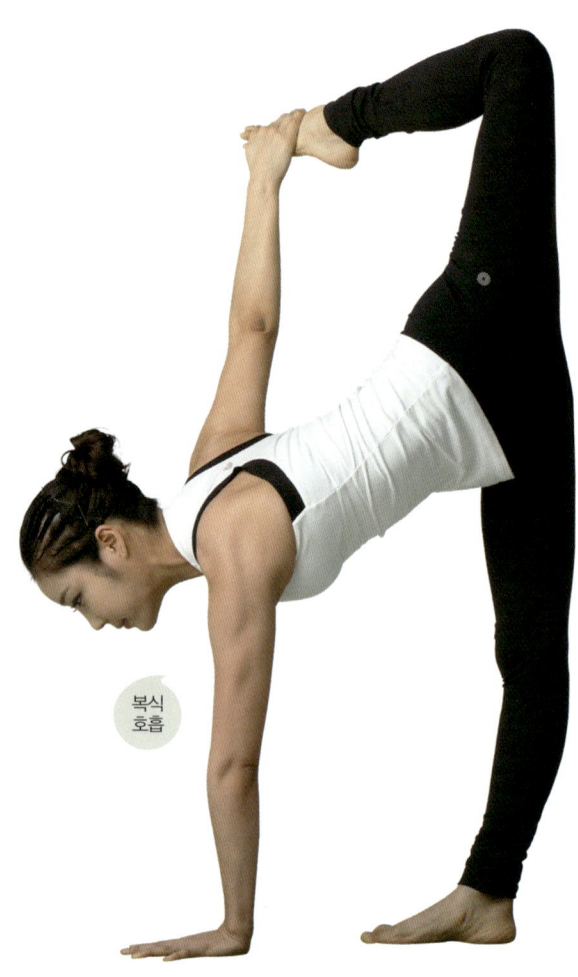

복식 호흡

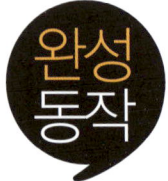

Step 3 상체를 숙여 왼손을 바닥에 내려 놓으세요. 왼손의 위치는 왼팔의 어깨와 수직이 되어야 합니다. 왼발의 뒤꿈치가 엉덩이에서 최대한 멀어지도록 왼다리 무릎을 펴보세요. 이제 왼손으로 바닥을 누르면서 아래로 향하는 힘을 온몸으로 분산시켜 중심을 잡아주세요.

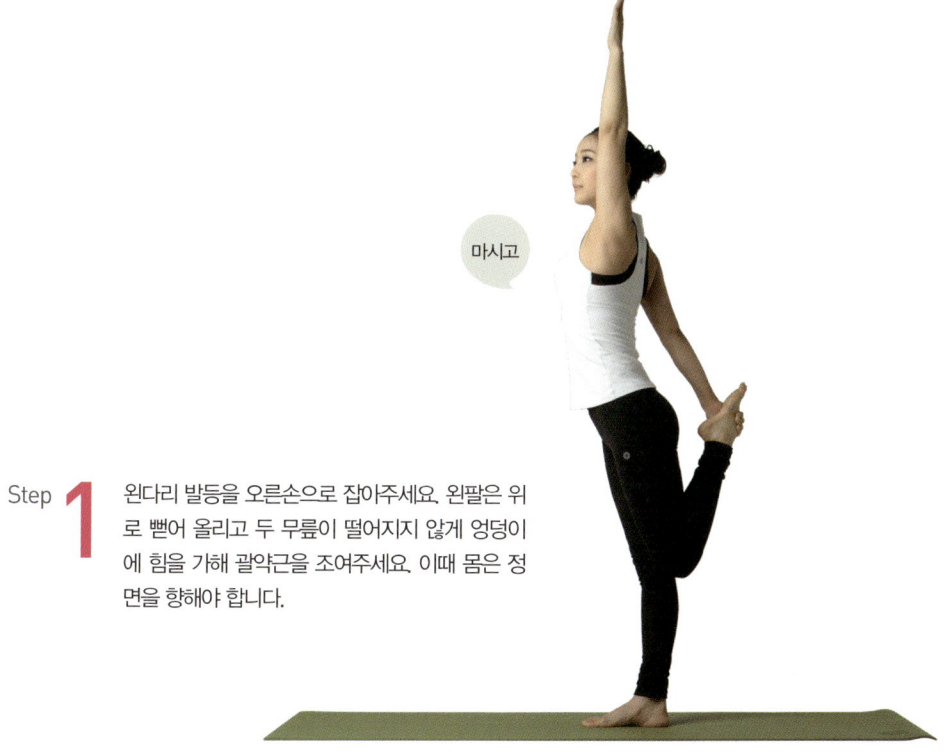

Step 1   왼다리 발등을 오른손으로 잡아주세요. 왼팔은 위로 뻗어 올리고 두 무릎이 떨어지지 않게 엉덩이에 힘을 가해 괄약근을 조여주세요. 이때 몸은 정면을 향해야 합니다.

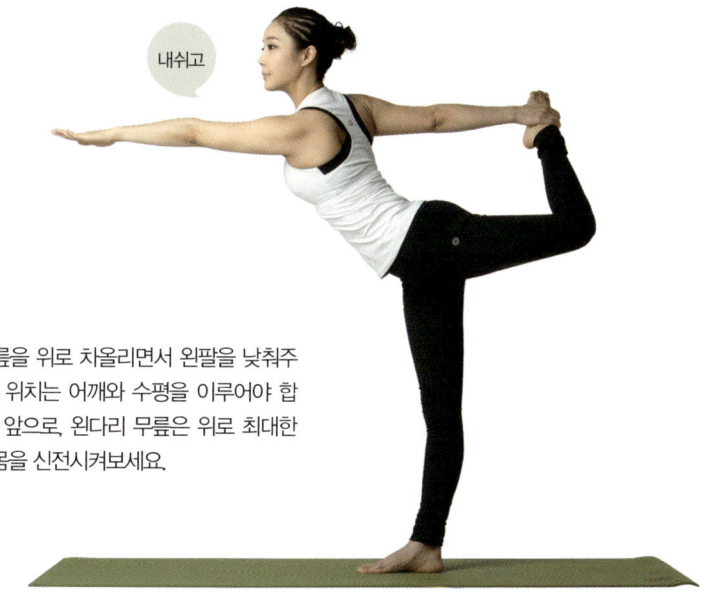

Step 2   왼다리의 무릎을 위로 차올리면서 왼팔을 낮춰주세요. 손끝의 위치는 어깨와 수평을 이루어야 합니다. 왼손은 앞으로, 왼다리 무릎은 위로 최대한 뻗어내면서 몸을 신전시켜보세요.

05

Uttanasana (웃타나사나) · Standing Forward Bend(Variation)

상체 숙이기 자세 변형

효능 및 효과 • 다리, 허리, 어깨 유연성을 향상 시킨다. • 뇌파와 혈압 안정에 효과적이다. • 위 장내 가스를 배출하고 소화력을 증진시켜준다. • 탈장을 예방한다. • 생리통과 복부 통증을 막아준다.

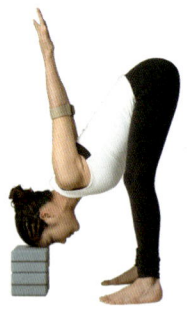

초보자 Tip
몸이 뻣뻣한 사람일수록 절제해야 할 것이 많은 게 요가입니다. 몸에 배인 좋지 않은 습관도 버려야 해요. 완벽하게 하고자 하는 욕심이나 집착도 버려야 합니다. 초보자에게 가장 중요한 것은 조절과 이해입니다. 스트랩을 어깨너비로 조절해서 팔꿈치에 걸고 블록의 높이를 잘 조절한 다음 이마를 댑니다. 무릎은 구부려도 무관합니다.

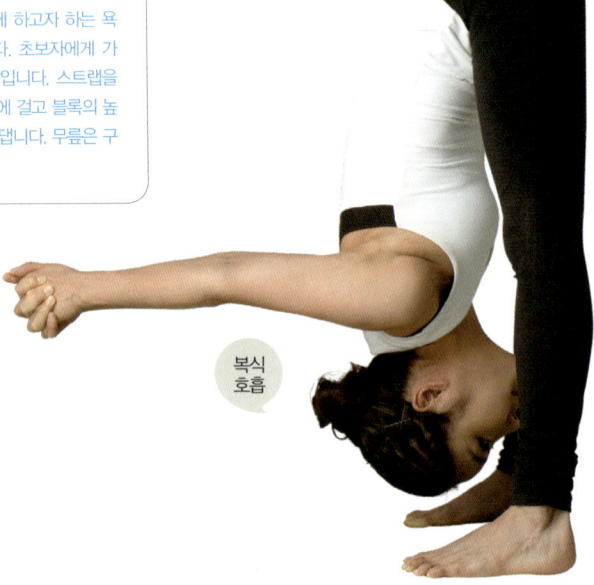

복식 호흡

완성 동작

Step 3 이제 상체를 숙여 몸통과 얼굴이 다리 사이로 들어간다는 느낌을 가져보세요. 깍지 낀 두 손을 강하게 쥔다면, 팔을 펴는데 훨씬 수월할 겁니다. 호흡과 동시에 손의 위치를 최대한 낮춰주세요. 발바닥 전체에 체중을 실어야 완벽한 자세를 취할 수 있으니 염두하고 실시해보세요.

POWER DIET YOGA

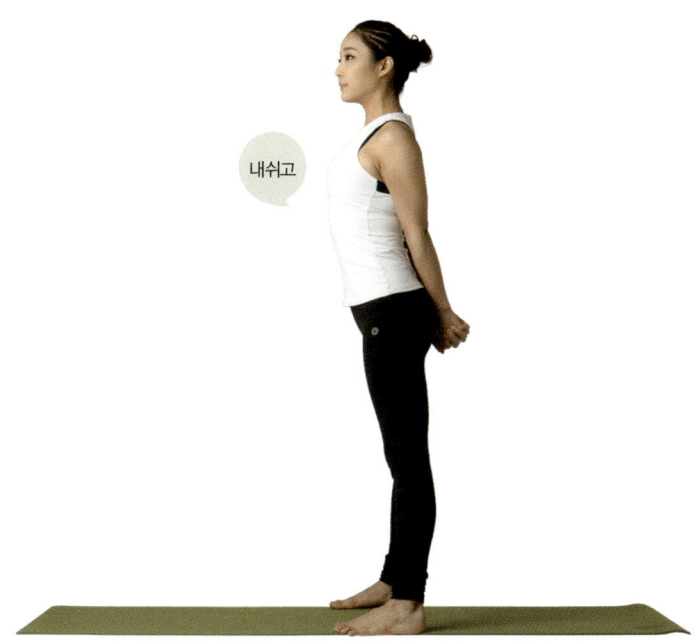

내쉬고

Step 1   우선 양발을 어깨너비 만큼 벌려 서 주세요. 그리고 양손은 엉덩이 뒤로 하고 깍지를 낍니다. 이제 팔을 최대한 펴서 어깨와 가슴이 펼쳐지게 하면 됩니다.

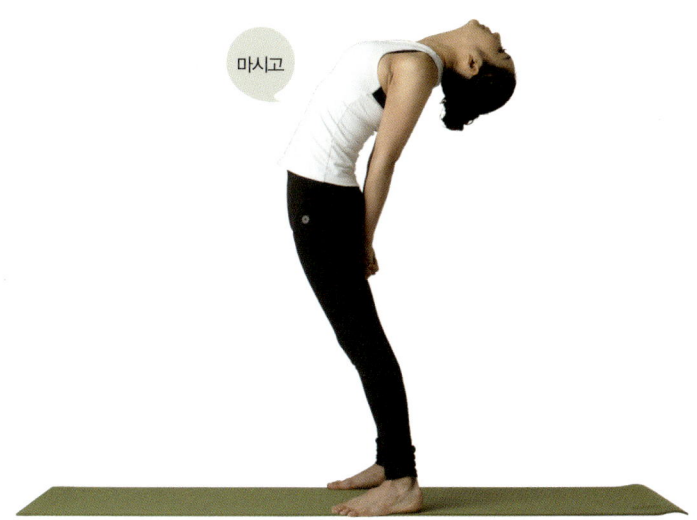

마시고

Step 2   깍지 낀운 두 손이 허벅지 안쪽으로 들어갈 수 있게 노력하면서 후굴자세를 만들어보세요. 양 다리 무릎은 곧게 뻗은 상태를 유지해야 하고, 고개는 뒤로 완전히 떨어뜨리는 게 좋습니다.

06

Parivrtta Trikonasana(파리브리타 트리코나사나) · Revolved Triangle Pose

회전 삼각 자세

효능 및 효과
- 균형감각, 집중력을 향상 시킨다.
- 옴통과 하체의 근력과 유연성을 발달 시킨다.
- 다리근육을 골고루 발달시켜 다리선을 아름답게 만들어준다.
- 등의 통증을 경감 시키고 목의 상해를 예방하는데 도움을 준다.

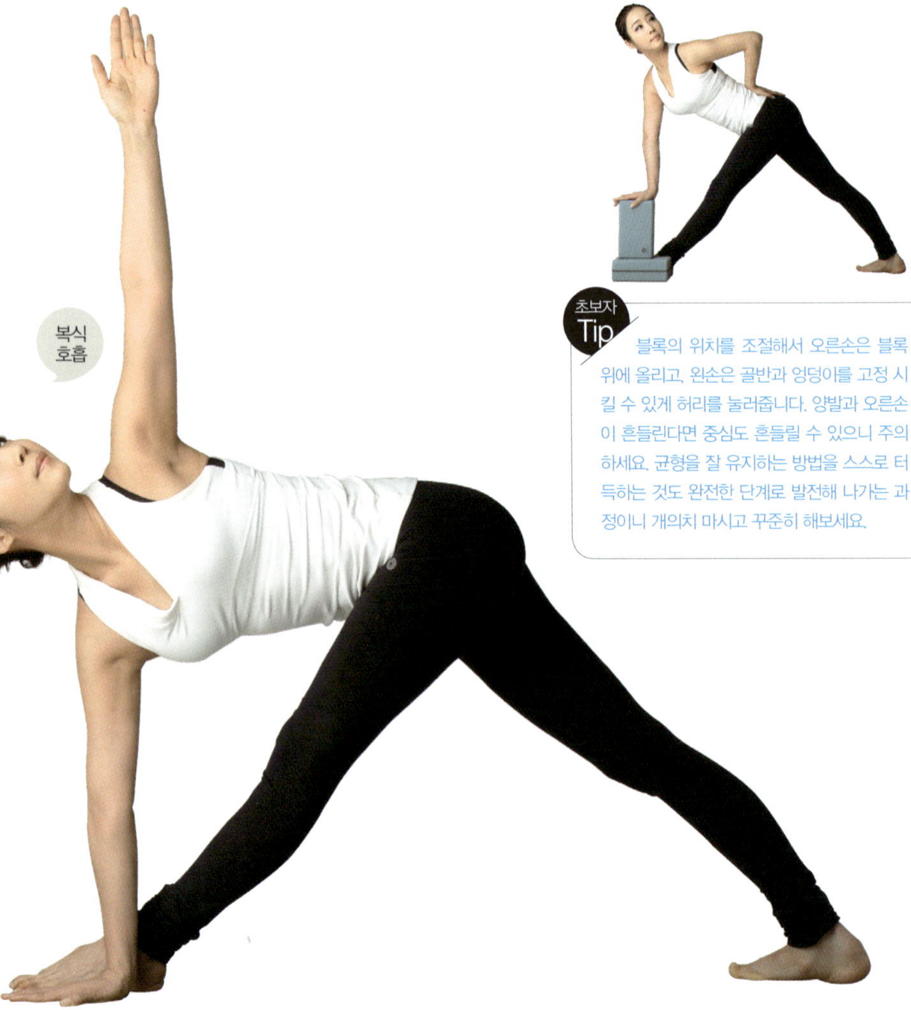

복식 호흡

초보자 Tip
블록의 위치를 조절해서 오른손은 블록 위에 올리고, 왼손은 골반과 엉덩이를 고정 시킬 수 있게 허리를 눌러줍니다. 양발과 오른손이 흔들린다면 중심도 흔들릴 수 있으니 주의하세요. 균형을 잘 유지하는 방법을 스스로 터득하는 것도 완전한 단계로 발전해 나가는 과정이니 개의치 마시고 꾸준히 해보세요.

완성 동작

Step 3 이제 왼팔을 위로 뻗어볼까요. 오른팔과 왼팔은 수직이 되어야 합니다. 이 자세는 골반이 고정되고 척추가 펴진 상태를 유지하는 것이 관건인데 발바닥이 바닥에 잘 고정이 되었다면 자세를 유지하는데 도움이 될 것입니다.

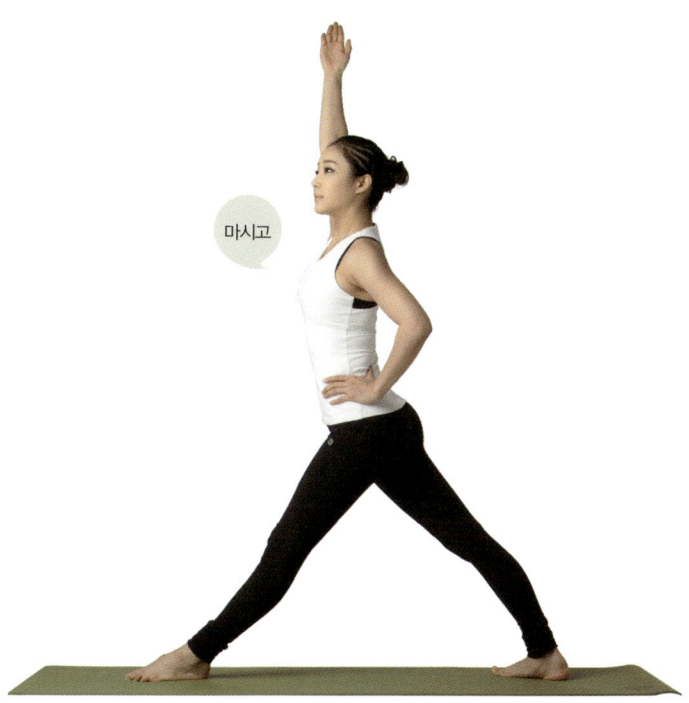

마시고

Step 1   왼다리를 앞에, 오른다리를 뒤에 1미터 정도의 간격으로 벌려 서주세요. 앞에 있는 발은 일직선으로, 뒤에 놓인 발은 발가락을 바깥쪽으로 40도 정도 돌려섭니다. 그 다음 왼손은 허리 위에 얹고 오른팔은 위로 뻗어주세요.

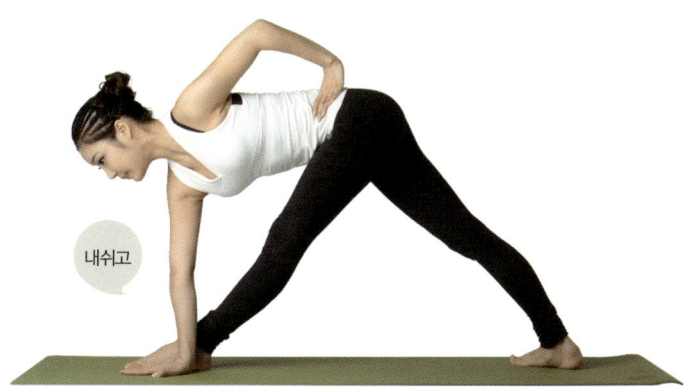

내쉬고

Step 2   오른손을 왼발 바깥쪽 바닥에 대어주세요. 이때 하체의 힘을 이용해서 골반과 엉덩이의 위치를 고정시켜주고 척추를 최대한 늘려주면 바람직합니다.

07 상체 측면 기울이기 자세

Utthita Parsvakonasana(우티타 파르스바코나사나) · Extended Side Angle Pose

효능 및 효과
- 좌골 신경통과 모든 관절염을 예방, 치료해준다.
- 배설을 촉진 시키고 체내 노폐물을 제거해준다.
- 허리와 엉덩이 지방을 감소시킨다.
- 폐활량을 증가 시키고 심근의 활동을 조절해준다.

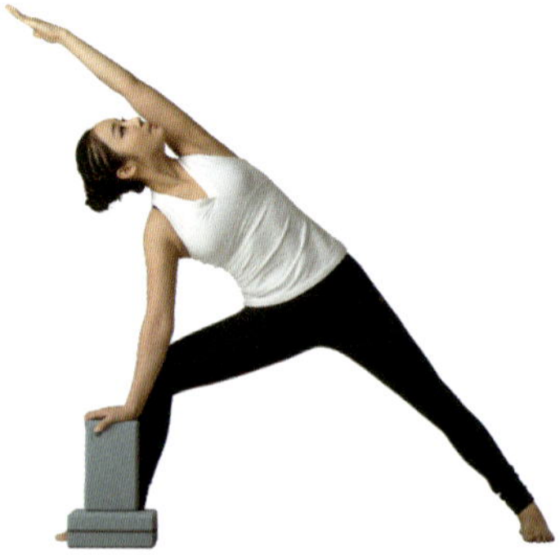

복식 호흡

초보자 Tip
몸이 유연하지 못한 상태에서 오른손을 바닥에 대고 한다면 오른쪽 엉덩이가 뒤로 밀릴 수 있습니다. 초보자는 블록의 높이를 조절한 다음 손을 얹고 실시해보세요. 오른다리 무릎은 조금만 구부려도 무관합니다. 골반과 척추의 위치와 그 부위의 반응을 관찰하면서 실시해보세요.

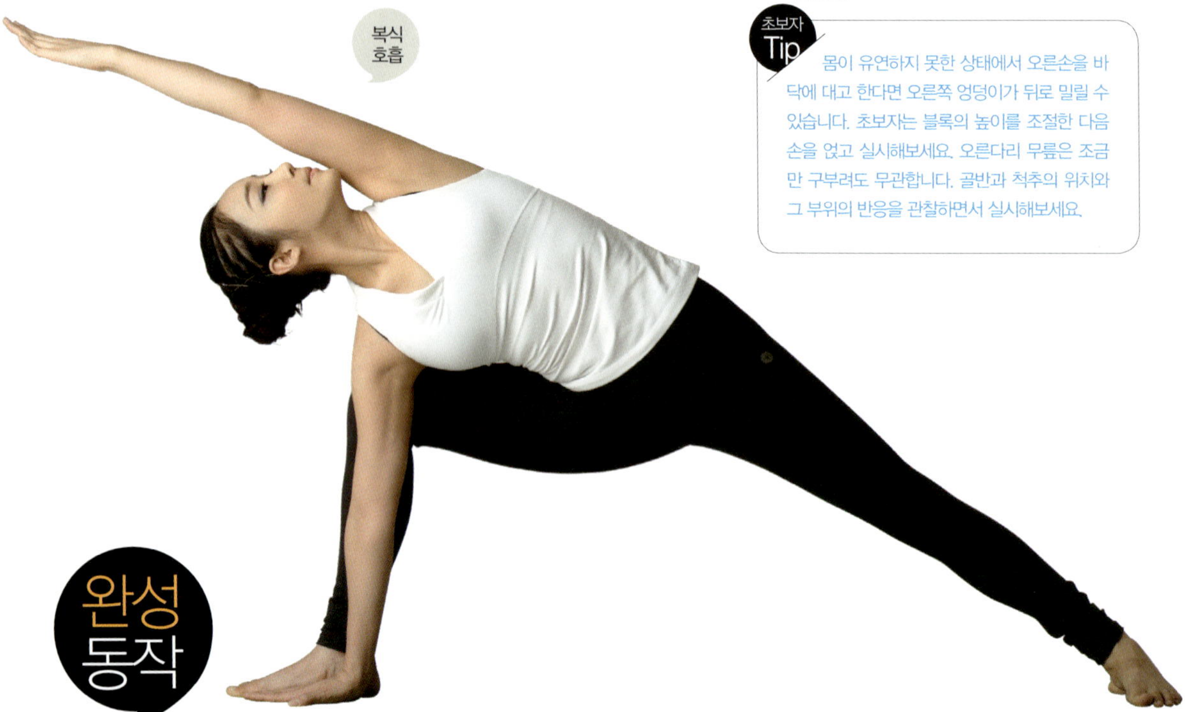

완성 동작

Step 3 이제 오른손을 오른발 안쪽 바로 옆에 내려 놓고 왼팔은 왼쪽 방향으로 멀리 뻗어주세요. 왼발부터 왼손 끝까지 최대한 몸을 늘리고 왼다리 무릎이 구부러지지 않게 유의하세요. 그리고 왼쪽 골반과 가슴은 최대한 확장시켜야 합니다.

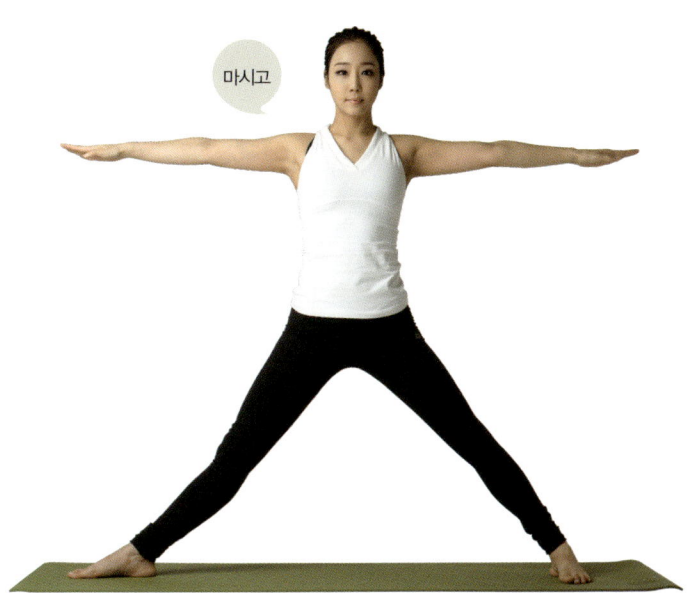

Step **1** 양다리를 어깨너비 두 배 이상으로 벌리고 선 후 양팔을 옆으로 뻗어주세요. 손목과 발목이 일치되는 너비가 적당한 간격입니다. 오른발은 오른쪽 방향으로 돌리고 왼발의 엄지 발가락은 조금만 안쪽으로 돌려주세요.

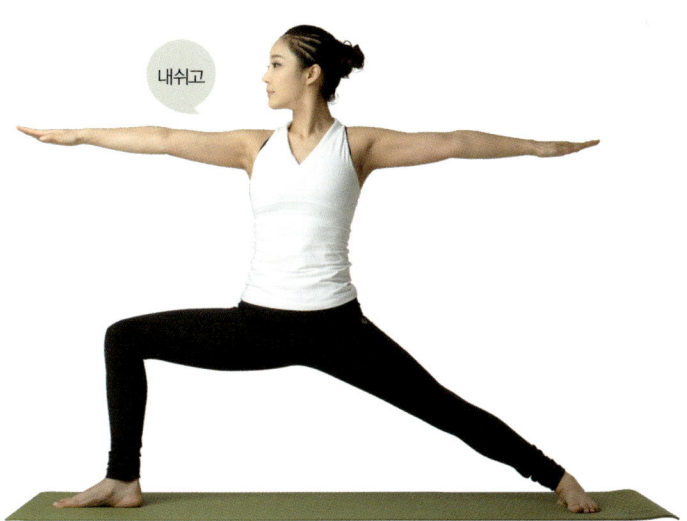

Step **2** 오른다리를 90도 구부려주세요. 시선은 오른쪽 방향을 향해야 합니다. 이때 몸이 오른쪽 방향으로 따라가지 않도록 정수리의 위치와 회음부의 위치가 수직이 되도록 신경써주세요. 양발에 체중을 5대 5로 분산시켜 오른쪽 무릎에 가해지는 압력을 줄여주는 게 올바른 실천법입니다.

08

Parivrtta Parsvakonasnan(파리브리타 파르스바코나사나) · Revolved Side Angle Pose

상체 측면으로 회전하여 기울이는 자세

효능 및 효과 • 좌척추 신경계를 자극하고 척추에 활기를 준다. • 결장의 이물질을 제거해준다. • 복부와 옆구리 지방을 감소시킨다. • 소화력을 촉진시키고 신장 기능을 좋게 한다. • 복부와 척추의 힘을 길러준다.

복식 호흡

초보자 Tip 신체의 많은 기능이 요구되는 자세이므로 초보자는 많은 노력이 필요한 동작입니다. 점차적으로 한단계 한단계 밟고 나아가는 과정에 충실히 임해보세요. 블록 위에 손을 대고 뒤에 놓인 다리의 무릎과 발등을 바닥에 내려 놓으세요. 왼손 끝에서 오른다리 무릎까지 일직선을 만드는 게 이 자세의 키포인트입니다.

완성 동작

Step 3 왼손을 오른발에서 가장 먼곳으로 멀리 뻗어주세요. 입술과 팔이 가까워지도록 시선은 왼손 끝을 향하는 게 좋습니다. 무릎이 펴지지 않도록 왼다리의 힘을 지속적으로 유지해주세요. 그리고 골반의 위치를 고정시킨 상태로 척추를 최대한 회전하면 됩니다.

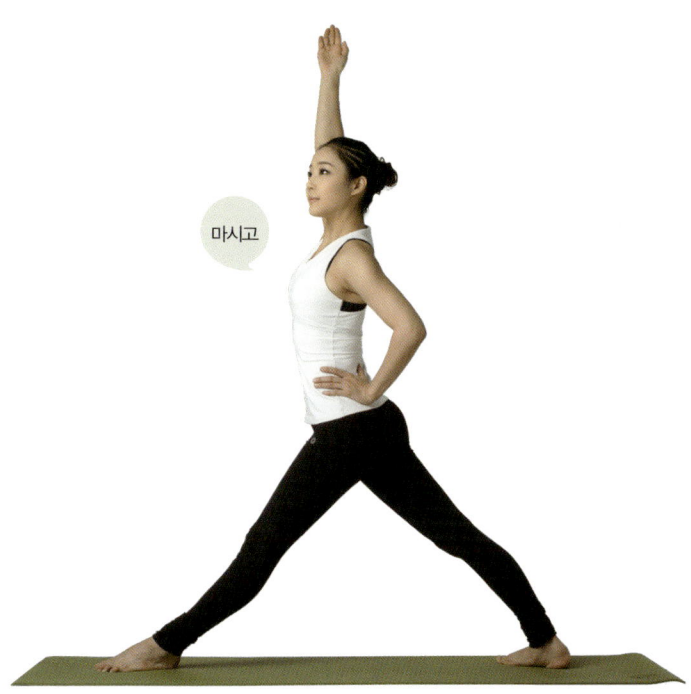

마시고

Step **1** 왼다리는 앞으로, 오른다리는 뒤로 1미터 이상의 간격을 두고 서주세요. 왼발은 일자로 놓고 오른발은 40도 정도 돌려 놓습니다. 이때 왼발과 오른발의 뒤꿈치는 동일한 선에 있어야 올바른 자세입니다. 왼손을 허리 위에 얹고 오른팔을 위로 뻗으세요.

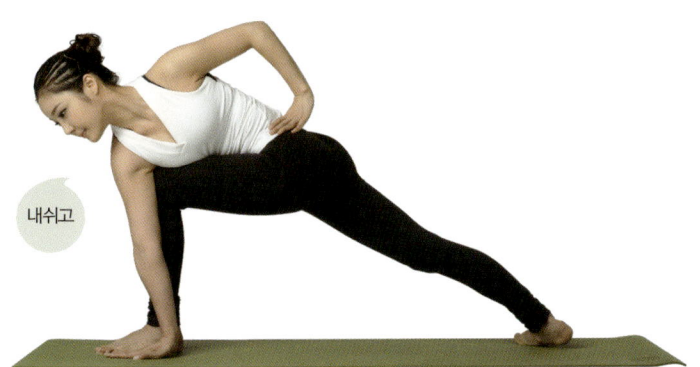

내쉬고

Step **2** 왼다리 무릎을 직각이 되도록 구부려줍니다. 오른손은 왼발 바깥쪽 바닥에 내려 놓으세요. 무릎과 겨드랑이는 붙어 있어야 하고 척추는 최대한으로 회전시킬 준비가 되어야 합니다.

09

Natyasana(나티아사나) · Ballet Pose

발레 자세

효능 및 효과 • 하체 근력과 유연성을 길러준다. • 심신의 균형을 찾아주고 안정감을 준다. • 탈장의 진행을 막고 골반을 강하게 발달시킨다. • 좌골 신경통과 다리의 다른 결함들을 치료해준다.

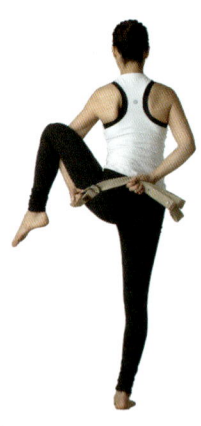

초보자 Tip 스트랩을 이용해서 왼손과 오른손의 간격을 조절한다면 큰 문제없이 할 수 있는 자세입니다. 초보자는 들어올린 다리를 뻗지 않아도 괜찮습니다. 무릎을 최대한 높이 들어올리고 어깨와 골반을 펼쳐서 실시해보세요.

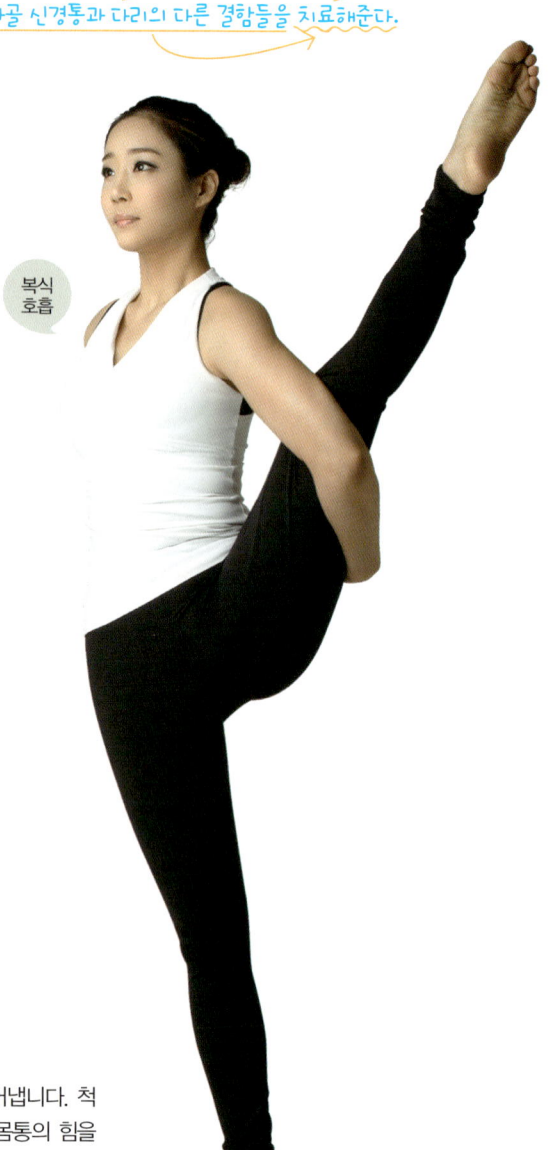

복식 호흡

완성 동작

Step 3 왼다리 무릎을 조심스럽게 뻗어냅니다. 척추가 신전된 상태에서 하체와 몸통의 힘을 놓지 않아야 중심을 잘 잡을 수 있으니 참고하세요. 몸의 앞 부분 전체를 확장시켜 자세를 유지해 봅니다.

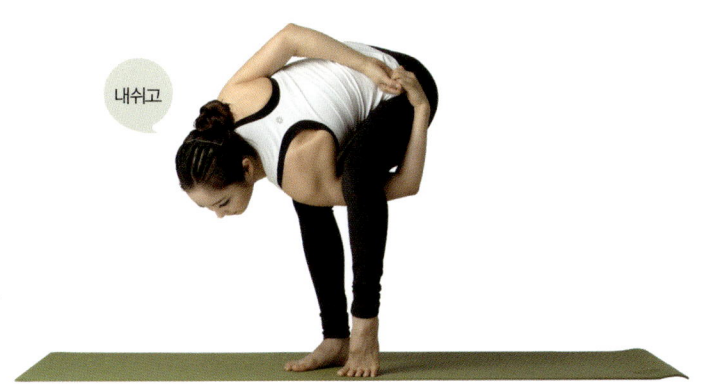

Step **1** 양다리를 어깨너비 정도 벌려 선 다음, 상체를 숙여 무게 중심을 낮춥니다. 그리고 양다리 무릎을 구부려 왼발 뒤꿈치를 들어 올려주세요. 왼다리 안쪽에 왼팔을 넣고 오른손은 왼쪽 옆구리로 이동해서 오른손과 왼손을 맞잡아주세요.

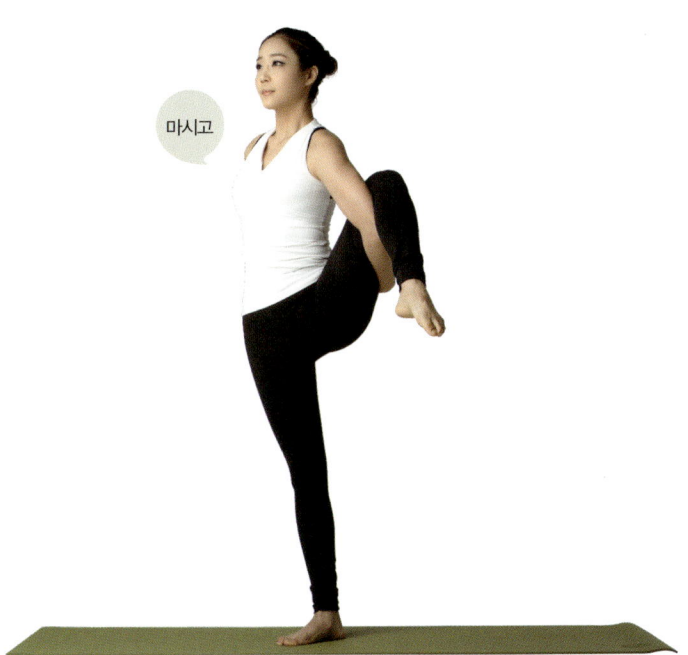

Step **2** 오른다리 무릎을 뻗으면서 상체를 천천히 들어 올립니다. 오른발이 안전하게 바닥에 밀착 되어야만 몸이 흔들리지 않으니 유의하세요. 이제 괄약근을 조이고 척추를 늘려주면서 동시에 어깨도 펼쳐주면 됩니다.

Paschimottanasana(파스치모타나사나) · Sitting Forward Bend Pose(Variation)

몸의 뒷부분을 강하게 뻗는 자세 변형

효능 및 효과 • 골반, 무릎, 발목의 유연성을 향상 시킨다. • 평발을 치료해준다. • 복부와 장기들을 자극하여 위장 내 가스를 제거해준다. • 복부 팽만감을 없애고 식욕 억제에 효과적이다.

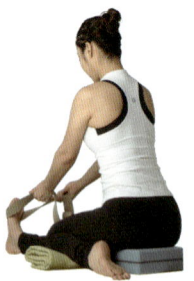

초보자 Tip 엉덩이 아래 블록을 대고 왼다리 무릎 안쪽으로 담요를 대면 고관절과 무릎 관절에 무리를 주지않고 편하게 할 수 있으니 도구들을 활용해 보세요. 스트랩의 사용은 몸이 한쪽 방향으로 기울어지는 것을 조절해주고 상체의 긴장과 경직을 막는데 효과적입니다.

복식 호흡

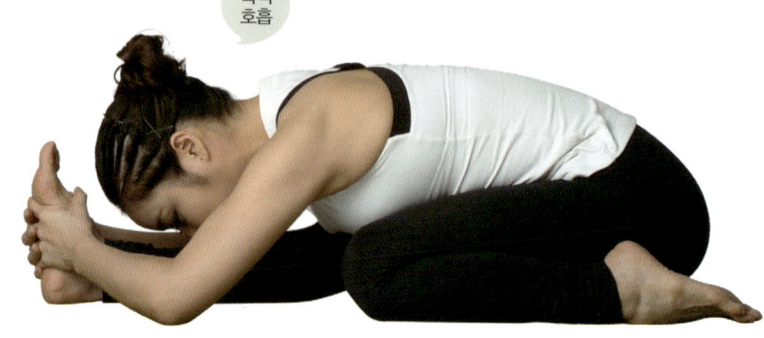

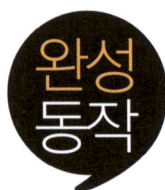
완성 동작

Step 3 이제 상체를 완전히 숙여 얼굴과 오른다리의 정강이를 밀착시키세요. 이때 몸이 오른쪽 방향으로 기울어지지 않게 무게 중심을 왼쪽으로 가져오는 게 포인트입니다. 팔꿈치는 바닥에 대고 깍지 낀 손으로 발목을 당겨 척추를 최대한 늘려주세요.

POWER DIET YOGA

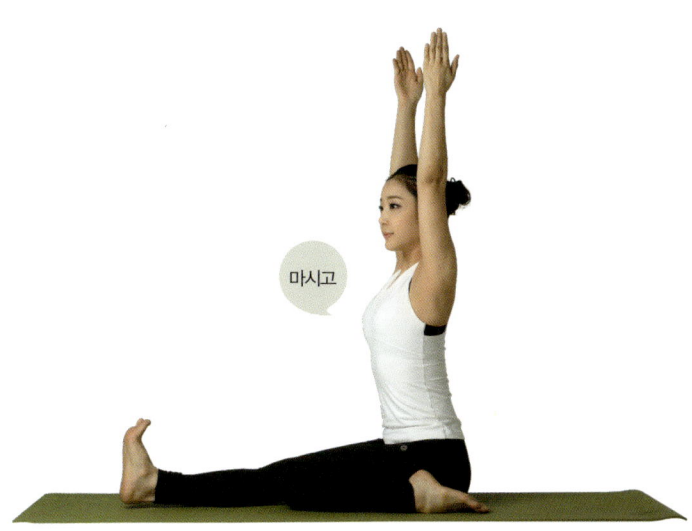

마시고

Step 1   왼다리 무릎을 구부려 발목을 엉덩이 가까이 가져오세요. 왼발의 발바닥이 하늘을 향하도록, 발등은 바닥을 보게 하세요. 오른발의 발가락은 몸통 방향으로 당겨 발목을 꺾어줍니다. 이제 양팔을 어깨 너비만큼 위로 뻗어올려 척추를 곧게 세워보세요.

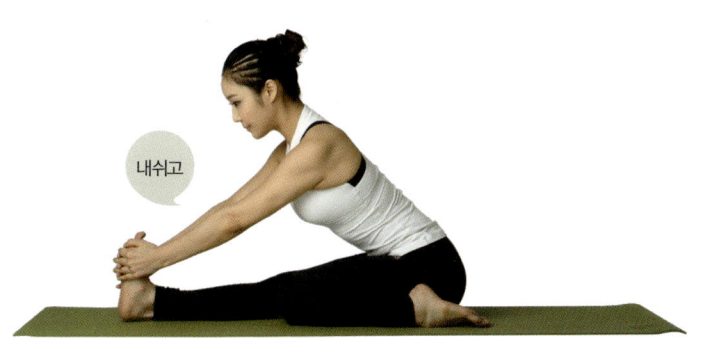

내쉬고

Step 2   양쪽 엉덩이의 위치가 고정된 상태로 상체를 숙여 오른발을 잡으세요. 무릎 사이의 간격이 벌어지지 않게 주의하고 척추를 최대한 늘려주는 게 중요합니다. 복부를 수축 시켜 정수리에서 엉덩이까지 최대한 뻗어나가게 척추의 의식을 깨워보세요.

Urdhva Mukha Paschimotanasana(우르드바 무카하 파스치모타나사나) · Upward Facing Intense Stretch to t

위로 향해 몸을 신장시킨 자세

효능 및 효과 • 척추 노화와 복부비만을 예방한다. • 활력과 정력을 증가 시킨다. • 허리, 골반, 다리의 유연성이 향상 된다. • 균형감각, 집중력, 통제력을 길러준다.

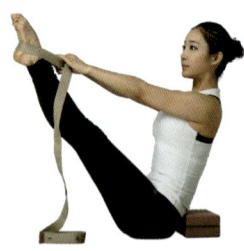

초보자 Tip
이 자세는 무릎을 뻗는 것보다 척추의 형태가 올바른 상태에서 균형을 유지하는 것이 중요합니다. 스트랩을 발바닥에 걸고 하면 척추가 곧은 상태에서 무릎을 뻗을 수 있고, 블록을 엉덩이 뒤에 받치고 하면 뒤로 넘어지는 현상을 막을 수 있으니 참고하세요. 스트랩을 잡는 손의 위치는 다리의 유연성 정도에 따라 길게, 또는 짧게 조절해주는 게 좋습니다.

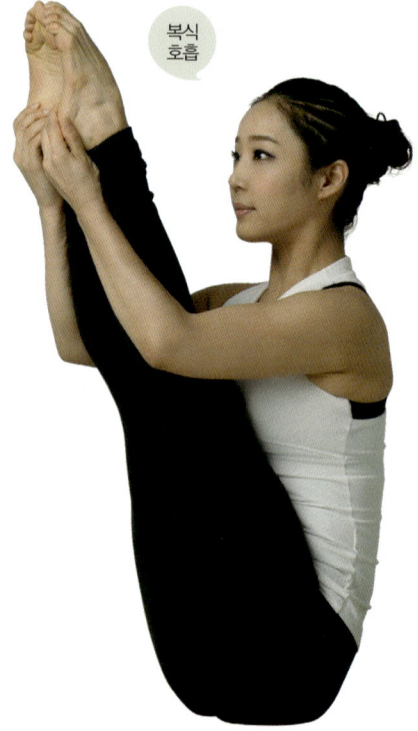

복식 호흡

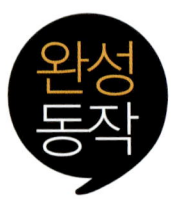

완성 동작

Step 3 서서히 무릎을 뻗어 올려주세요. 발끝도 하늘을 향해 뻗어주시고요. 상체와 하체는 가깝거나 서로 붙어있어야 올바른 자세입니다. 자세를 유지할 때 발끝과 정수리는 최대한 높은 곳에 머무르게 해주세요.

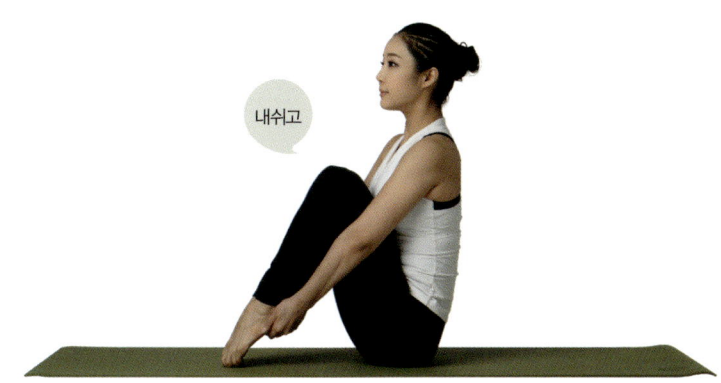

Step 1   앉은 상태에서 무릎을 구부려 양손으로 양발의 뒤꿈치를 잡은 후 허벅지와 배를 붙이고 척추를 최대한 세워볼까요. 이때 무릎이 벌어지지 않게 주의해야 하고 시선은 한 곳으로 고정 시켜야 합니다.

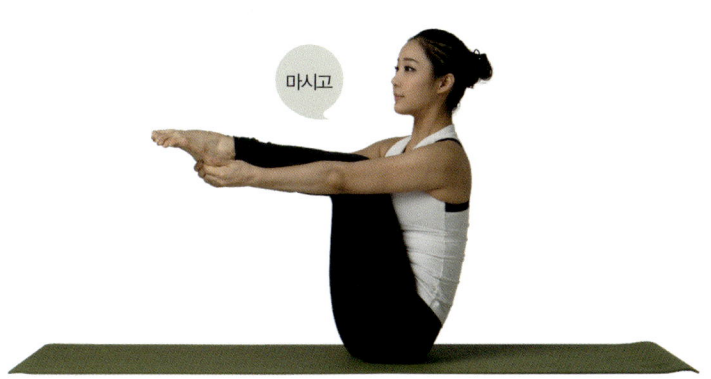

Step 2   이제 양발을 바닥에서 올려주세요. 무릎과 뒤꿈치가 수평 상태가 되어야 하고 허벅지와 배가 붙어야 합니다. 몸이 앞뒤로 흔들리지 않도록 골반과 몸통의 힘으로 조절해주세요.

Purvottanasana(푸르보타나사나) · Upward Plank Pose

상체 젖히기 자세

효능 및 효과 • 손목과 발목 강화에 효과적이다. • 머리를 맑게 하고 생기와 활기를 준다. • 어깨 유연성을 향상시킨다. • 복부와 척추기립근의 근력을 강화시켜준다. • 기관지와 폐를 정화시킨다.

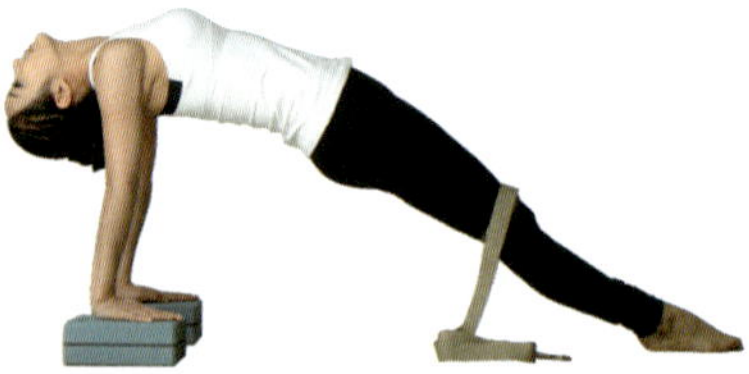

초보자 Tip 다리가 벌어지지 않게 스트랩을 무릎에 묶고 손 아래 블록을 대면 안전하게 할 수 있어요. 이 실천은 손목에 오는 통증이나 심신의 불안감을 줄일 수 있는 방법입니다. 심신이 안정된 상태에서 호흡, 마음, 몸의 의식이 깨어나는 순간이 최상의 상태라는 것을 꼭 기억하세요.

복식호흡

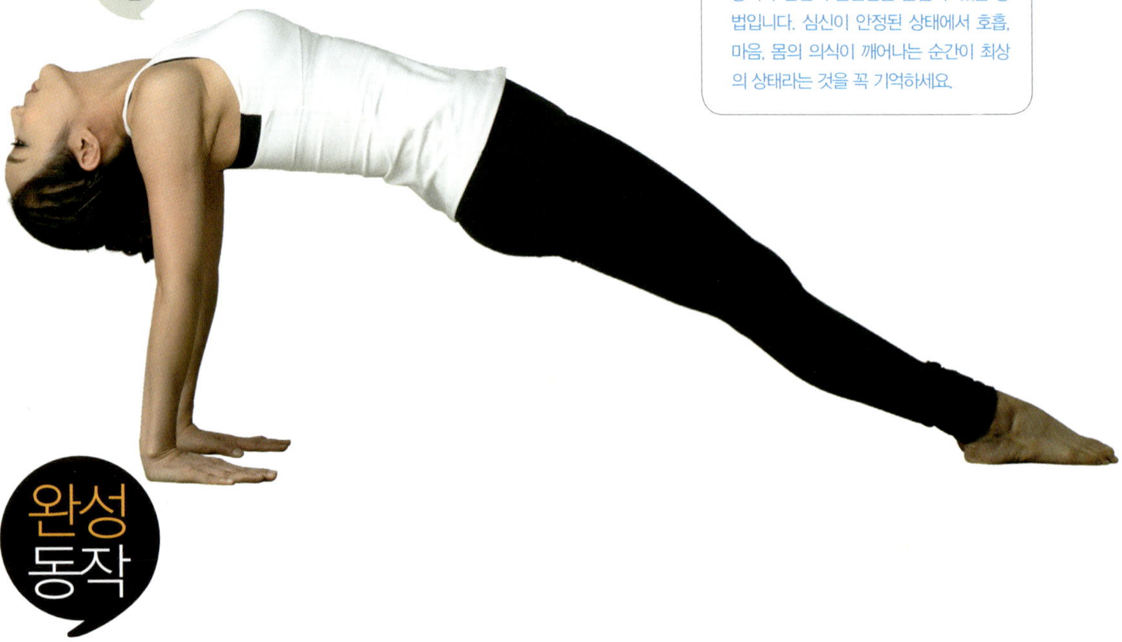

완성동작

Step 3 이제 엉덩이를 들어 올리세요. 그리고 다리가 벌어지지 않게 괄약근을 강하게 조여줍니다. 이 단계에서는 손바닥과 발바닥이 몸을 지탱해주기 때문에 손목과 발목의 힘이 필요합니다. 손목과 발목의 힘을 덜기 위해서는 몸통의 근력을 최대한 이용해야 합니다.

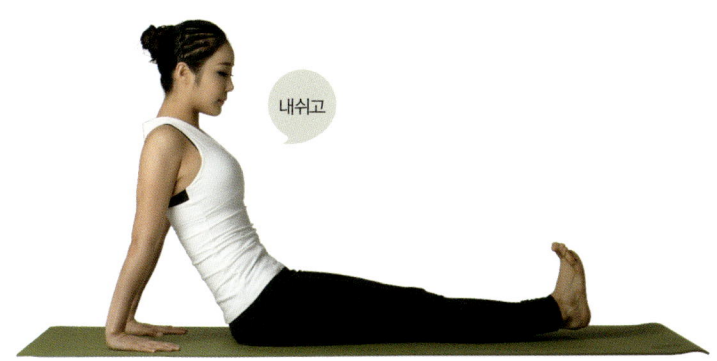

내쉬고

Step **1** 다리를 뻗고 바르게 앉은 후 양손을 엉덩이에서 15센터 정도 떨어진 곳에 손가락을 벌려 내려 놓으세요. 턱을 당기고 발목은 꺾어주세요. 이제 팔꿈치를 펴고 등이 굽지 않게 척추를 세우면 됩니다.

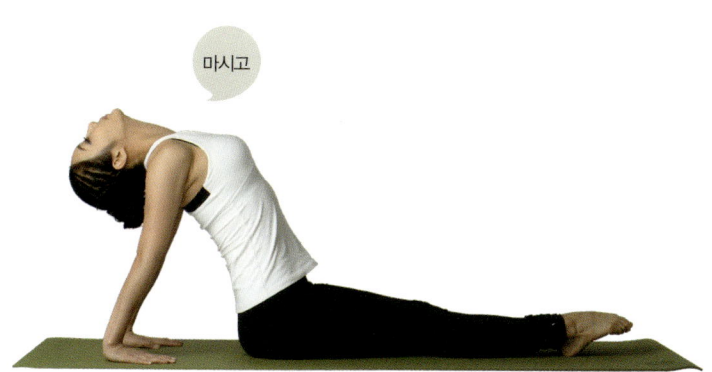

마시고

Step **2** 가슴을 최대한 들어올리면서 머리를 뒤로 떨어뜨립니다. 머리는 힘이 완전히 빠진 상태가 되어야 합니다. 발끝을 바닥으로 내려 발등을 펴볼까요. 손바닥은 바닥을 강하게 눌러 팔이 더 길어지는 느낌으로 실천합니다.

13 Upavishta Konasana(우파비스타 코나사나) · Seated Angle Pose

박쥐 자세

효능 및 효과
- 자궁, 생식기의 경미한 증상들을 치료해준다. • 월경 주기와 양을 조절하고 생리통을 완화시켜준다. • 좌골 신경통과 허리의 통증을 없앤다. • 허리, 골반, 다리의 유연성을 향상 시킨다. • 난소를 튼튼하게 해준다.

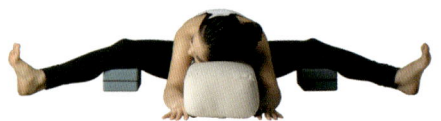

초보자 Tip
무릎 아래에 블록을 넣고 배 아래 볼스터를 받치면 긴장도를 낮출 수 있습니다. 만약 블록과 볼스터가 없다면 무릎을 구부린 상태에서 팔꿈치를 바닥에 대고 실시하세요. 욕심이 과하면 골반과 허리에 상해를 입을 수 있으니 신중하게 자세를 취하세요.

복식 호흡

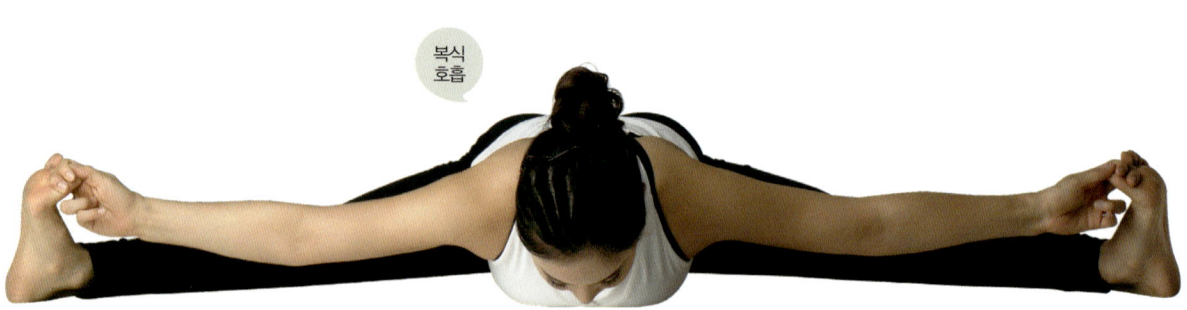

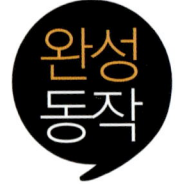
완성 동작

Step 3 상체를 바닥으로 완전히 숙여주세요. 골반이 열린 상태에서 힘을 가할 수 있도록 골반에다 의식을 집중시켜보세요. 이때 발가락은 하늘을 보고 있어야 합니다. 가슴만 바닥에 닿아있고 배가 바닥에서 떨어졌다면, 가슴을 들어 올리고 허리를 낮추어 배가 바닥에 닿게 노력해보세요.

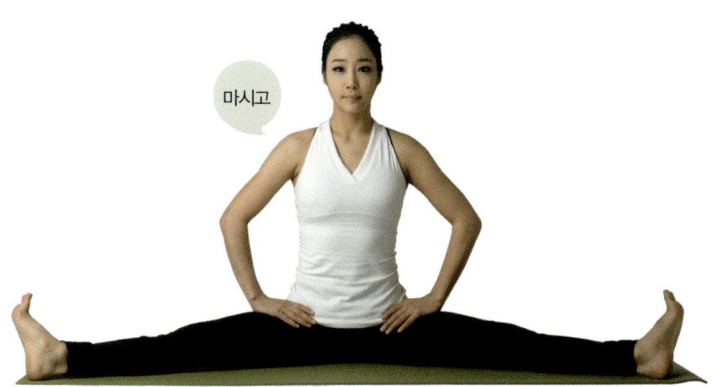

Step **1**   양다리를 최대한 벌려서 앉은 후 양손을 골반 위에 얹고 발목을 꺾어줍니다. 무릎을 최대한 뻗은 상태로 척추를 세워주세요.

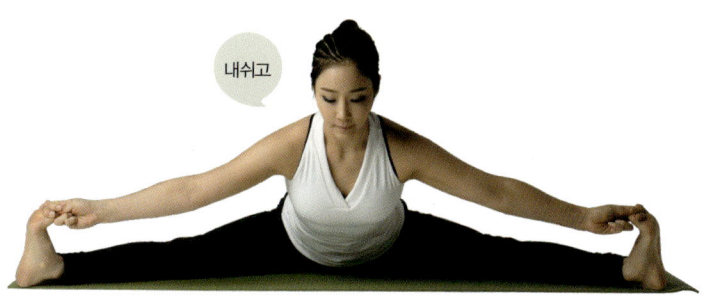

Step **2**   엄지, 검지, 중지 손가락으로 고리를 만들어 엄지 발가락을 잡으세요. 이때 등이 말리지 않도록 가슴을 위로 들어 올리고 척추를 신장 시키는 게 중요합니다.

14 가로대 자세

Parighasana(파리가아사나) · Gate Pose

효능 및 효과 • 골반과 척추의 균형을 찾아준다. • 엉덩이와 허리선이 아름다워진다. • 고관절을 강화시키고 하초의 기운을 생성시킨다. • 등의 긴장도와 피로를 낮춰준다.

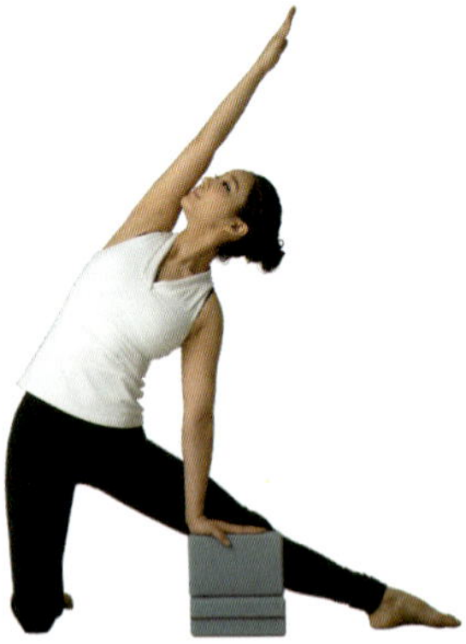

초보자 Tip 초보자는 상체를 많이 기울일수록 엉덩이와 골반이 뒤로 밀리게 됩니다. 블록의 높이를 조절한 후 손을 얹는다면 좀 더 쉽게 할 수 있습니다. 이제 오른 다리 무릎부터 오른손 끝까지 최대한 신장시켜보세요.

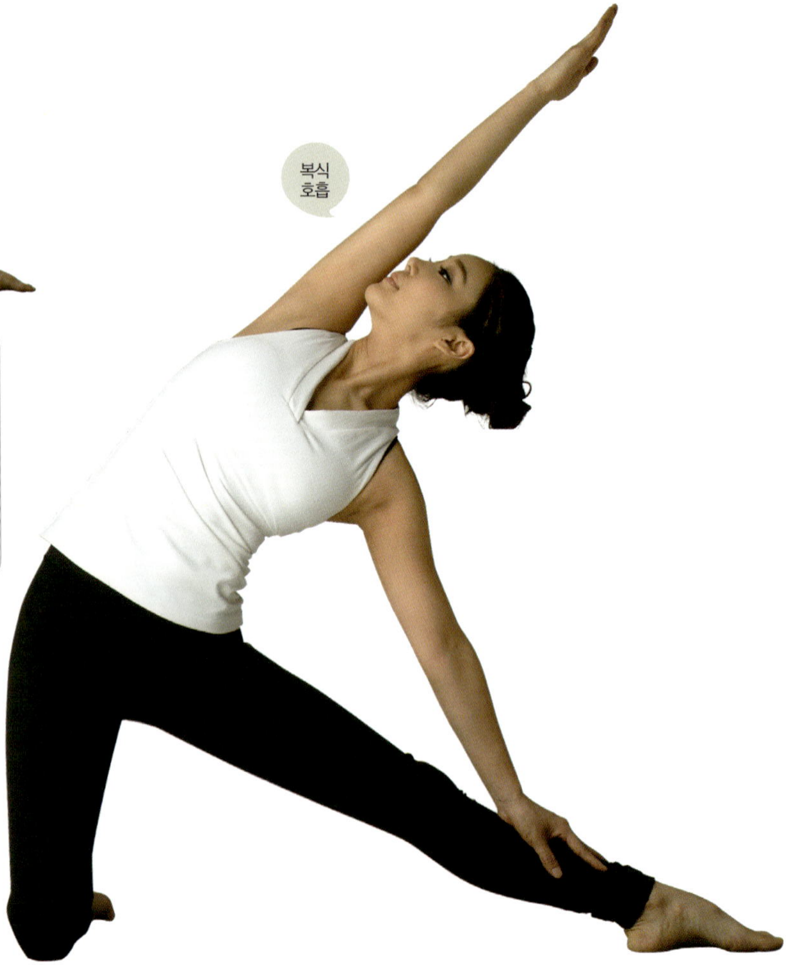

복식 호흡

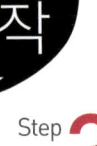
완성 동작

Step 3 왼손으로 왼다리 발목을 잡고 오른팔을 왼쪽으로 이동하여 몸 오른쪽 전체를 최대한 이완 시켜보세요. 왼쪽 어깨에 힘이 들어가지 않게 어깨를 낮춰서 실시하는 게 중요합니다.

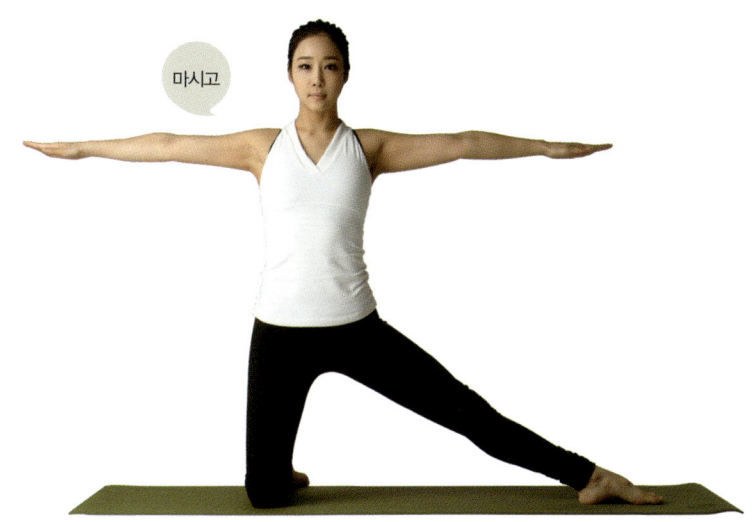

Step 1   무릎으로 선 상태에서 왼다리를 옆으로 뻗어줍니다. 양팔도 옆으로 뻗어주세요. 왼쪽 골반부터 발끝까지 일직선으로 연결되게 하고 무릎과 발등은 하늘을 향해주세요. 정수리에서 회음부까지는 수직을 유지해야 합니다.

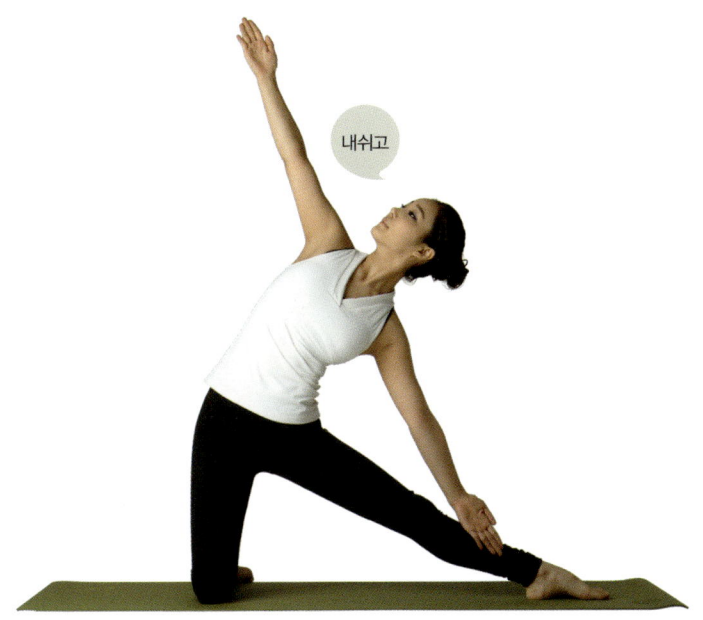

Step 2   상체를 왼쪽으로 기울이면서 왼손의 손등을 왼다리 종아리 안쪽에 대고 몸을 신전 시켜보세요. 이때 왼쪽 골반이 뒤로 밀리지 않게 주의해야 합니다. 괄약근도 강하게 조여주세요.

Vasishthasana(바시슈타나사나) · Side Plank Pose

바시슈타 현인의 자세

효능 및 효과
- 몸의 핵심이 되는 코어를 발달 시킨다. • 어깨와 손목을 강화에 효과적이다. • 심신의 균형과 평형 감각을 찾아준다. • 복부 지방 감소에 효과적이고 복부 근력을 향상 시켜준다.

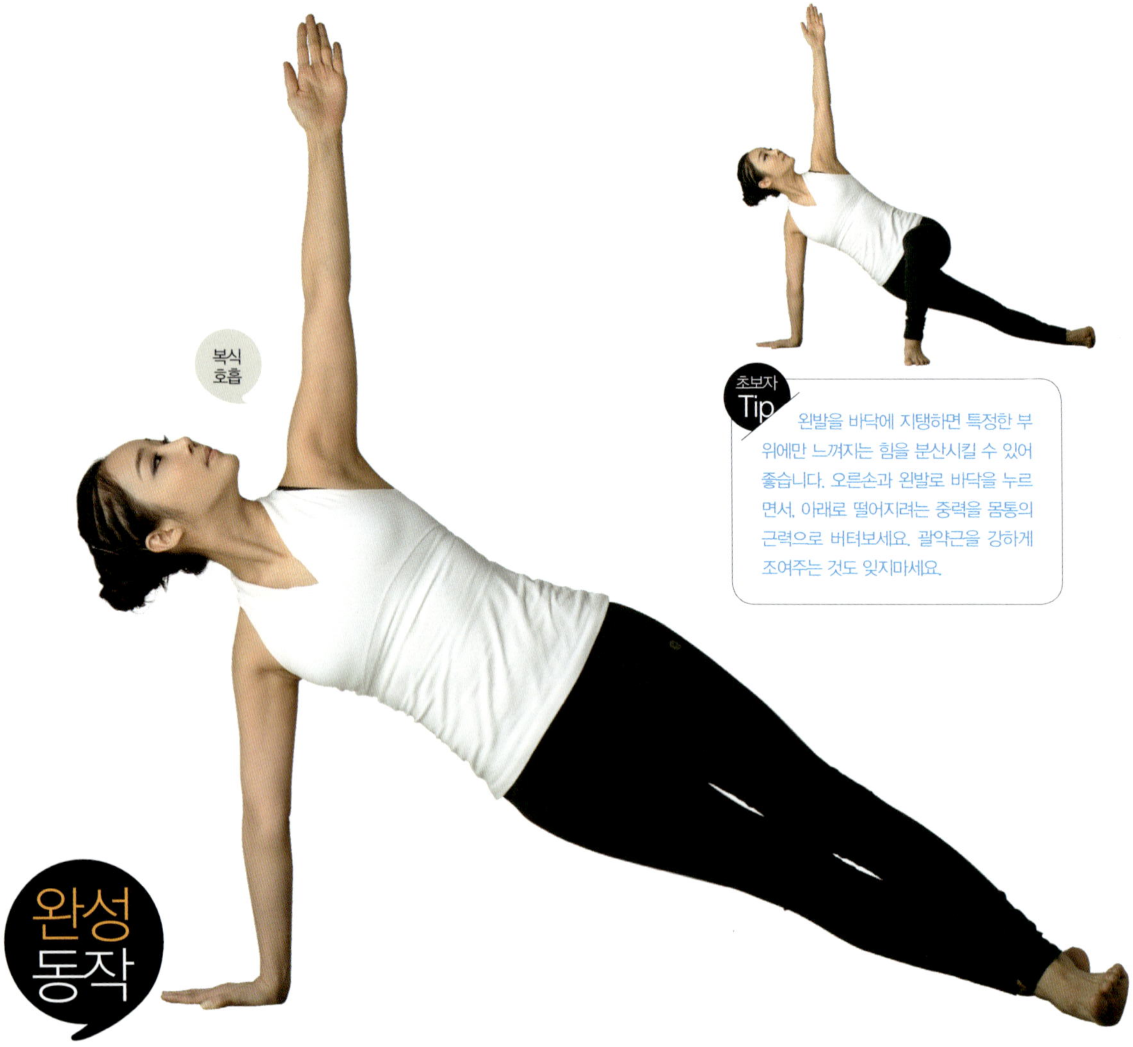

복식 호흡

초보자 Tip
왼발을 바닥에 지탱하면 특정한 부위에만 느껴지는 힘을 분산시킬 수 있어 좋습니다. 오른손과 왼발로 바닥을 누르면서, 아래로 떨어지려는 중력을 몸통의 근력으로 버텨보세요. 괄약근을 강하게 조여주는 것도 잊지마세요.

완성 동작

Step 3 왼팔을 위로 뻗어 올리고 시선은 왼손 끝을 향합니다. 엉덩이가 뒤로 빠지지 않도록 괄약근을 조여주는 것도 잊지마세요. 마치 벽에 몸의 뒷부분이 모두 붙어있는 것 처럼 몸이 펼쳐진 상태로 자세를 유지하는 게 이 동작의 포인트입니다. 양발의 발바닥은 바닥에서 떨어져 있는 상태를 유지하세요.

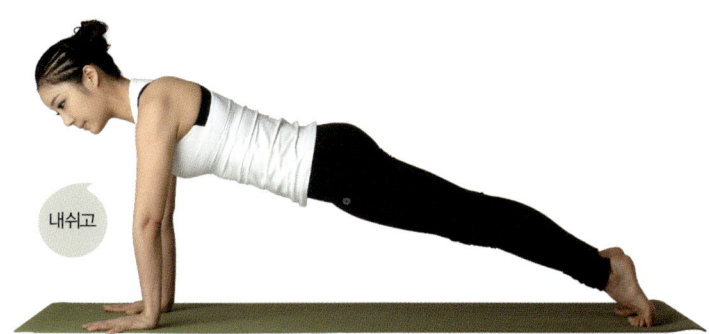

내쉬고

Step **1** 먼저 푸쉬업 준비 자세로 엎드려주세요. 손의 너비는 어깨너비로 벌리고 손의 위치는 어깨에서 수직으로 떨어지는 지점이 적당합니다. 정수리부터 뒤꿈치까지 일직선이 되도록 노력해보세요.

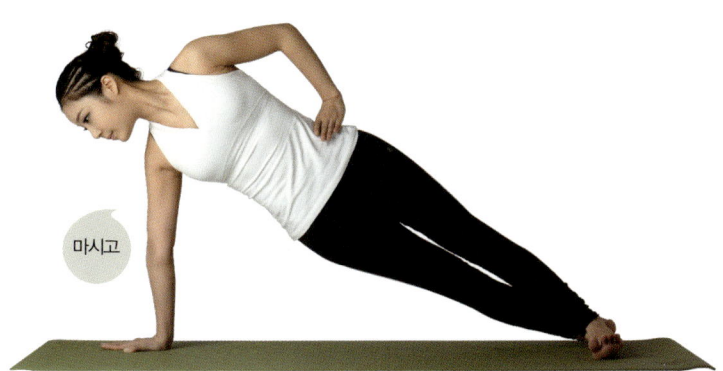

마시고

Step **2** 이제 왼손을 허리 위에 얹고 양발을 오른쪽으로 떨어뜨리세요. 발목을 꺾은 상태는 계속 유지해야 합니다. 오른쪽 옆구리와 골반이 아래로 떨어지지 않도록 몸통의 근력을 사용해보세요.

Ushtrasana(우스트라사나) · Camel Pose

낙타 자세

효능 및 효과
- 생식기 기능을 좋게 한다. • 심장 마사지에 효과적이고 두뇌를 편안하게 해준다. • 척추와 어깨의 유연성을 향상 시킨다. • 폐활량을 증대 시키고 지구력과 근력을 향상 시킨다. • 어깨, 목, 쇄골의 선을 아름답게 만들어준다.

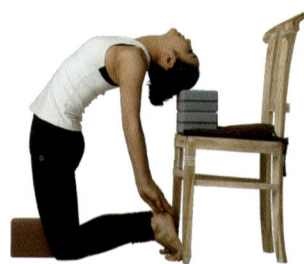

초보자 Tip
의자 위에 블록을 올려 놓으세요. 블록의 높이는 상체의 길이, 허리 유연성 정도에 맞춰 조절해주세요. 발목을 꺾어 발가락을 바닥에 대고, 무릎 사이에 블록을 끼워주세요. 의자 형태에 따라 몸과 의자의 간격을 조절해줘야 쉽게 동작을 취할 수 있습니다. 이제 상체를 뒤로 젖혀 머리를 블록에 대면 됩니다. 무릎 사이에 있는 블록은 다리의 힘으로 꽉 조여주어야 합니다.

복식 호흡

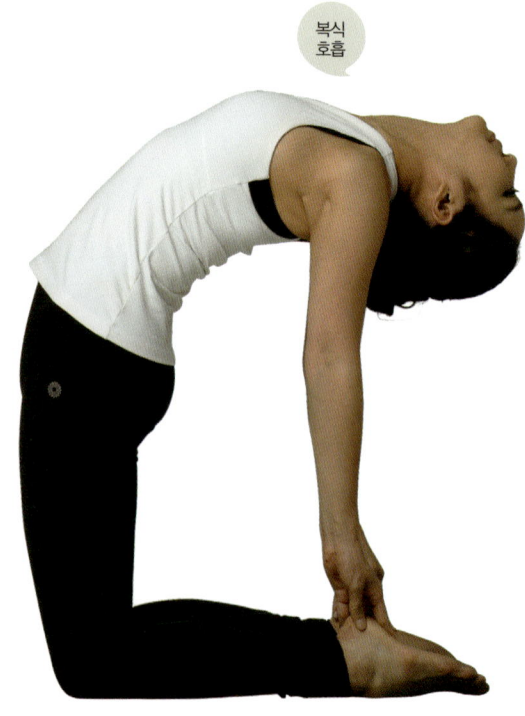

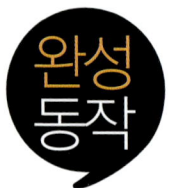
완성 동작

Step 3 이제 양손으로 뒤꿈치를 잡아주세요. 그리고 가슴이 아래로 떨어지지 않게 가슴을 위로 들어 올리세요. 이때 골반과 무릎의 연결선과 어깨와 손이 연결되는 선은 수직이 되어야 합니다.

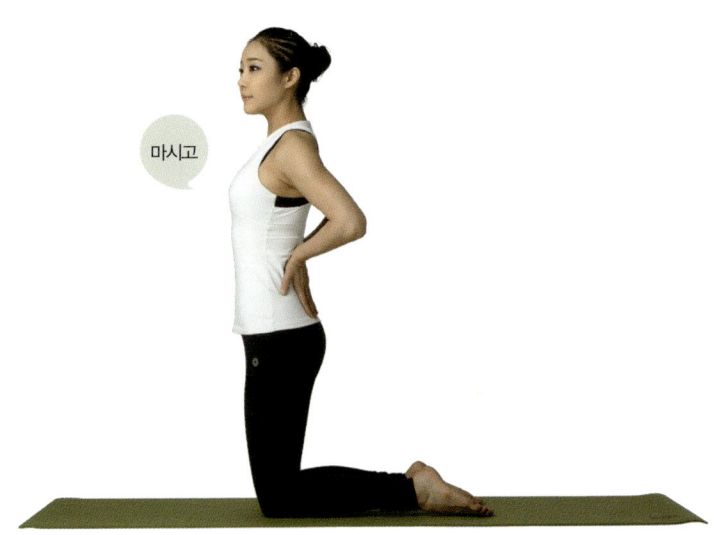

마시고

Step 1   양다리 무릎의 간격을 골반너비로 벌려 무릎으로 선 후 양손을 허리 위에 얹으세요. 괄약근을 조여주면서 다음 단계를 준비하세요.

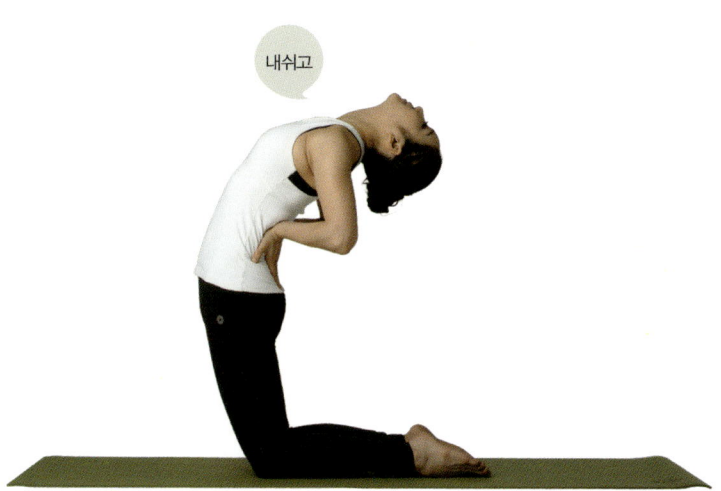

내쉬고

Step 2   양손으로 허리를 앞으로 밀어내며 상체를 뒤로 젖힙니다. 팔꿈치를 최대한 뒤로 넘겨야 어깨가 움츠러들지 않으니 참고하세요. 그리고 머리의 힘은 완전히 빼주세요. 골반의 위치가 무릎의 위치보다 앞에 있어야 올바른 실천법입니다.

Ardha Matsyendrasana(아르드하 마첸드라사나) · Half Spinal Twist Pose

반 물고기신 자세

효능 및 효과 ● 간장,비장,췌장, 신장 기능을 좋게 한다. ● 아름다운 허리선을 만들어준다. ● 체내 노폐물과 독소를 제거해준다. ● 내장기관을 마사지 해준다. ● 척추 건강을 지켜주고 컨디션을 좋게 한다.

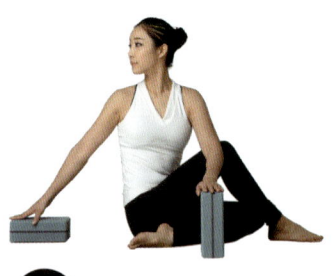

초보자 Tip
초보자는 한쪽 엉덩이가 바닥에서 떨어질 것이고 오른발의 발바닥이 바닥에 붙어 있는 게 쉽지 않을 겁니다. 블록 위에 손을 대고 실시한다면 바른자세를 유지할 수 있습니다.

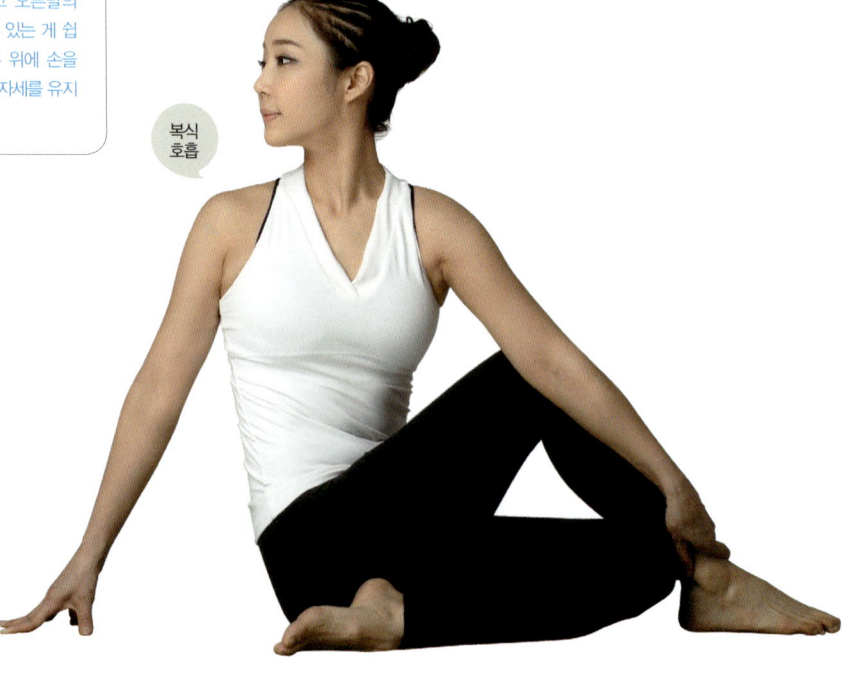

복식 호흡

완성 동작

Step 3 왼손으로 오른다리 발목을 잡고 척추가 돌아갈 수 있는 범위까지 척추를 최대한 회전시킵니다. 이때 양쪽 어깨의 높이는 달라지지 않아야 합니다. 척추가 무너지거나 몸이 한쪽 방향으로 기울어지지 않게 주의하면서 실시하세요.

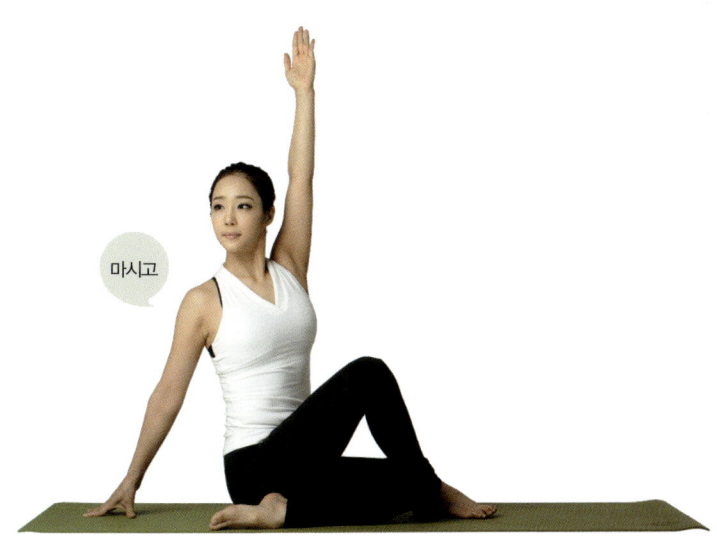

Step 1 왼다리 무릎을 구부려 왼발을 오른쪽 엉덩이 옆에 두세요. 오른다리 무릎은 세워 왼다리 무릎과 오른다리 발목이 겹치게 두세요. 그리고 오른발 발바닥을 바닥으로 붙이면 됩니다. 오른손은 바닥에 내려 놓고 왼팔을 위로 뻗어주세요. 오른손의 위치는 엉덩이에서 20센티 정도 떨어진 곳이 적당합니다.

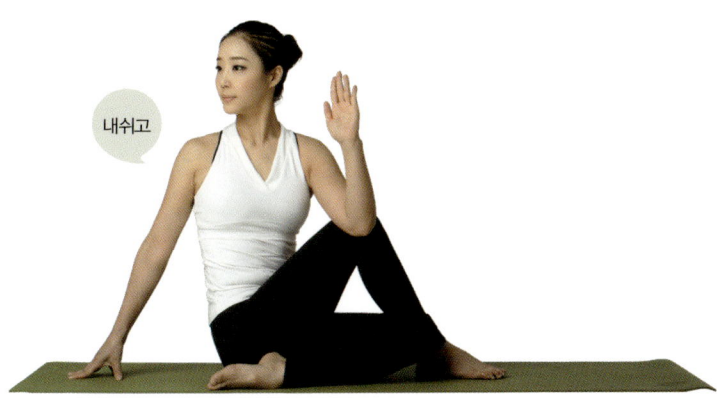

Step 2 왼팔의 팔꿈치를 오른다리 무릎 바깥쪽에 대고 팔꿈치로 무릎을 안쪽으로 밀어내면서 척추를 세워주세요. 이때 오른쪽 엉덩이가 바닥에서 떨어지면 안됩니다. 그리고 머리는 몸이 돌아가는 방향으로 자연스럽게 따라가줘야 합니다.

Salamba Shirshasana(사람바 시르사사나) · Supported Head Stand Pose(Variation)

머리 서기 자세

효능 및 효과
- 불면증을 없애준다. • 뇌하수체와 송과선의 기능을 증진 시킨다.
- 혈액 내 헤모글로빈 함유량을 늘려준다. • 뇌세포를 활성화 시켜 사고력을 증가 시킨다. • 감기, 기침, 편도선염의 증상을 치료해준다. • 집중력과 자신감을 길러준다.

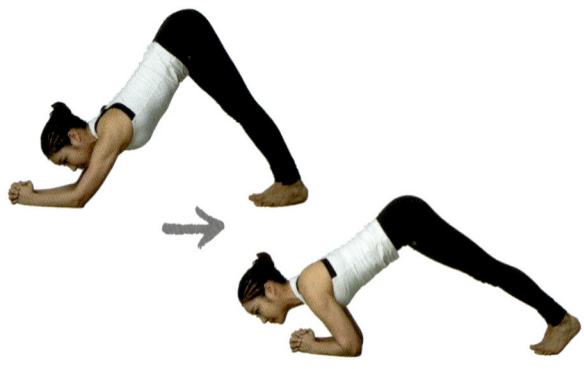

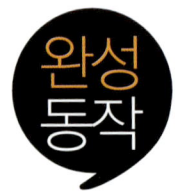

초보자 Tip
이 자세는 돌고래 자세로 머리서기를 하는데 필요한 기능과 기술을 익히는데 가장 훌륭한 자세입니다. 먼저 양손 깍지를 끼워 팔꿈치를 바닥에 대고 엎드리세요. 숨을 마시며 상체를 앞으로 기울이고 어깨, 가슴, 복부의 힘으로 버텨야합니다. 어깨에 쏟아지는 힘을 지탱하려면 팔꿈치가 바닥을 눌러야 하고 몸통의 근력을 지속적으로 유지해야 합니다. 다시 숨을 내쉬면서 준비 자세로 돌아가면 됩니다.

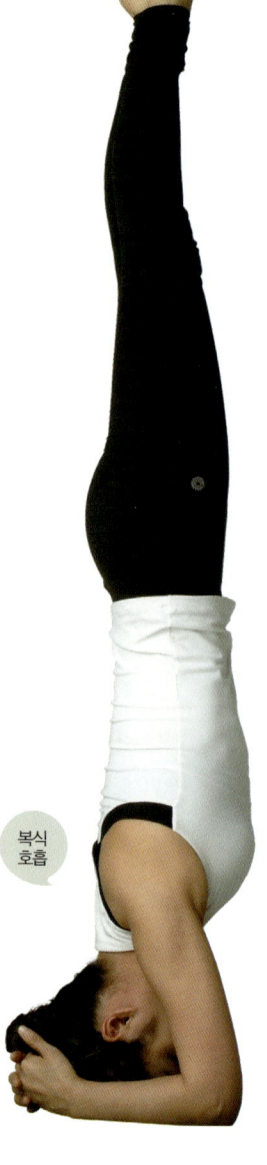

복식 호흡

완성 동작

이제 무릎을 서서히 뻗어 올리세요. 발끝부터 정수리까지는 일직선이 되어야 합니다. 턱이 들리거나 고개가 숙여지지 않게 주의하고 엉덩이와 하체를 단단히 조여주세요. 목의 안정성을 유지한 채 떨어지는 무게를 지속적으로 들어올려야 만이 편하게 할 수 있습니다. 깊고 고른 호흡으로 자세를 유지하세요.

POWER DIET YOGA

변형동작 1

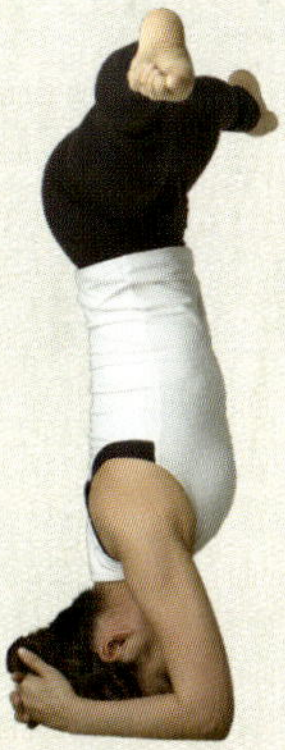

양다리를 최대한 옆으로 벌리세요. 이 자세는 박쥐 자세와 머리서기 자세를 합친 형태입니다.

변형동작 2

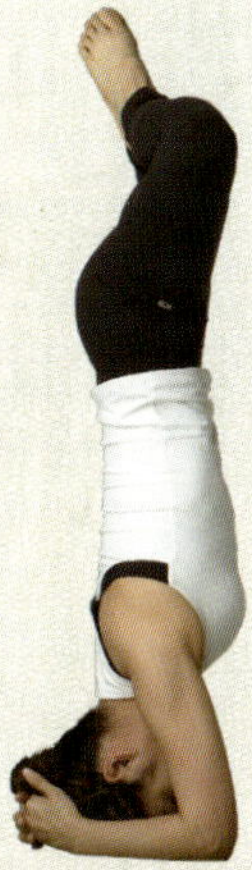

발바닥을 맞대어 골반을 최대한 확장시키세요. 이 자세는 나비 자세와 머리서기 자세를 합친 모양입니다.

변형동작 3

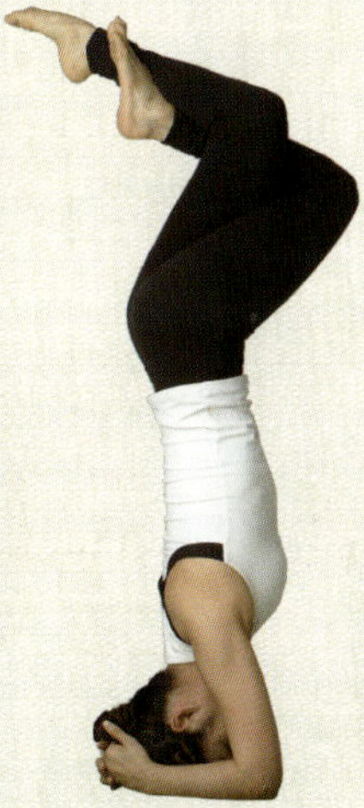

무릎을 겹쳐 다리를 꼬아주세요. 이 자세는 독수리 자세와 머리서기 자세를 합친 동작입니다.

변형동작 4

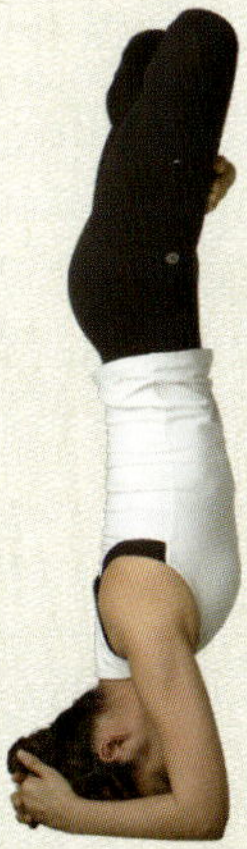

양다리를 가부좌로 만들어주세요. 이 자세는 연꽃 자세와 머리서기 자세가 합쳐진 형태입니다.

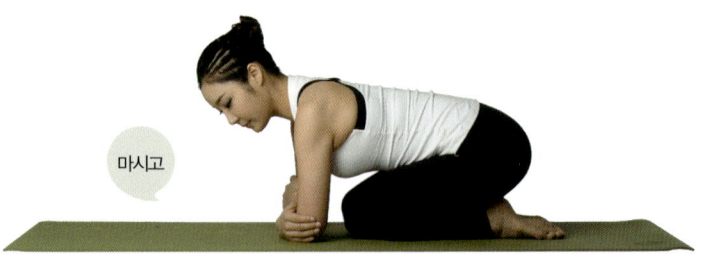

Step 1
무릎을 꿇고 앉은 후 상체를 숙여 양손으로 팔꿈치를 잡고 어깨와 팔꿈치가 일직선이 될 수 있게 팔꿈치를 바닥에 내려 놓으세요.

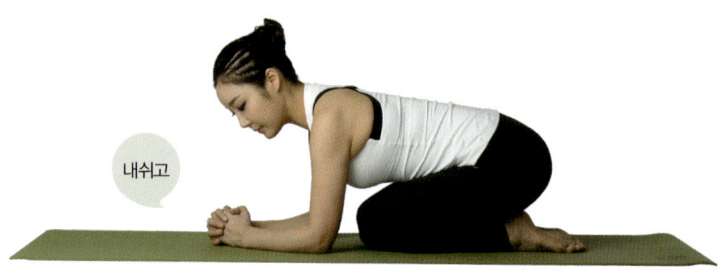

Step 2
팔꿈치의 위치를 고정시킨 상태로 양손 깍지를 끼웁니다. 이때 손과 팔꿈치의 모양은 정삼각형이 되어야 합니다. 손을 너무 강하게 쥐면 불필요한 긴장이 생길 수 있으니 유의하세요.

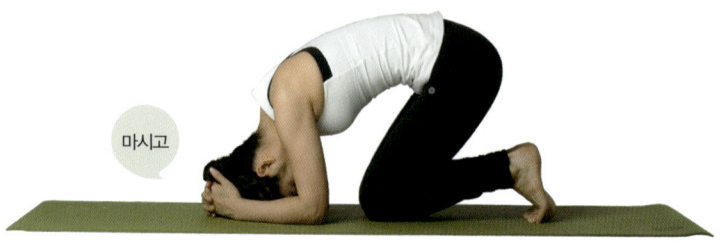

Step 3
깍지 끼운 양손과 팔꿈치 안으로 머리를 넣으세요. 그리고 엉덩이를 들어올려 정수리를 바닥에 댑니다. 발목을 꺾어 발가락은 바닥으로, 뒤꿈치는 위를 향해주세요.

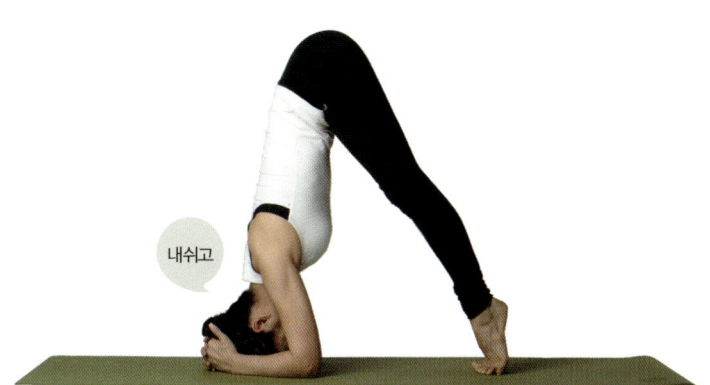

Step 4   무릎을 뻗고 발은 얼굴이 있는 방향으로 이동하세요. 발을 이동하는 동안 어깨와 척추는 무너지지 않아야 합니다. 머리서기 준비가 완벽한 상태는 팔꿈치와 머리에 떨어지는 중력을 몸통으로 이동시키는 것입니다.

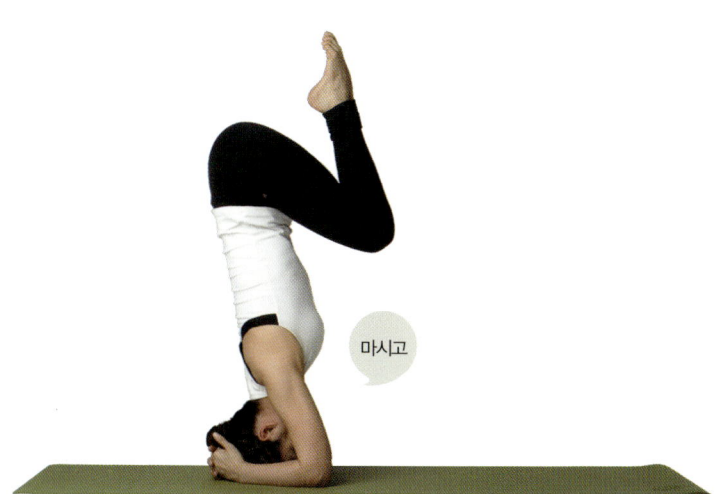

Step 5   이제 발끝을 바닥에서 떼어 무릎을 구부려주세요. 무릎은 몸통과 가깝게, 뒤꿈치는 엉덩이와 가깝게 자세를 취해주세요. 팔꿈치가 바닥을 지탱할 때 어깨가 바닥으로부터 멀어지도록 유도하면 균형 잡기가 수월해집니다.

19 Salamba Sarvangasana(사람바 사르반가사나) · Supported Shoulder Stand Pose
어깨 서기 자세

효능 및 효과
- 신경 안정에 좋고 불면증을 없애준다.
- 비뇨기계통의 기능을 증진 시킨다.
- 치질과 탈장을 예방한다.
- 내장 운동을 촉진 시키고 결장염을 예방한다.
- 심장과 폐를 강화한다.
- 심계항진 증상을 치료해준다.

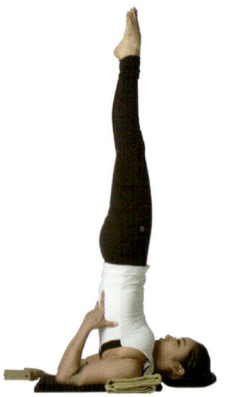

초보자 Tip
팔꿈치에 스트랩을 묶고 실시하면 팔꿈치가 벌어지는 현상과 팔꿈치가 바닥에서 떨어지는 것을 막을 수 있습니다. 담요를 어깨 아래 대면 목의 압박과 통증을 줄이는 데 효과적입니다. 자세를 하기 전, 가장 알맞은 위치를 선택해서 미리 담요를 놓아두세요.

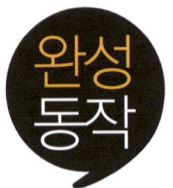

완성 동작

Step 3 발끝을 하늘로 뻗어 올리세요. 발끝부터 어깨까지 일직선이 되어야 합니다. 괄약근을 강하게 조이고 하체의 무게가 상체로 떨어지지 않도록 발끝까지 힘을 전달하세요. 갑자기 몸에 힘을 빼면 손가락과 손목에 부상을 입을 수 있으니 집중해서 실시해주세요.

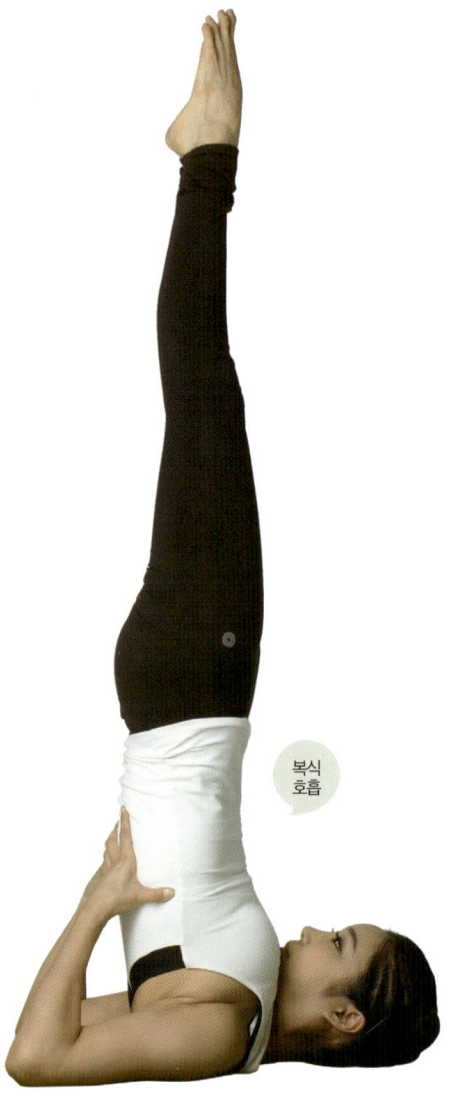

복식 호흡

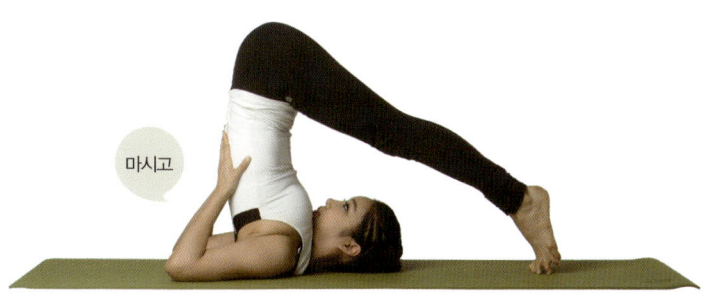

마시고

Step 1 쟁기자세를 한 뒤, 양손으로 허리를 받쳐주세요. 손의 위치가 바닥과 가까운 방향으로 내려올수록 안전합니다. 이때 팔꿈치의 간격이 어깨너비에서 벗어나지 않도록 주의하고 무릎과 엉덩이를 위로 들어 올리세요.

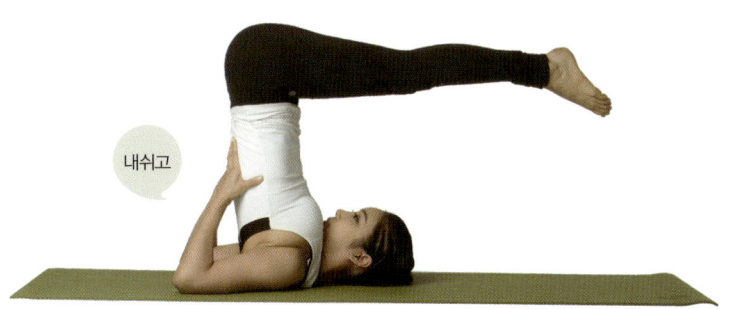

내쉬고

Step 2 발끝을 바닥에서 떨어뜨려 발목이 엉덩이와 같은 위치에 머무르게 하세요. 척추가 연장된 상태를 유지하려면 복부와 허리의 힘으로 지탱해야 합니다. 이때 머리는 절대로 움직이면 안된다는 사실, 꼭 명심하세요.

Savasana(사바사나) · Corpse Pose

송장 자세

효능 및 효과
- 모든 고통과 아픔으로 부터 벗어나게 해준다.
- 호흡과 맥박을 안정시켜 심신의 깊은 이완을 돕는다.
- 편두통, 불면증, 만성피로 증후군을 완화시킨다.
- 내면의 고요함 속에서 자유와 평화를 얻게된다.

완성 동작

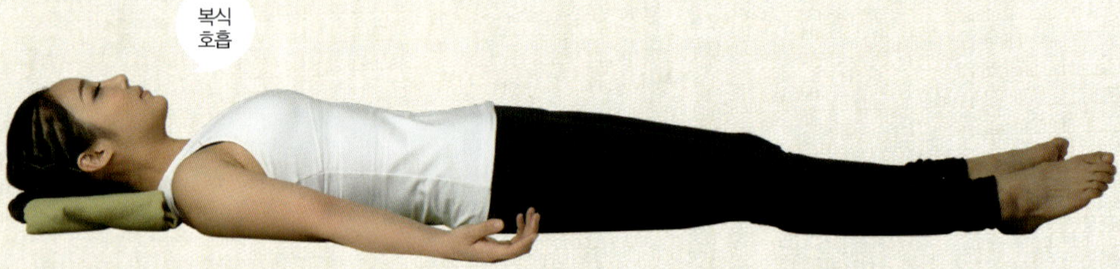

복식 호흡

바닥에 바르게 누워주세요. 다리는 골반너비 정도로 벌리고 양손은 엉덩이에서 20센티 정도 떨어진 곳에 놓습니다. 손바닥은 하늘을 향해주세요. 머리 밑에 담요를 대면 훨씬 편하게 자세를 취할 수 있습니다. 안정된 복식호흡을 통해 몸과 마음의 이완을 느껴보세요. 그리고 심신이 정화되고 따뜻해지는 감각을 깨워보세요. 이 자세는 몸과 마음이 새롭게 탄생됨을 느끼게 해주는 동작입니다.

변형 동작

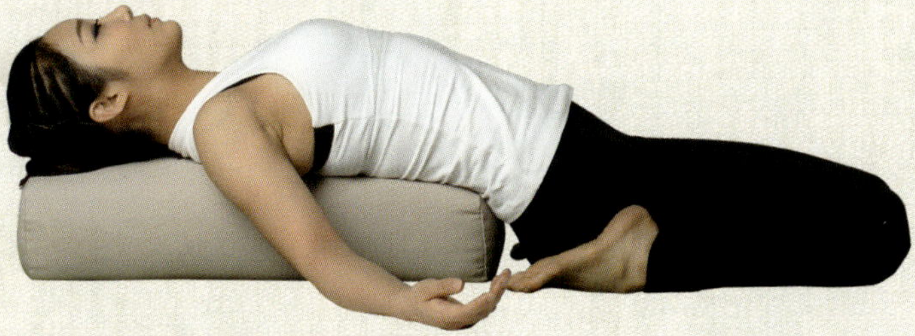

영웅 자세로 앉아 볼스터를 허리 뒤에 놓고 조심스레 누워보세요. 송장 자세를 대신해서 하면 좋은 자세법으로, 서서 하는 동작으로 인한 하체와 골반의 피로를 충분히 풀어주는 데 효과적입니다.

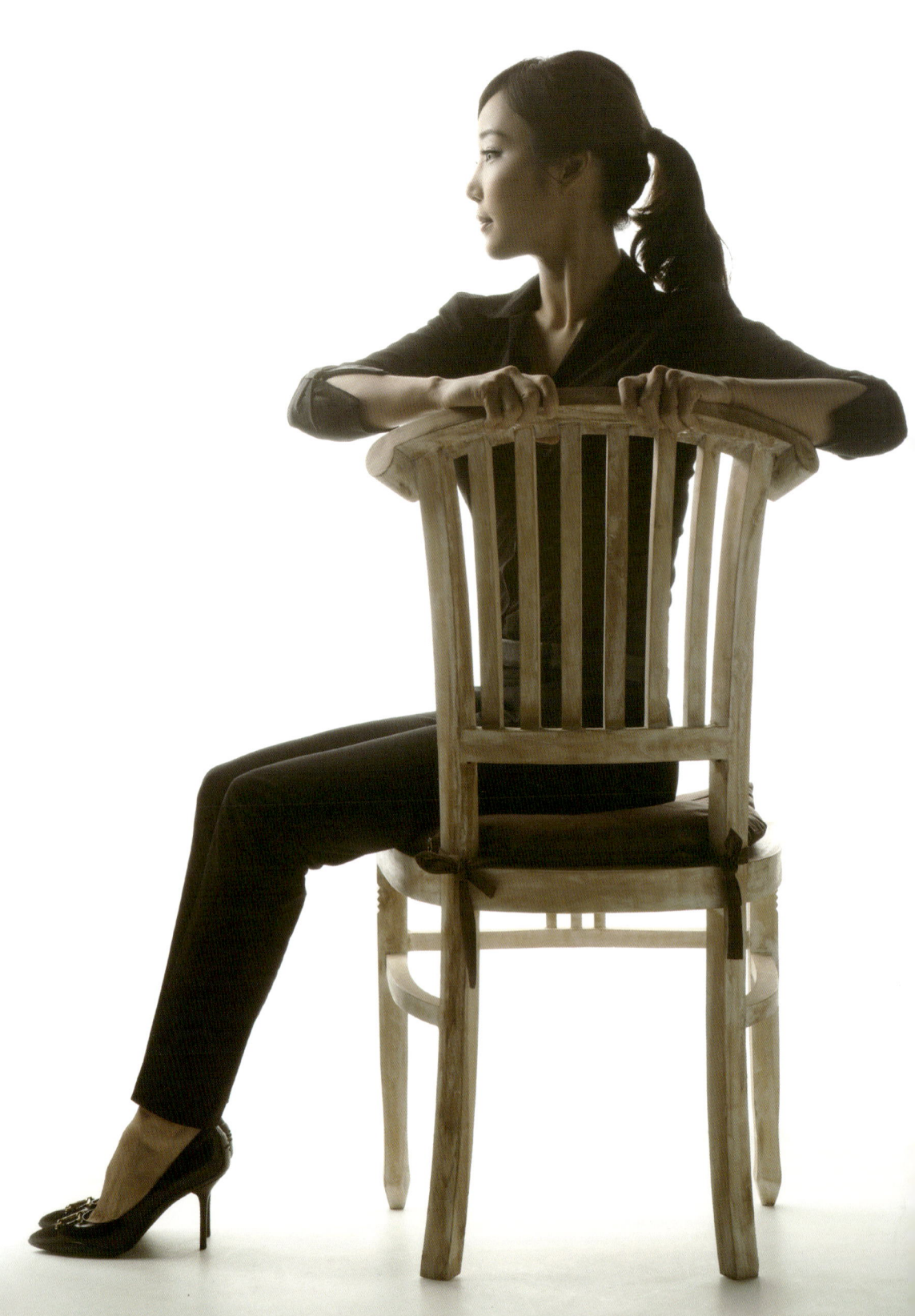

OFFICE YOGA

스트레스는 시원하게 날려주고, 생생 에너지는 채워주는
오피스 요가

하루 종일 의자에 앉아 모니터를 보며 일하는 직장인 중 몸이 성한 사람은 별로 없을 겁니다. 체력 소모가 많은 과격한 일을 하는 것도 아닌데 늘 어깨가 결리고 허리가 아프시죠. 병원에 다녀 보고 자양강장제를 먹어 봐도 그때뿐이라면 운동 부족을 의심해 봐야 합니다.

직장인들이 겪는 만병의 근원은 운동 부족과 좋지않은 습관에서 오는 무너진 자세입니다. 대부분 허리를 구부려 목은 앞으로 빼고, 거기에 다리까지 꼬고 앉아 서류나 컴퓨터를 보고 있거나 장시간 마우스를 클릭하는 반복 작업에 직장인의 몸은 괴롭습니다. 이렇게 좋지 못한 자세로 오래 앉아 있으면 그 습관에 반응하는 근육이 지속적으로 긴장을 하게 되는데, 그 긴장을 풀어주지 않으면 울혈과 부종, 근피로 현상이 나타나게 됩니다. 이런 현상은 정신적 스트레스 및 업무에 지장을 줄뿐 아니라 건강까지 해치게 됩니다.

시간이 없다고, 운동을 멀리했다면 지금 의자를 도구 삼아 요가를 시작해보세요. 자주 결리는 목, 어깨, 허리 근육의 피로는 날아가고 무거운 육체와 탁한 머리가 어느새 개운해질 겁니다. 그리고 지친 업무와 회의에서 잠시라도 복잡한 생각의 고리를 끊고 심신을 시원하게 이완시켜보세요. 자신의 내면과 대화할 수 있는 시간도 갖게 되고 육체의 통증과 불편함도 눈 녹 듯이 사라지게 됩니다.

OFFICE YOGA

프로그램 실행시간 : 50분~60분
자세유지 시간 : 15초~20초

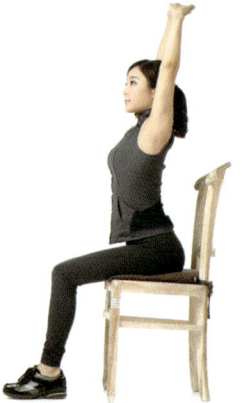

1 목과 어깨의 결림과 뻐근함을 씻어주는
기지개 켜기
Stretching Turn

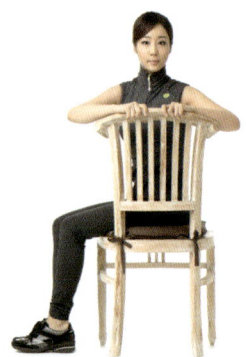

2 지친 척추에 활력을 불어넣어 주는
척추 비틀기
Twisting Your Back

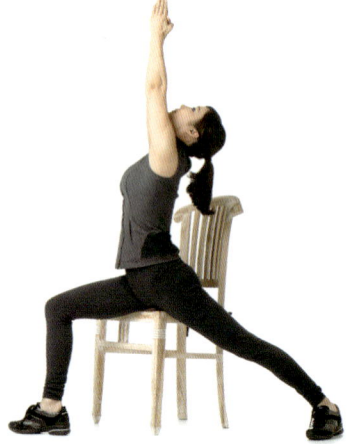

6 만성피로와 무기력증을 말끔히 해소시켜주는 **전사 자세 I**
Warrior Position I

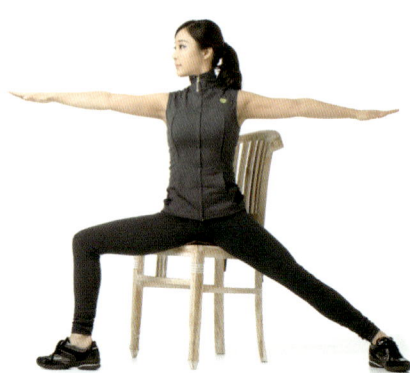

7 만성피로와 무기력증을 말끔히 해소시켜주는 **전사 자세 II**
Warrior Position II

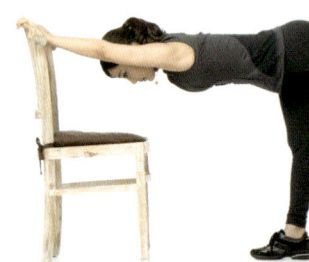

8 만성피로와 무기력을 말끔히 해소시켜주는 **전사 자세 III**
Warrior Position III

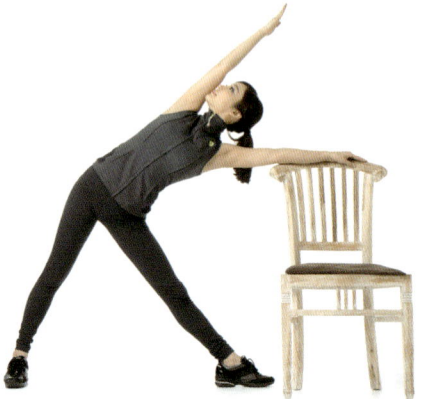

11 생기와 활기를 불어넣어 주는
삼각형 자세
Triangle Position

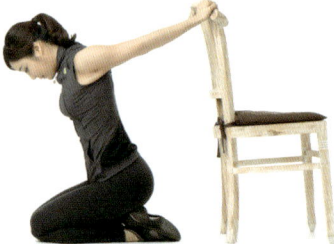

12 답답한 가슴과 움츠러드는 어깨를 시원하게 열어주는 **어깨 스트레칭**
Shoulder Stretch

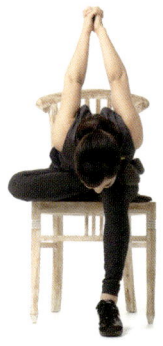

3 골반 피로와 하체 부종을
제거해주는 **골반 열기 I**
Opening Up Your Hips I

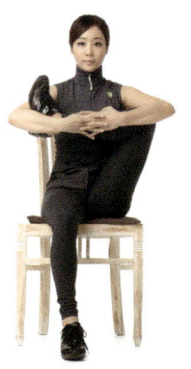

4 골반 피로와 하체 부종을
제거해주는 **골반 열기 II**
Opening Up Your Hips II

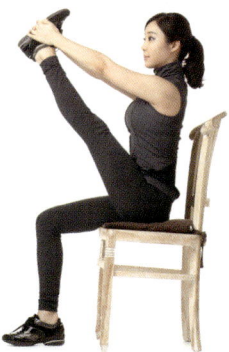

5 복부비만과 자세교정에 탁월한
효과를 주는 **왜가리 자세**
Heron Position

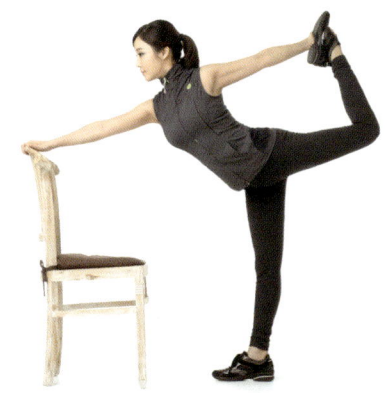

9 심신의 조화와 균형을 찾아주는
선 활 자세
Bow Position

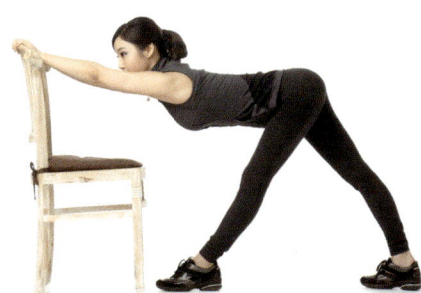

10 찌뿌드드하고 뻑적지근한 몸을
해결해주는 **전신 스트레칭**
Full Body Stretch

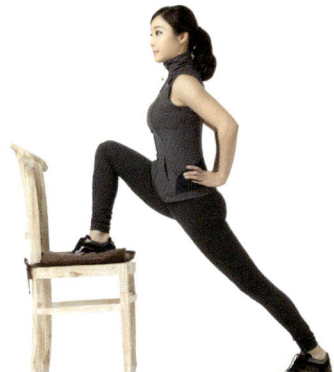

13 건강하고 탄력있는 다리와 가벼운
발걸음을 만드는 **다리 스트레칭 I**
Leg Stretch I

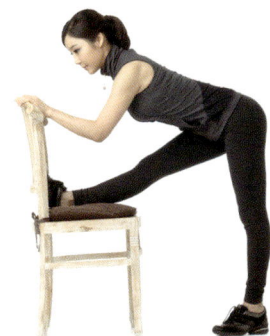

14 건강하고 탄력있는 다리와 가벼운
발걸음을 만드는 **다리 스트레칭 II**
Leg Stretch II

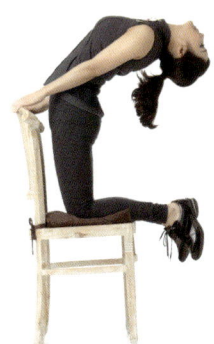

15 누적된 피로와 스트레스를
한 번에 날려주는 **낙타 자세**
Camel Position

Stretching Turn

목과 어깨의 결림과 뻐근함을 씻어주는
기지개 켜기

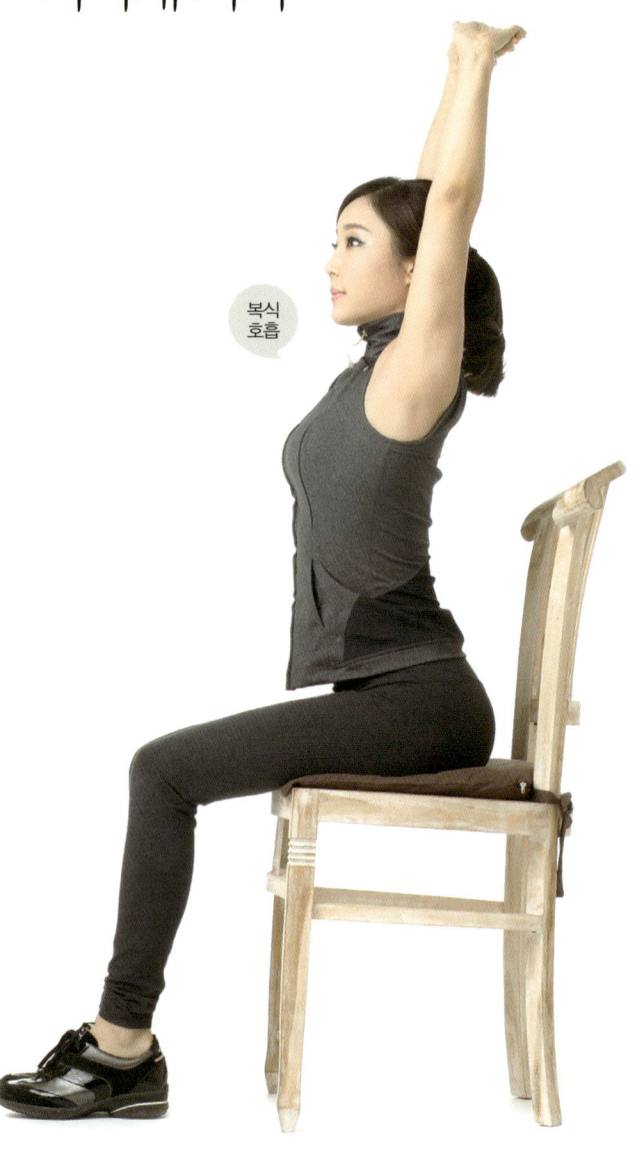

복식 호흡

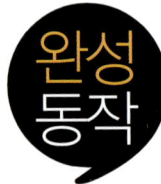

Step 3 정면을 바라보면서 양팔을 위로 뻗어 올리세요. 이때 몸속 에너지를 끌어올려 팔뿐만 아니라 몸의 모든 부분을 신전 시키는 게 중요합니다.

OFFICE YOGA

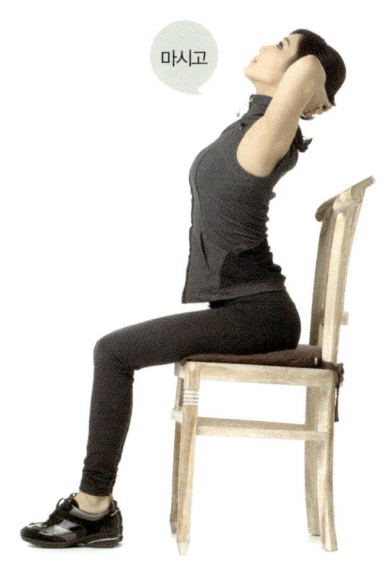

마시고

Step **1** 우선 척추를 세워 의자에 바르게 앉으세요. 그리고 머리 뒤로 양손 깍지를 끼워 가슴과 머리를 들어 올리세요. 이때 팔꿈치는 최대한 펼쳐주세요.

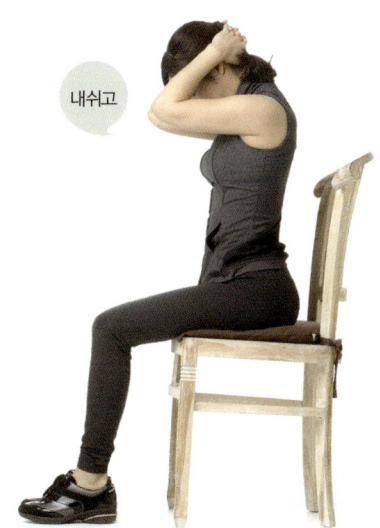

내쉬고

Step **2** 팔꿈치를 모아 고개를 숙입니다. 팔꿈치의 너비는 어깨너비 만큼 유지하고 어깨와 팔꿈치를 아래로 눌러주세요. 등이 구부러지거나 어깨가 올라가지 않게 주의하는 거 잊지마세요.

Twisting Your Back

지친 척추에 활력을 불어 넣어주는
척추 비틀기

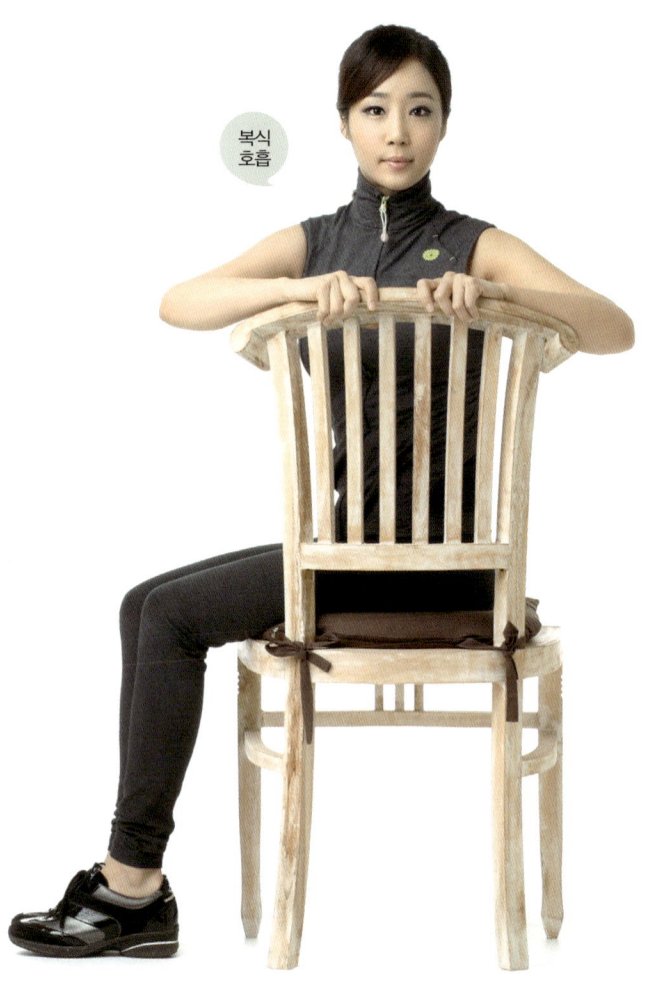

복식 호흡

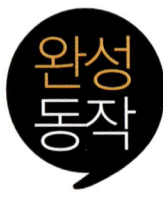

Step 2 몸을 왼쪽으로 회전시켜 양손으로 의자 등받이를 잡으세요. 그런 다음 손으로 의자를 잡아당기면서 몸이 회전될 수 있는 범위까지 척추를 비틉니다.

OFFICE YOGA

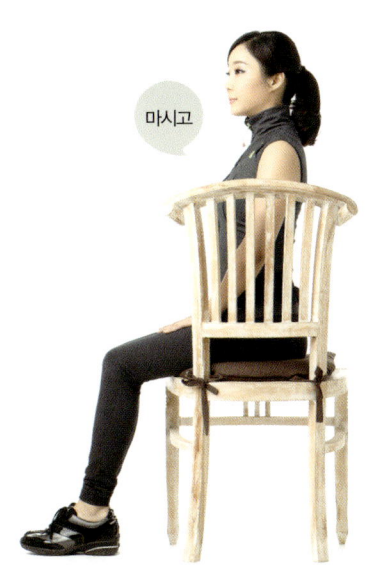

마시고

Step 1 의자의 등받이를 왼쪽에 두고 측면으로 앉으세요. 그리고 척추를 꼿꼿하게 세워 보세요.

척추의 건강을 지켜주는 좋은 습관

잘 아는 사실이지만 척추 질환을 예방하기 위해서는 바른 자세가 매우 중요합니다. 평소 앉아 있을 때나 서서 또는 걸을 때 등 척추에 좋은 자세는 따로 있는데 척추에 도움을 주는 자세를 알아볼까요.

:: 앉아 있을 때 좋은 자세

대부분의 일상생활이 의자에 앉아서 하는 경우가 많습니다. 때문에 앉았을 때 자세가 무엇보다 중요합니다. 앉았을 때 발이 허공에 떠 있으면 자세가 불안정해지고 허리에 부담이 갑니다.
따라서 의자 깊숙이 엉덩이를 대고, 앉았을 때 발바닥 전체가 지면에 닿게끔 높이를 조절하는 게 가장 중요합니다. 이때 의자와 허리 사이에 공간이 생기지 않게 3~4cm 두께의 쿠션을 대는 것도 도움이 됩니다. 오랫동안 앉아서 일 할 때는 목디스크가 생길 위험이 크니 목의 받침점인 흉추 상부와 머리가 수직이 되게 하는 것이 좋습니다.

:: 걷거나 서 있을 때 좋은 자세

대중교통을 이용하면서 서 있을 때 한쪽 무릎을 기울이는 일명 짝다리는 좋지 않습니다.
한쪽으로 무게 중심이 쏠려 관절에 무리가 갈 수 있기 때문입니다. 어깨 넓이까지는 아니더라도 양 다리에 50대 50의 비율로 힘이 가게 서 있어야 합니다.
장시간 서서 일을 하는 서비스업에 종사한다면, 30~40분에 한 번씩은 앉았다 일어났다를 1분 동안 반복하거나 허리 돌리기 등을 해줘야 합니다. 또한 걸을 때는 허리가 구부정하고 어깨를 축 늘어뜨린 자세는 금물입니다.

Opening Up Your Hips I

골반 피로와 하체 부종을 제거해주는
골반 열기 I

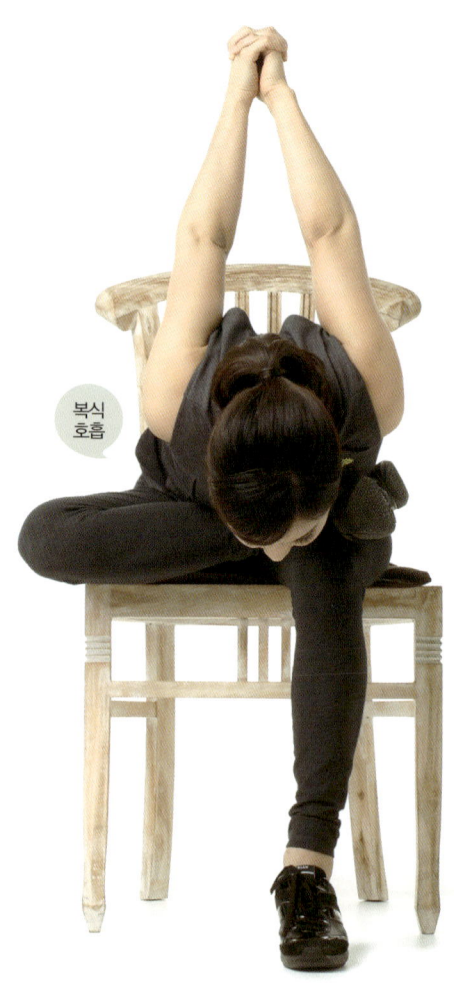

복식 호흡

완성 동작

Step **3** 허리 뒤에서 양손 깍지를 낀 후 팔을 뻗고 상체를 숙이세요. 그리고 손이 허리에서 최대한 멀어질 수 있도록 어깨를 이완합니다. 목과 어깨가 불필요하게 긴장될 수 있으므로, 주의하세요.

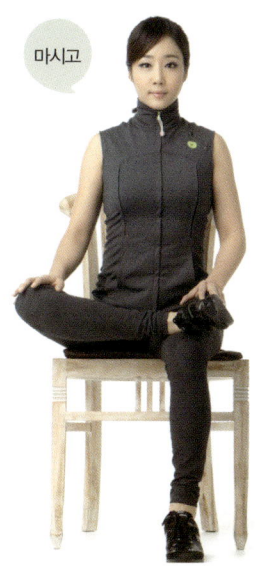

마시고

Step **1** 의자에 바르게 앉은 후 오른다리를 들어 올려 발목을 왼다리 허벅지 위에 올리세요. 오른다리 무릎이 아래를 향하도록 골반을 열고 양손은 발과 무릎 위에 얹으면 됩니다.

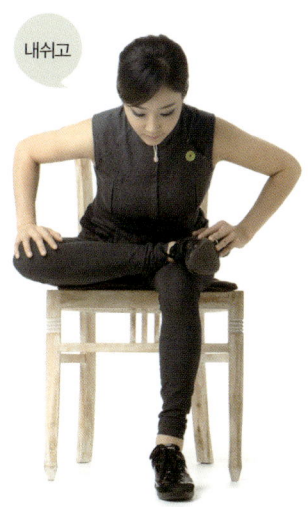

내쉬고

Step **2** 척추가 펴진 상태를 유지하면서 상체를 숙이세요. 오른손으로 오른쪽 무릎이 올라가지 않게 무릎을 눌러줘야 합니다. 이제 오른다리 발목을 꺾고 양쪽 어깨와 골반의 위치를 평행하게 만들어보세요.

Opening Up Your Hips Ⅱ

골반 피로와 하체 부종을 제거해주는
골반 열기 Ⅱ

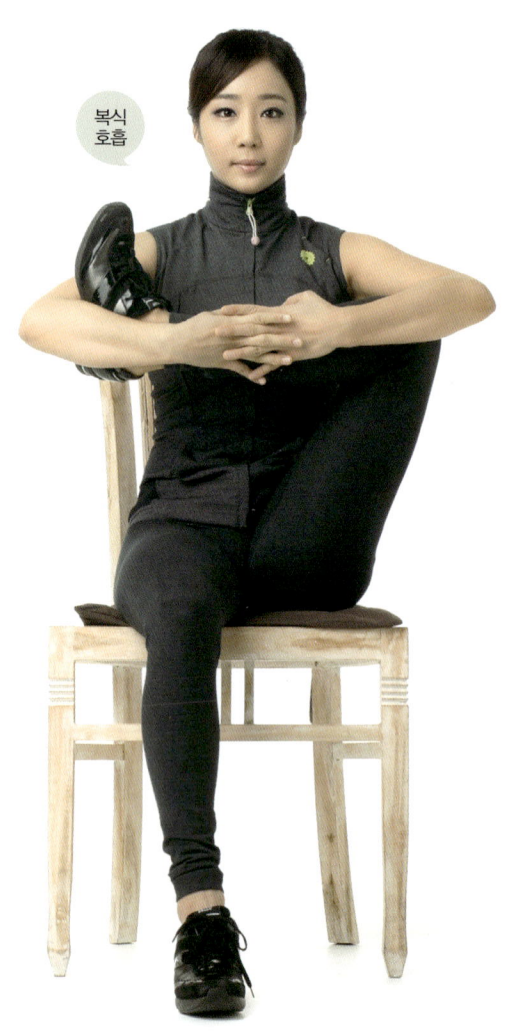

복식 호흡

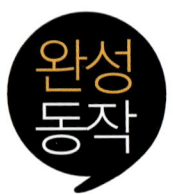

Step 2 팔꿈치로 발목과 무릎을 감싸고 종아리와 가슴이 만날 수 있게 하체를 상체쪽으로 당기세요. 왼다리 뒤꿈치와 무릎이 일직선이 되어야 좋은 자세입니다. 양쪽 어깨와 팔꿈치도 수평이 되도록 신경써주세요.

OFFICE YOGA

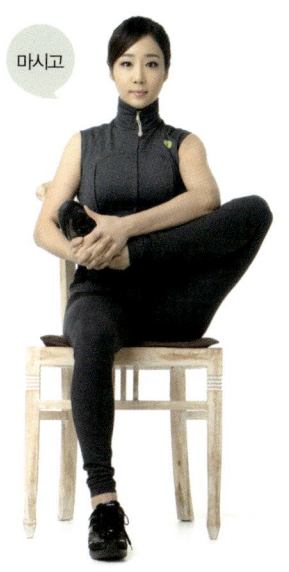

마시고

Step 1 의자에 바르게 앉은 후 왼다리를 들어 올려 양손으로 발목을 감싸세요. 그리고 뒤꿈치와 배가 만날 수 있게 발목을 잡아 당기면 됩니다. 이때 척추는 항상 반듯하게 세운 상태를 유지하는 거 잊지마세요.

당신의 골반은 안녕하십니까?

몸의 중심 골반. 골반이 틀어짐으로써 척추뿐 아니라 전반적인 몸의 균형이 깨지기 쉽습니다.
이렇게 중요한 골반이 비뚤어지게 되는 주요 원인은 짝다리로 구부정하게 서 있는 자세, 다리를 꼬고 앉는 자세, 바르지 않은 의자생활 등에서 비롯됩니다.
또한 발에 맞지 않는 구두와 하이힐 타이트한 옷차림 불편한 속옷착용, 운동부족, 노화 등이 이유이기도 합니다. 평소 자신의 생활습관과 행동패턴을 생각하면서 골반의 상태를 체크해보세요. 해당사항이 많을수록 당신의 습관은 변해야 합니다.

:: 골반 불균형 자가체크

☐ 배꼽이 가운데 있지 않다.
☐ 허리선이 수평이 아니고 한쪽 허리가 더 잘록하다
☐ 엉덩이가 처져 있거나 오리궁둥이 혹은 짝궁둥이다.
☐ 스커트나 바지가 항상 한쪽 방향으로 틀어진다.
☐ 다리 길이가 다르거나 골반이 비대칭이다.
☐ 의자에 앉을 때 항상 같은 다리를 꼰다.
☐ 한쪽 신발의 뒤굽이 더 많이 닳았거나, 혹은 닳은 모양이 다르다.
☐ 몸이 한쪽으로 기울어져 있다.
☐ 항상 한쪽 다리에 체중을 싣고 서 있는다.
☐ 검사해도 원인을 알 수 없는 호흡기, 소화기 계통의 장애가 자주 있다
☐ 똑바로 자는 것이 불편하다.
☐ 생리통이 심하고 냉이 많다.
☐ 한쪽 어깨 결림이 심하다.
☐ 조금만 오래 서 있어도 쉽게 피곤하다.

05 Heron Position

복부비만과 자세교정에 탁월한 효과를 주는
왜가리 자세

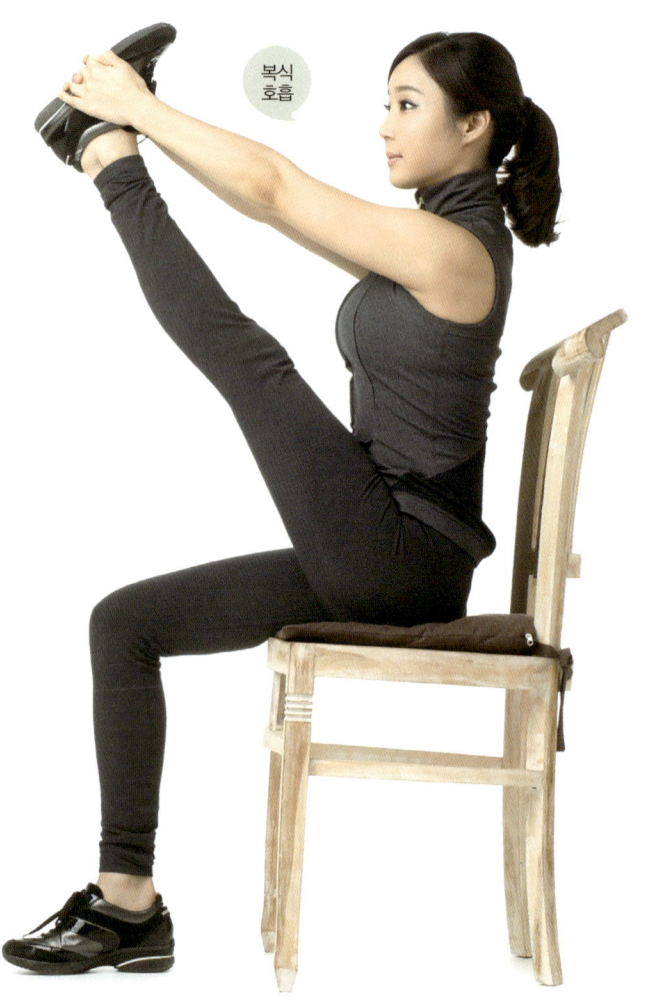

복식 호흡

완성 동작

Step 3 무릎을 완전히 뻗으세요. 이때 척추가 신전된 상태를 유지하려면 복부와 허리의 근력을 써야합니다. 그리고 손으로 발바닥을 당기고 발바닥으로 손바닥을 밀어내는 것이 보다 정확한 자세를 만들 수 있는 실천법입니다.

OFFICE YOGA

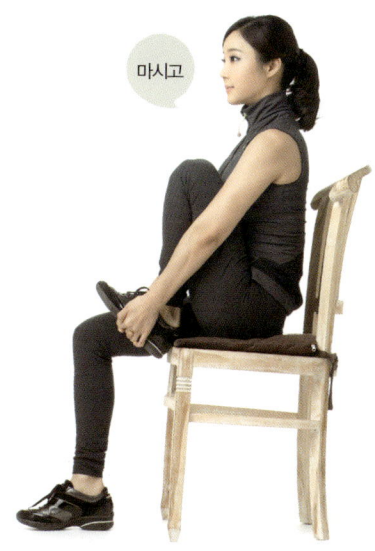

마시고

Step 1   의자에 바르게 앉은 후 왼다리를 들어올려 뒤꿈치를 의자 끝에 댑니다. 발목을 꺾어 깍지 끼운 두 손으로 왼발 발바닥을 감싸세요. 이제 척추를 최대한 세워볼까요.

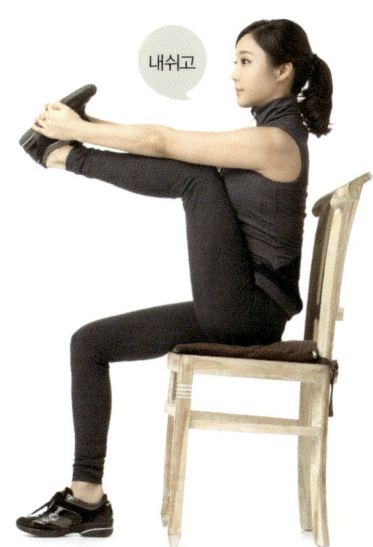

내쉬고

Step 2   왼발 뒤꿈치를 들어올려 허벅지와 상체가 붙게 한 후 양손은 발바닥을 당겨주고 왼다리 발바닥은 손바닥을 밀어내면 됩니다.

Warrior Position I

만성피로와 무기력증을 말끔히 해소시켜주는
전사 자세 I

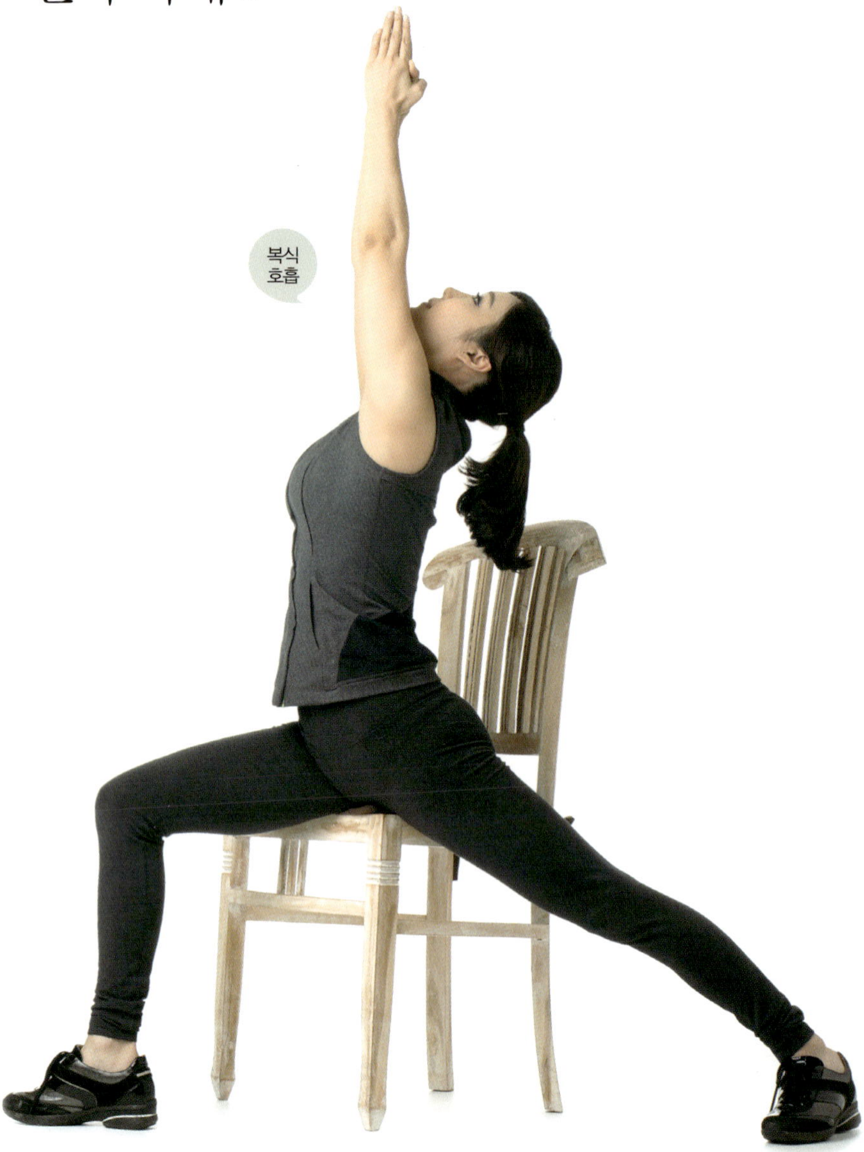

복식
호흡

완성
동작

Step 3 양팔을 위로 뻗어 올려 하늘을 바라보세요. 복부와 엉덩이의 근력을 이용하여 몸통이 바른 형태를 유지할 수 있도록 집중해보세요. 이제 손끝에서 회음부까지 수직이 될 수 있게 몸을 신전 시키면 됩니다.

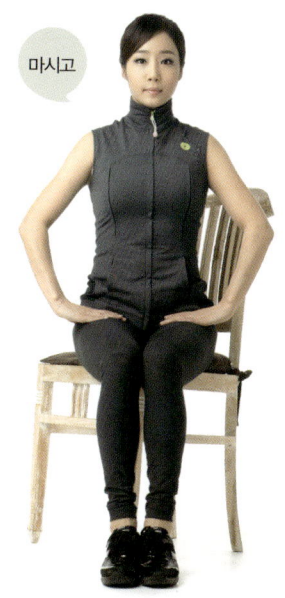

마시고

Step **1**   의자 모서리에 걸터 앉은 후 양손을 허벅지 위에 올리고 척추를 세우세요.

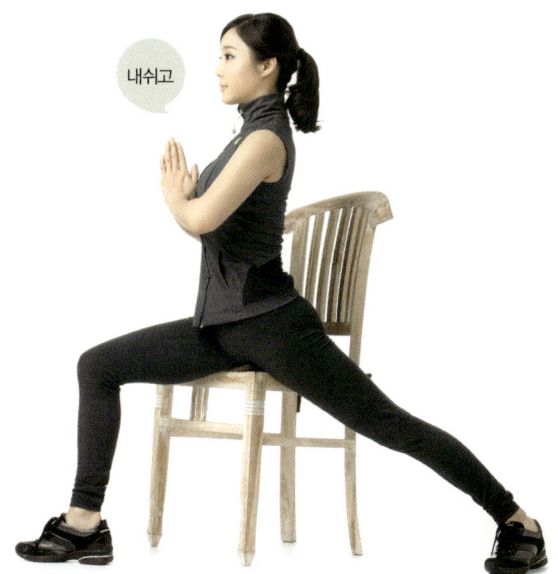

내쉬고

Step **2**   몸을 오른쪽 방향으로 이동하면서 오른다리를 앞으로 90도 정도 구부리고, 왼다리를 뒤로 뻗으세요. 이때 왼발 발가락이 40도 정도 바깥쪽을 향해야 합니다. 양손은 가슴 앞으로 합장해주세요.

Warrior Position II

만성피로와 무기력증을 말끔히 해소시켜주는
전사 자세 II

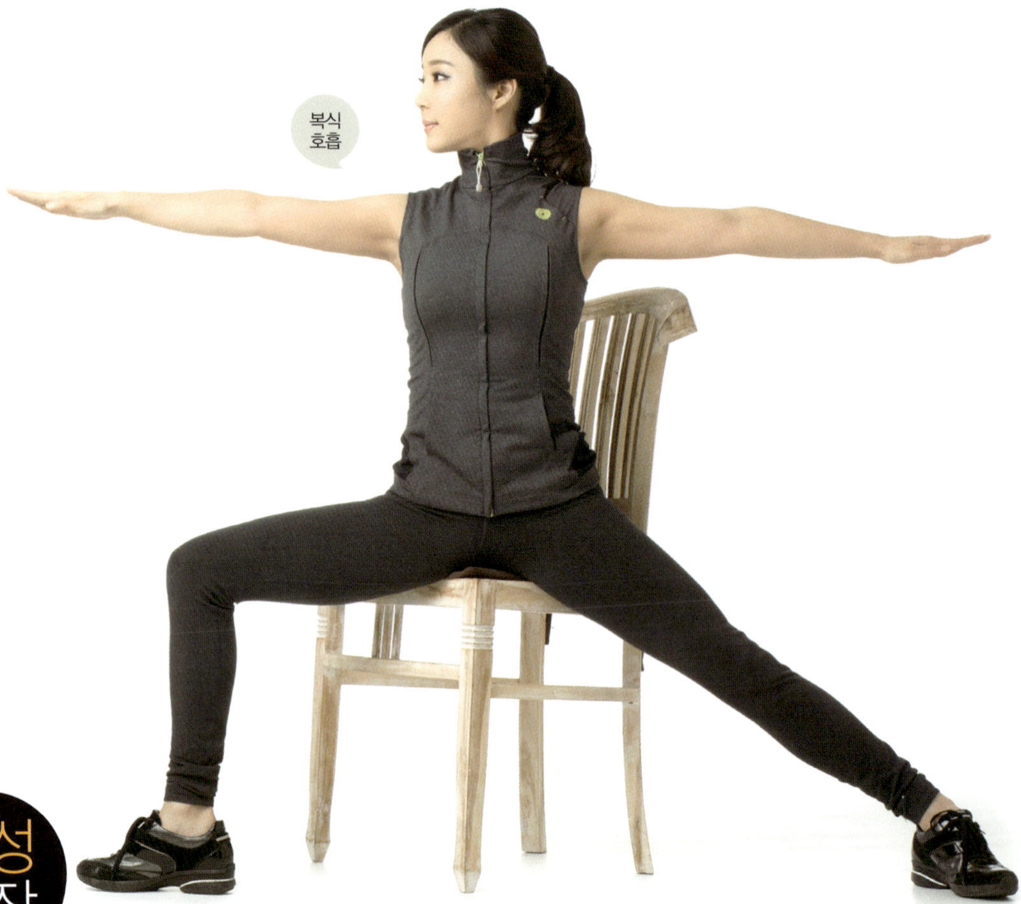

복식 호흡

완성 동작

Step 3 양팔을 옆으로 뻗고 시선은 오른손 끝을 향해주세요. 복부와 엉덩이의 근력을 이용해 몸통이 바른 형태를 유지할 수 있도록 신경쓰세요. 이제 정수리에서 회음부까지 수직이 될 수 있게 몸을 신전 시키면 됩니다.

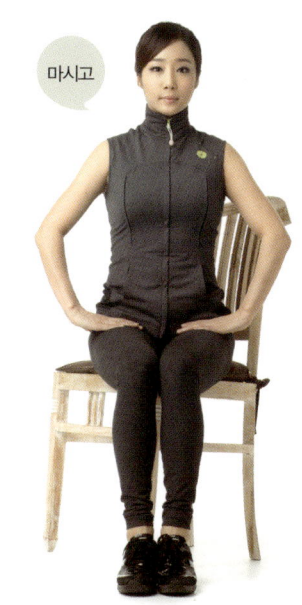

Step **1** 의자 모서리에 걸터 앉은 후 양손을 허벅지 위에 올리고 척추를 세우세요.

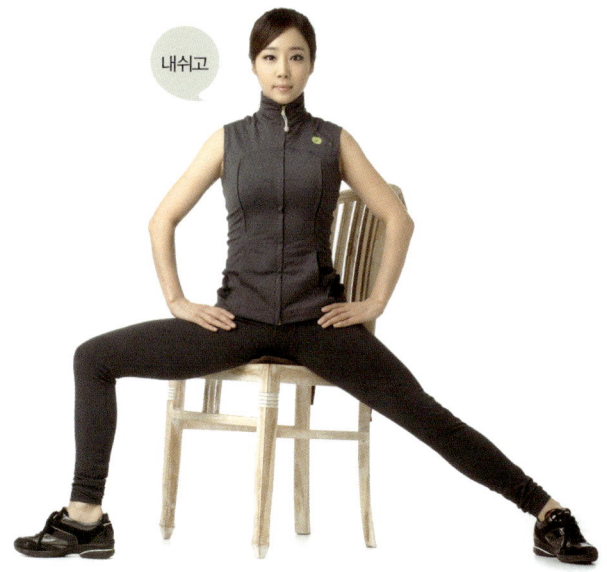

Step **2** 오른다리를 오른쪽으로, 왼다리를 왼쪽으로 이동한 후 오른다리는 90도 구부리고 왼다리 무릎은 최대한 뻗어줍니다. 그리고 양손은 골반 위에 올려 놓으세요.

08 Warrior Position Ⅲ

만성피로와 무기력을 말끔히 해소시켜주는
전사 자세 Ⅲ

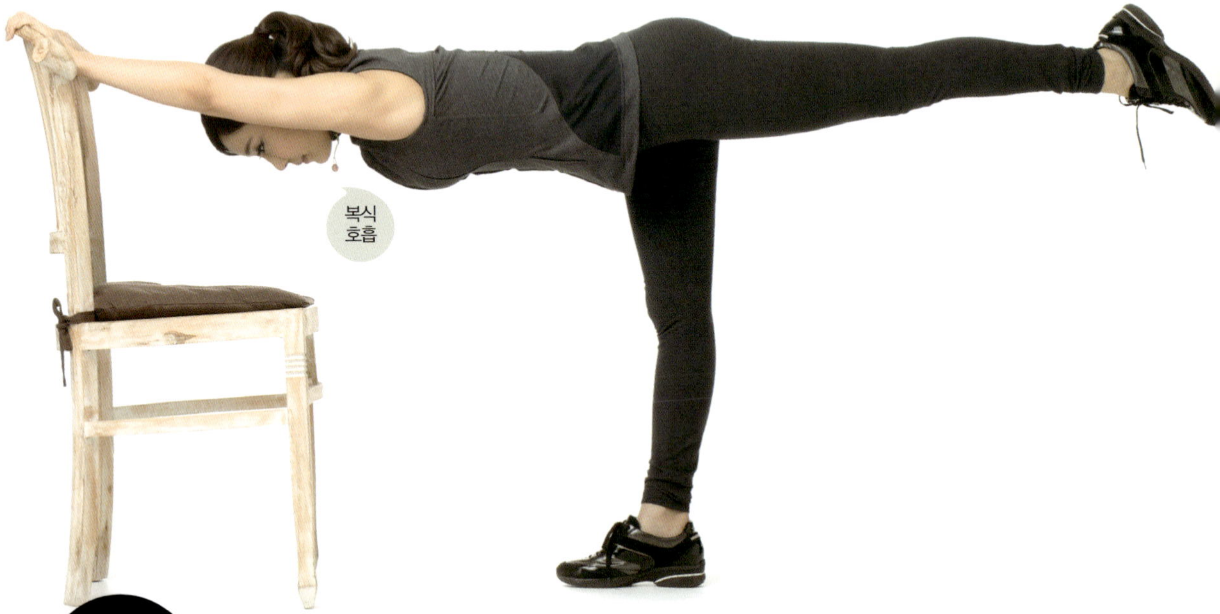

복식
호흡

완성
동작

Step 3 이제 왼다리 무릎을 서서히 뻗으세요. 손끝에서 발끝까지는 평행이 되어야 합니다. 측면에서 봤을 때 T의 형태가 된다면 완벽한 자세입니다.

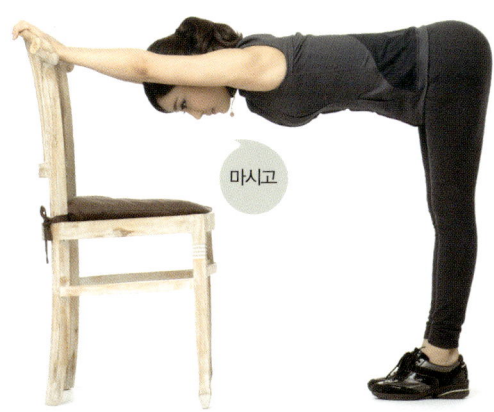

마시고

Step 1   의자 등받이를 잡고 상체를 낮추어 ㄱ자 형태를 만들어주세요. 양손의 너비는 어깨너비 정도가 적당합니다.

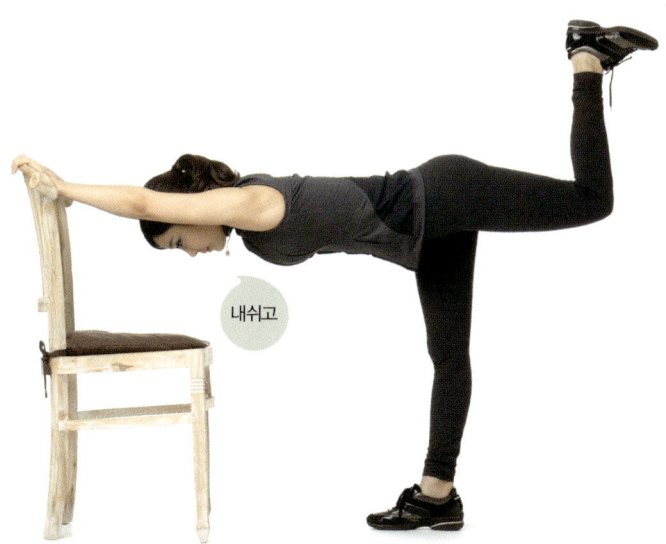

내쉬고

Step 2   왼다리 무릎을 구부려 손끝에서 무릎까지 일직선이 될 수 있게 몸을 조정하세요.

Bow Position

심신의 조화와 균형을 찾아주는
선 활 자세

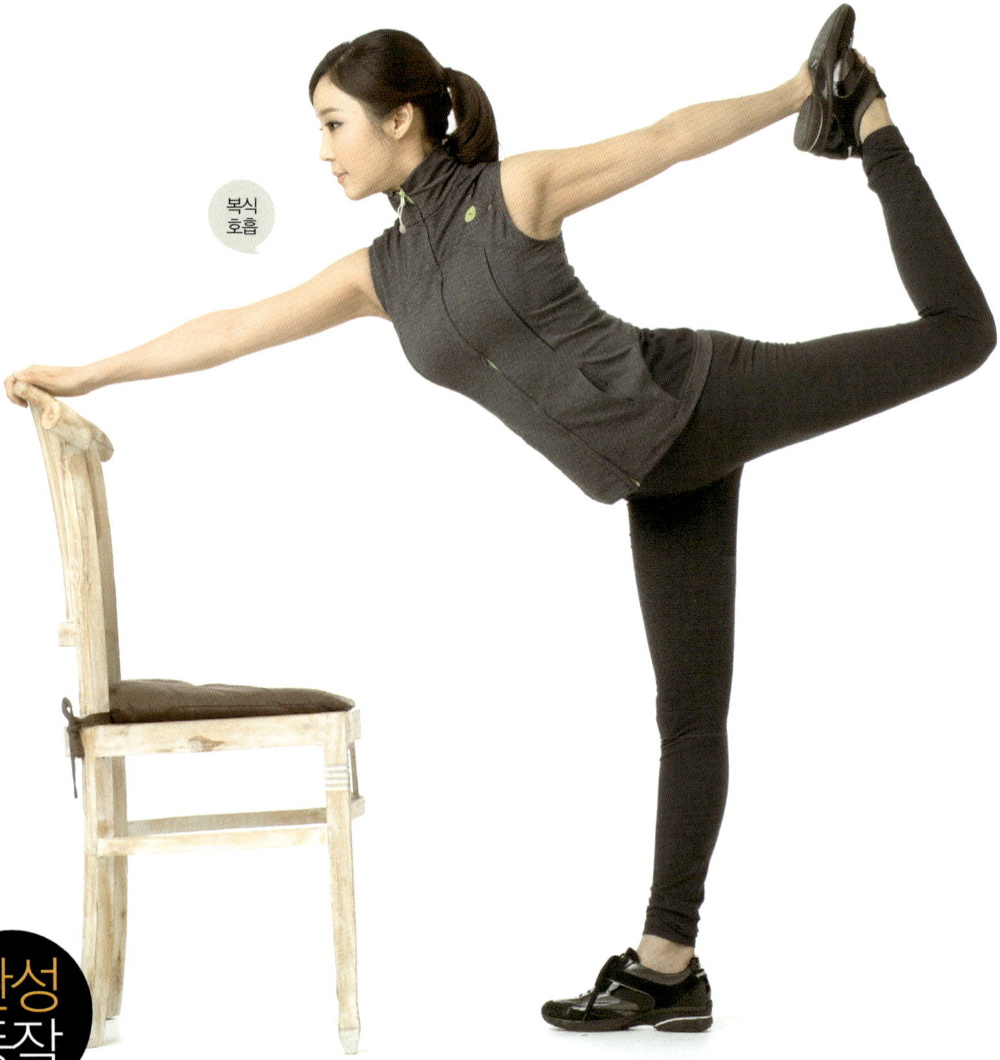

복식
호흡

완성
동작

Step **3** 왼다리 무릎을 서서히 뻗으면서 뒤꿈치와 엉덩이의 간격이 최대한 멀어지게 하세요. 그리고 하체가 흔들리지 않도록 오른발을 바닥에 강하게 밀착시켜 괄약근을 조여주면 됩니다.

OFFICE YOGA

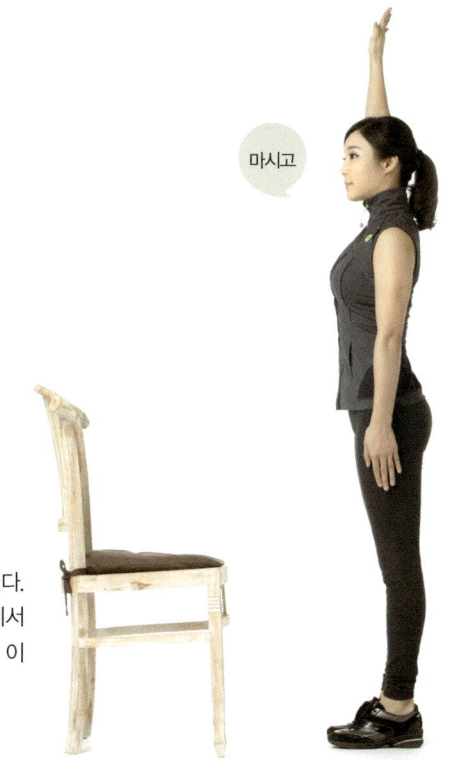

마시고

Step 1 의자를 마주 본 상태로 바르게 섭니다. 의자와 몸의 간격은 의자 등받이에서 1미터 정도 떨어진 곳이 적당합니다. 이제 오른팔을 들어 올리세요.

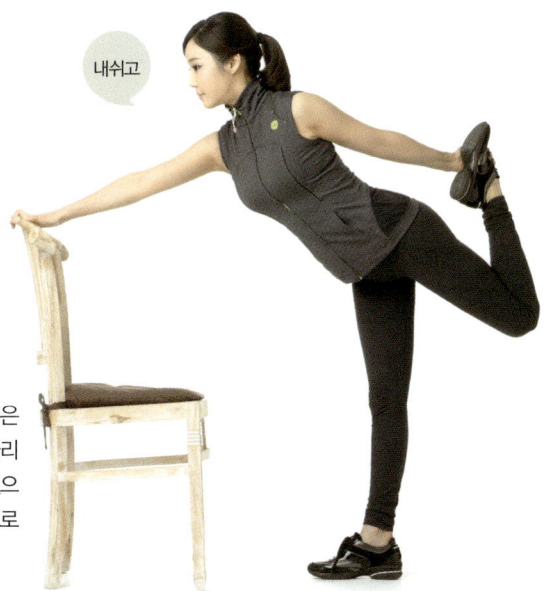

내쉬고

Step 2 오른손으로 의자 등받이를 잡고 왼손은 왼다리 발등을 잡아줍니다. 이때 왼다리 무릎이 벌어지면 중심이 흔들릴 수 있으니 왼쪽 어깨, 골반, 무릎선이 일직선으로 연결되도록 신경써주세요.

141

Full Body Stretch

찌뿌드드하고 뻑적지근한 몸을 풀어주는
전신 스트레칭

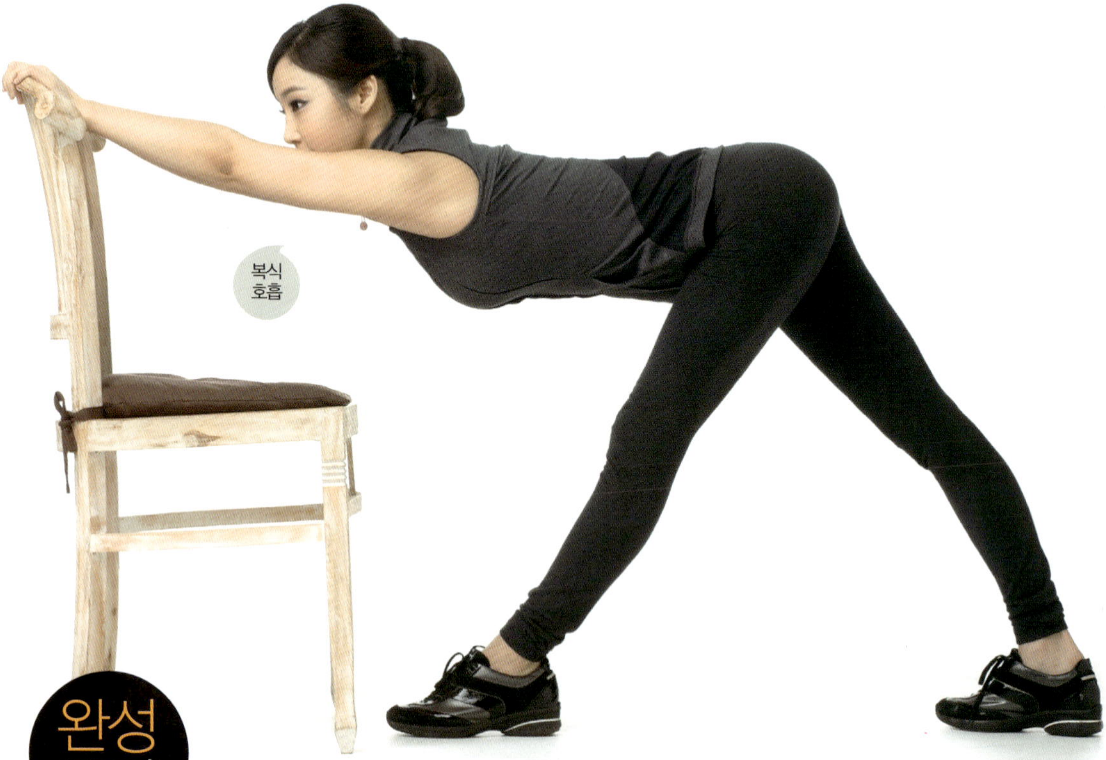

복식
호흡

완성
동작

Step 3 왼다리 무릎을 완전히 뻗으면서 상체를 낮춰주세요. 손목에서 엉덩이까지 연결되는 선이 최대한 길어질 수 있게 신경써주세요. 그리고 어깨가 아래로 눌리거나 올라오지 않게 주의하는 것도 잊지마세요.

OFFICE YOGA

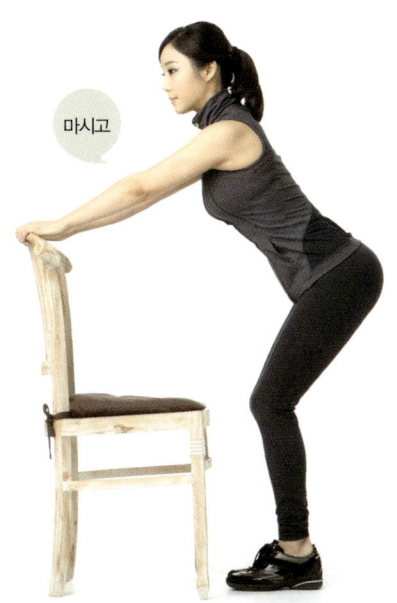

마시고

Step 1 양다리를 가지런히 모아 의자와 마주보고 선 후, 양손으로 의자 등받이를 잡고 무릎을 조금만 구부려주세요. 두 손의 간격은 어깨너비가 적당합니다.

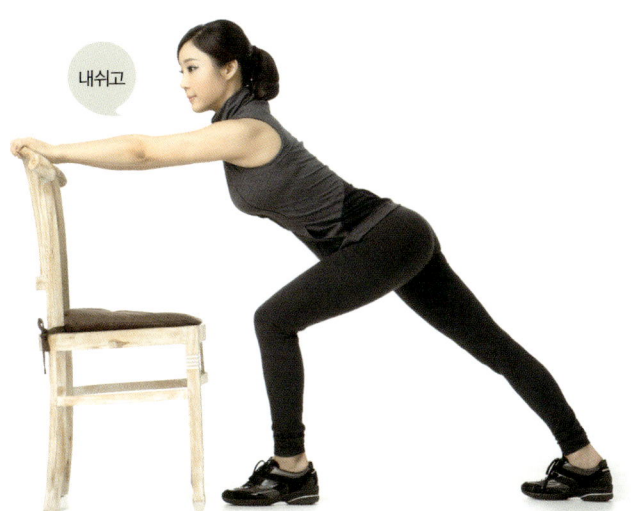

내쉬고

Step 2 오른다리를 1미터 정도 뒤로 이동하세요. 오른다리 발은 40도 정도 발가락이 바깥쪽을 향하게 열어주세요. 이제 양다리 발바닥을 바닥에 안전하게 밀착시키고 완성자세를 준비해주세요.

Triangle Position

생기와 활기를 불어넣어 주는
삼각형 자세

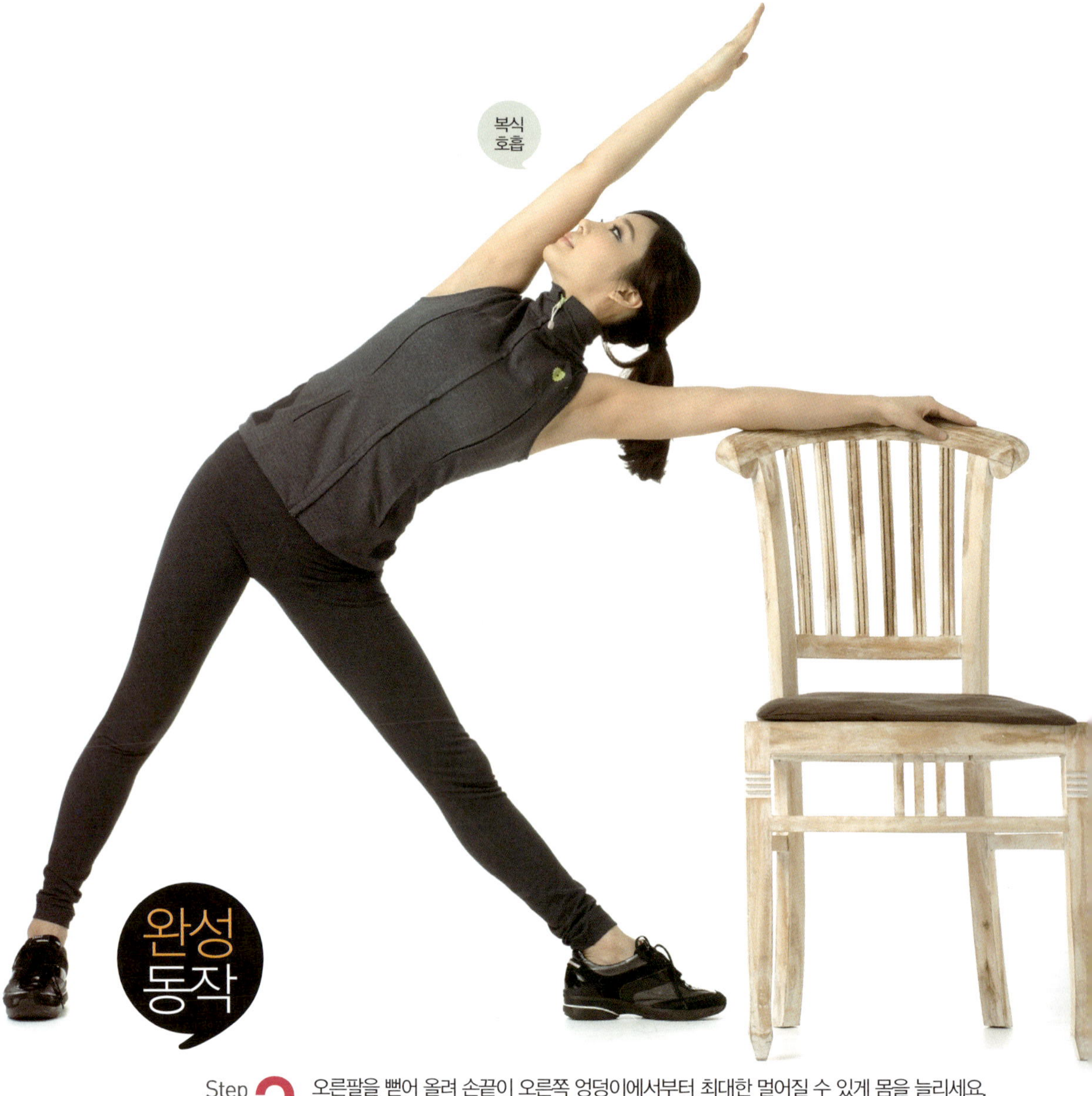

복식
호흡

완성
동작

Step 3 오른팔을 뻗어 올려 손끝이 오른쪽 엉덩이에서부터 최대한 멀어질 수 있게 몸을 늘리세요. 자세를 유지하는 동안 하체와 괄약근에 힘을 지속적으로 써야 올바른 자세를 만들 수 있습니다.

OFFICE YOGA

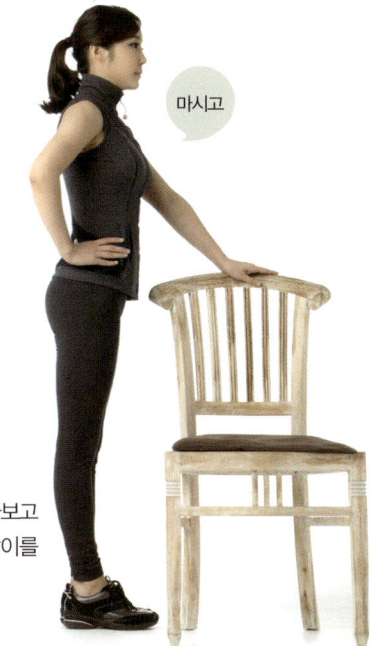

마시고

Step 1   의자 오른쪽 측면에서 의자를 바라보고 바르게 선 후 왼손으로 의자 등받이를 잡고 오른손은 허리 위에 얹으세요.

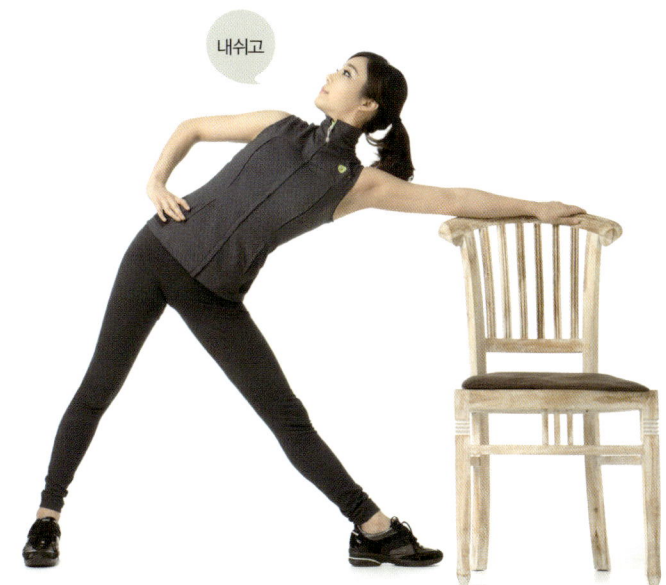

내쉬고

Step 2   이제 오른다리를 1미터 정도 뒤로 뺀 후 왼손을 앞으로 이동하면서 측면을 향해 몸을 열고 상체를 왼쪽으로 낮춰보세요. 이때 왼쪽 엉덩이가 뒤로 빠지지 않게 양쪽 골반을 펼치고 오른쪽을 바라봅니다.

Shoulder Stretch

답답한 가슴, 움츠러드는 어깨를 시원하게 열어주는
어깨 스트레칭

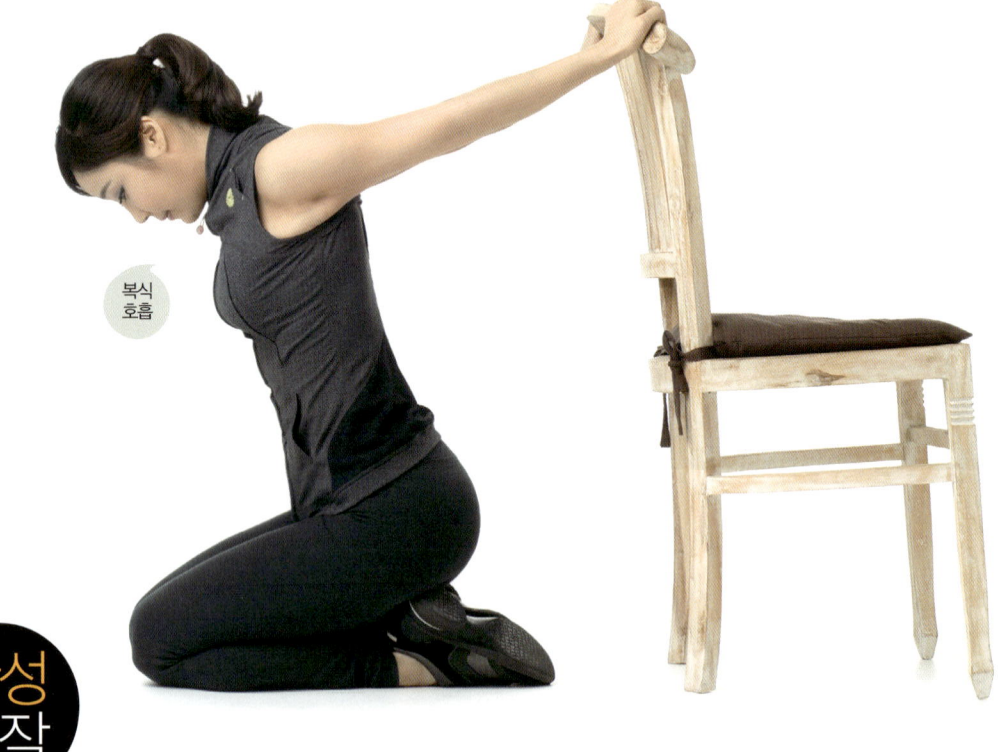

복식
호흡

완성
동작

Step **3** 고개를 숙여 턱이 쇄골과 가까워지게 하세요. 만약 어깨에 무리가 된다면 엉덩이를 들어올린 상태로 실시해도 좋습니다.

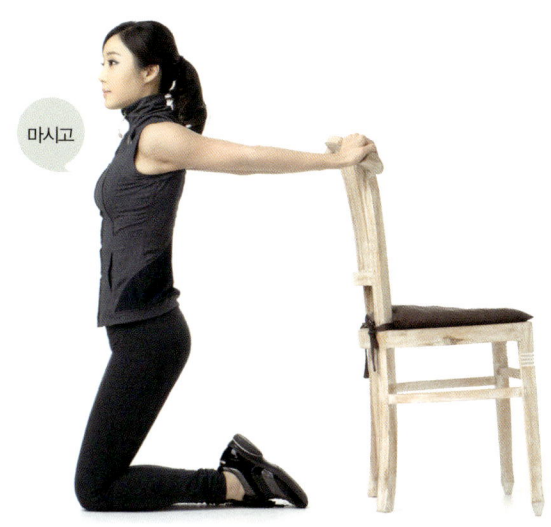

Step 1   의자와 등을 지고 무릎을 꿇어 앉은 후 엉덩이를 일으켜 무릎과 발등을 바닥에 대세요. 그리고 양손으로 어깨너비 간격 만큼 의자 등받이를 잡아주세요.

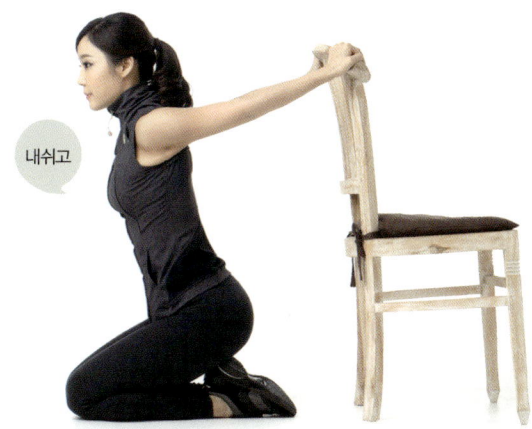

Step 2   이제 엉덩이를 낮추면서 가슴을 앞으로 내미세요. 상체는 신전된 상태를 계속 유지해야 올바른 자세법입니다.

Leg Stretch I

건강하고 탄력있는 다리와 가벼운 발걸음을 만드는
다리 스트레칭 I

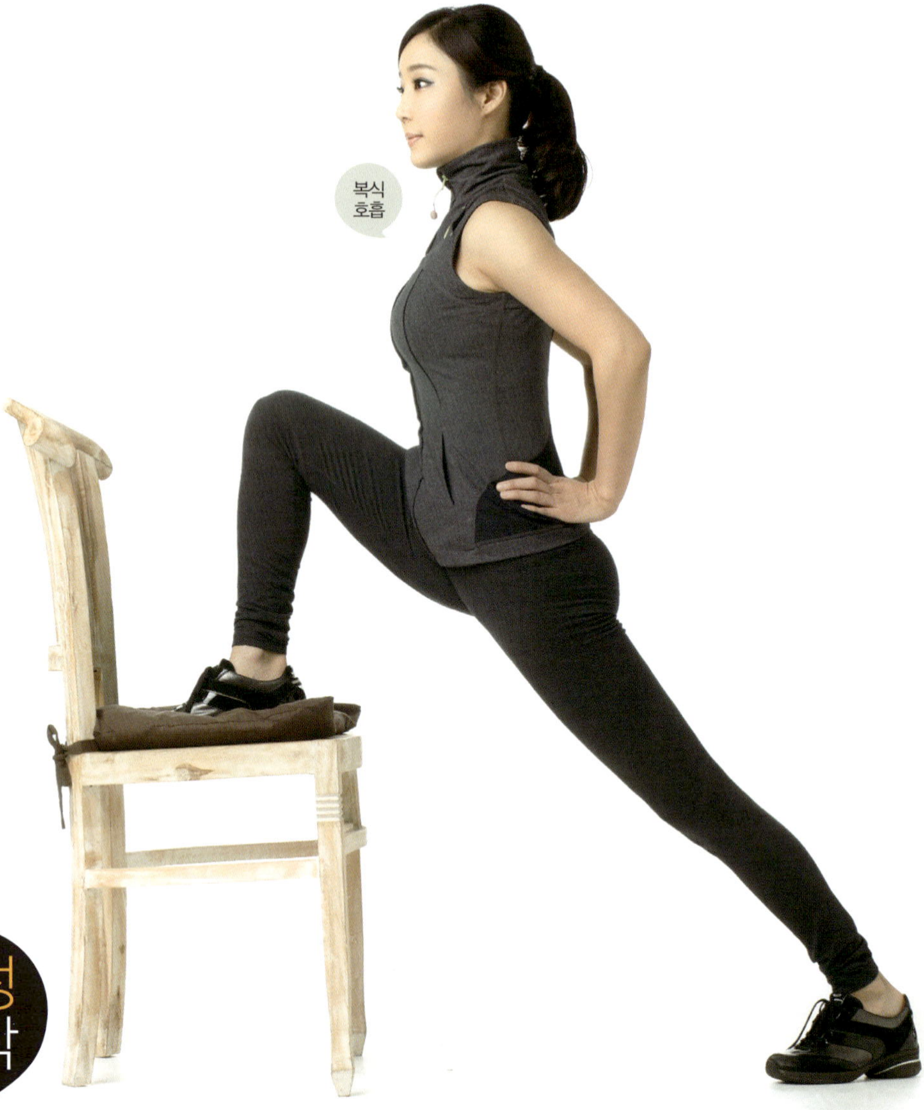

복식
호흡

완성
동작

Step 2 이제 오른다리 무릎을 최대한 구부려 골반과 엉덩이를 낮춰주면 됩니다. 왼다리 무릎은 조금도 구부러지지 않도록 주의해주세요.

OFFICE YOGA

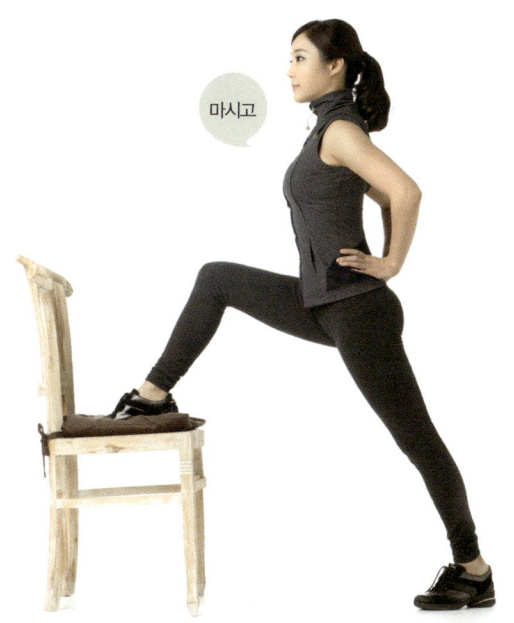

마시고

Step 1 먼저 의자 등받이와 몸을 1미터 간격 정도로 유지해주세요. 그리고 오른다리를 들어올려 오른발을 의자 위에 올린 다음, 양손을 허리 위에 얹어주세요.

건강한 워킹법

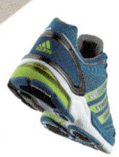

어떻게 걷고 계세요? 건강하고 탄력 있는 걷기는 남녀노소 누구나 할 수 있는 맨손운동입니다. 특별한 복장도 기구도 필요 없고, 걷기는 각종 질환의 예방 및 치료효과가 뛰어난 데다 어린아이부터 몸이 불편한 노인까지 누구나 쉽게 할 수 있어 각광을 받고 있습니다.

- **걷기의 속도**는 자신에게 알맞은 정도로 하면 됩니다. 대략적으로는 시속 4~5km의 속도가 적당하며, 빨리 걸으나 천천히 걸으나 운동 효과는 거의 동일합니다.

- **시간**은 30분에서 1시간 정도가 적당하며, 과도한 운동은 오히려 활성산소를 발생시킵니다. 꼭 끼는 양말은 발가락을 조이므로 피하는 것이 좋습니다.

- **운동화**는 발의 피로 정도에 따라 크기를 조정할 수 있도록 끈이 있고 어느 정도 여유가 있는 것을 선택하는 게 좋습니다.

- **걸을 때 체중의** 60%에 이르는 하중이 엄지발가락에 실려야 하는데, 하이힐을 자주 신는 여성은 하중이 발바닥과 검지발가락에 실리게 돼 골반과 척추 질환에 걸릴 수 있습니다. 그러므로 걸을 때 편한 신발을 착용하고 뒤꿈치에서 엄지발가락으로 체중을 이동시켜야 걷기 운동의 효과를 높일 수 있습니다.

Leg Stretch II

건강하고 탄력있는 다리와 가벼운 발걸음을 만드는
다리 스트레칭 II

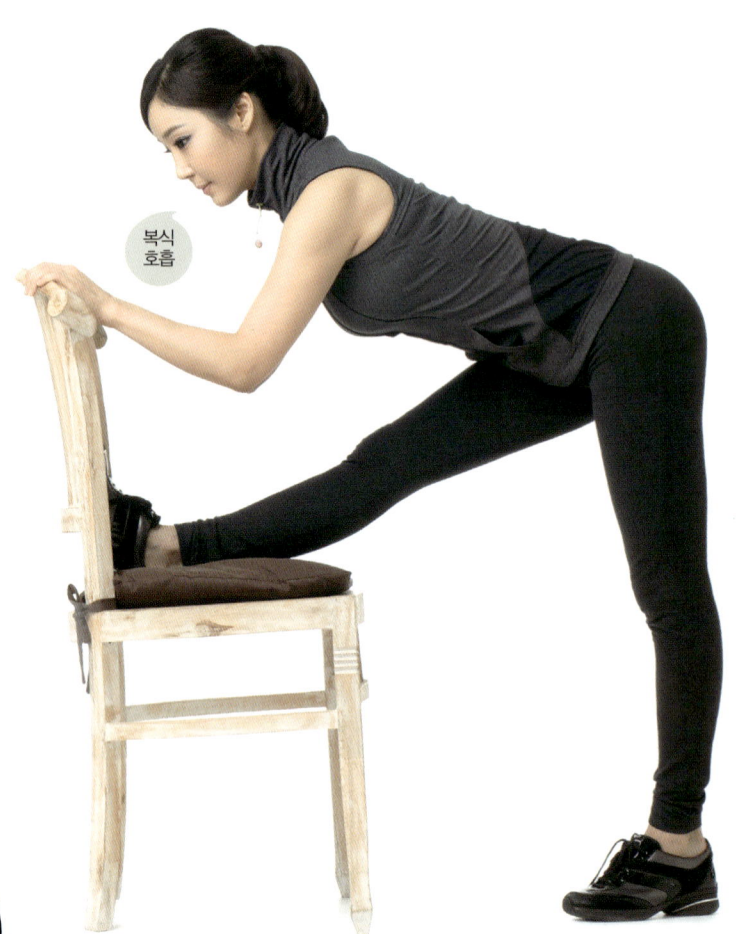

복식 호흡

완성 동작

Step 3 팔꿈치를 구부려 상체를 낮춰주세요. 상체를 숙이는 것에만 집착하면 몸과 마음에 좋지못한 반응이 따를 것입니다. 깊은 호흡, 편한 마음이 갖추어진 상태를 유지하는 것이 올바른 실천법입니다.

OFFICE YOGA

마시고

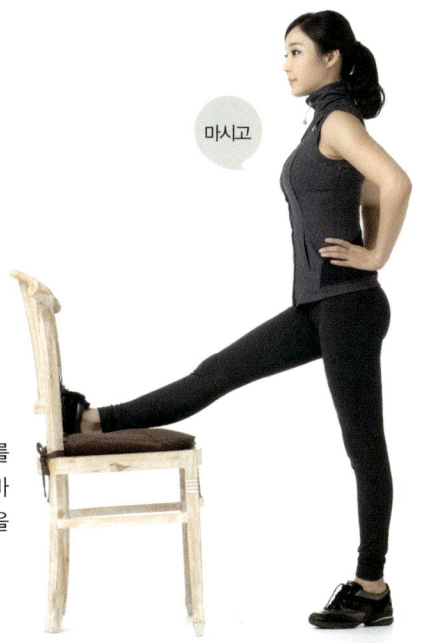

Step 1 의자와 마주보고 바르게 선 후 오른다리를 들어올려 발목을 꺾어주세요. 그리고 발바닥을 의자 등받이에 바르게 댄 후 양손을 허리 위에 얹으세요.

내쉬고

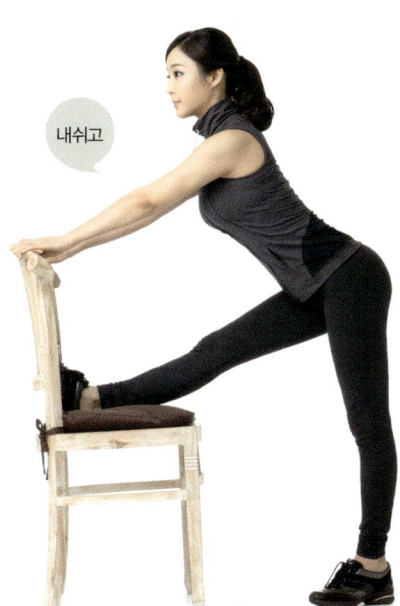

Step 2 양손으로 의자 등받이를 잡고 등과 허리가 구부러지지 않게 척추를 곧게 펴보세요.

Camel Position

누적된 피로와 스트레스를 한 번에 날려주는
낙타 자세

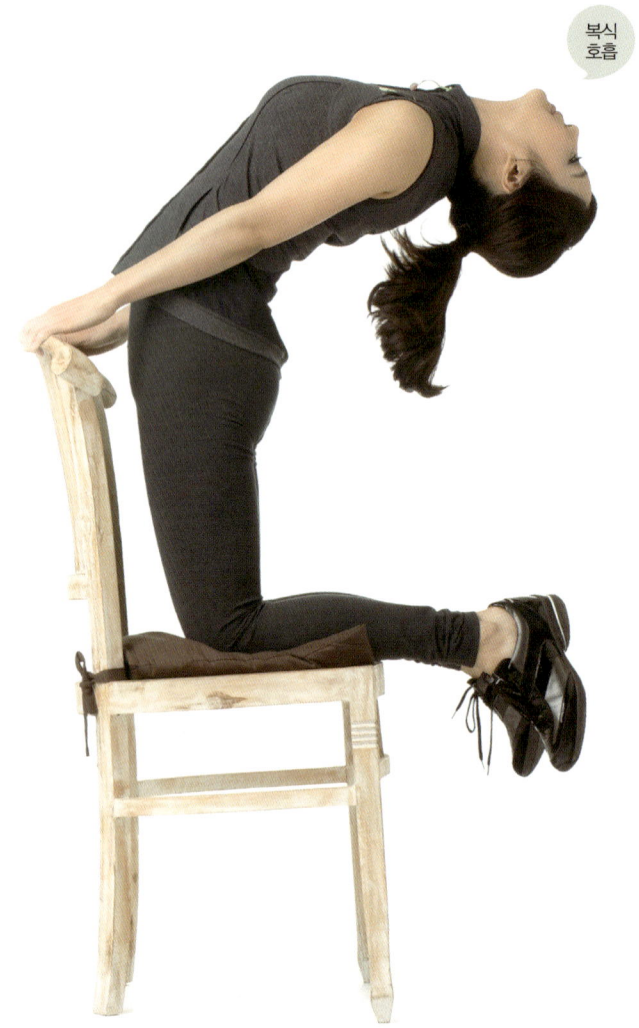

복식 호흡

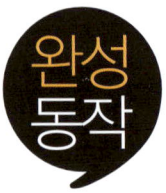

Step **2** 이제 골반을 앞으로 밀어내면서 상체를 완전히 뒤로 젖혀주세요. 상체가 넘어가는 방향으로 골반이 따라가면 넘어질 확률이 많으니 조심하세요. 괄약근을 강하게 조이고 가슴을 들어올리면 안정적인 자세를 만들 수 있으니 참고하세요.

OFFICE YOGA

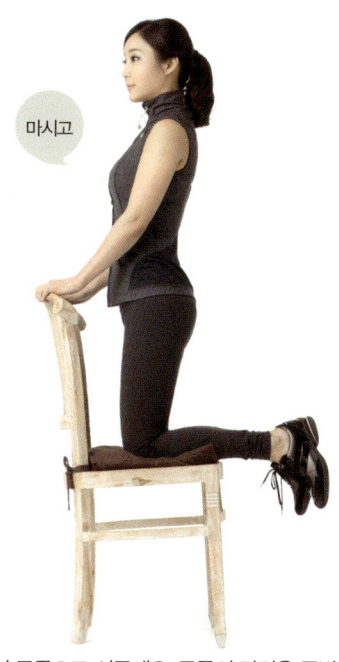

마시고

Step 1 의자 위에 올라가서 무릎으로 서주세요. 무릎의 간격은 골반너비로, 양손은 어깨너비 간격으로 의자 등받이를 잡으세요.

직장인들을 위한 스트레스 해소법

1단계 책상 위를 정돈하자

업무 중 책상 위를 장식할 시간은 없을 것입니다. 하지만 펜실베이니아 피닉스 미디어 디자인연합의 멜라니 르완도스키에 의하면 주변 환경의 사소한 몇 가지에 관심을 기울이는 것이 스트레스를 완화하고 집중력을 높여준다고 합니다.
어지럽게 늘어져 있는 것들을 치워보세요. 현재 당면 문제에 집중하기 위해서는 관련 없는 것들은 모두 치우는 게 좋습니다.

2단계 스케줄대로 움직이자

아침형 인간이 아니라면 가장 어려운 일을 아침 9시에 마칠 수 있을 거라고 기대하지 마세요. 그리고 당신의 집중력에 대해 현실적으로 인정해야 합니다. 캔자스 기술 진로 세미나 직무 경영 훈련회사의 공동 창립자인 데니스 두들리 박사에 의하면 "본인의 에너지 수준에 맞는 시간 단위로 스케줄을 짜야한다"고 합니다.

3단계 잠깐 쉬자

육체적이든 정신적이든 에너지를 가장 많이 소모하는 것은 쉬지 않고 일하는 것입니다. 하루에 여러 번 잠깐씩 쉬어가면서 일하는 게 더 효과적입니다. 두들리 박사는 "컨디션이 좋은 날에 재미있는 일을 한다고 해도 쉬지 않고 최대한 집중할 수 있는 시간은 고작 45분밖에 안된다"고 발표 한 바 있습니다.

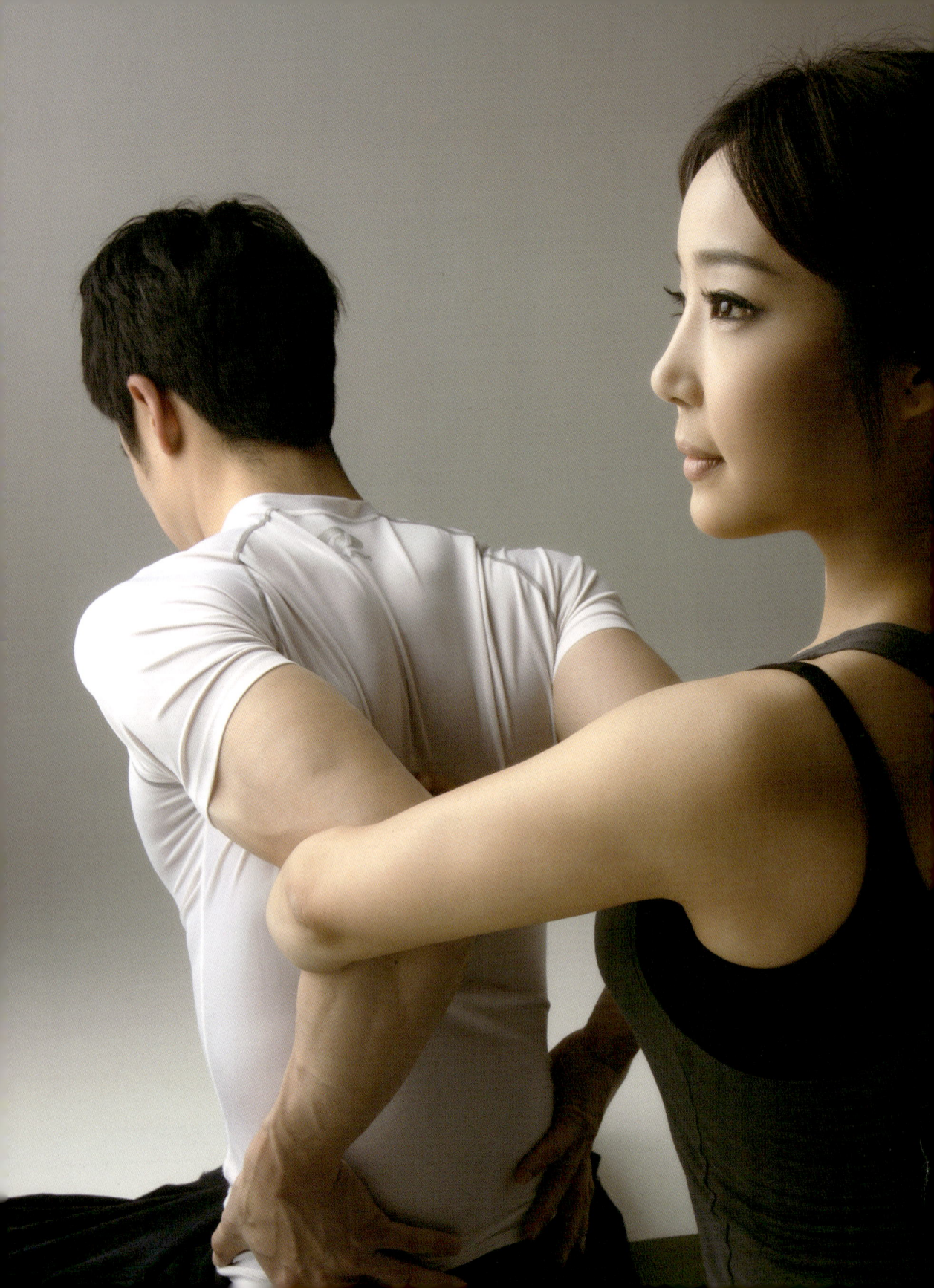

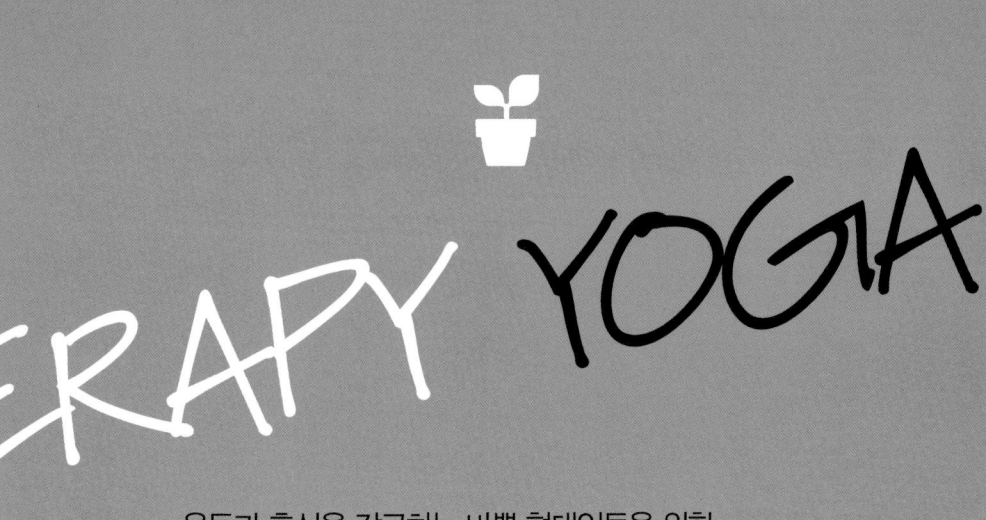

THERAPY YOGA

운동과 휴식을 갈구하는 바쁜 현대인들을 위한
테라피 요가

태국의 타이 마사지와 중국의 추나 요법, 그리고 인도의 요가가 결합된 것이 테라피 요가입니다. 가족, 또는 친구나 애인이 파트너가 되어 사랑과 애정이 담긴 스킨십을 자연스럽게 나누고 마음을 베풀 수 있는 것이 이 요가의 장점입니다. 소통의 요가라고 할 수 있죠.

테라피요가는 근육을 부드럽게 이완시키고 나디(Nadi)의 통로를 시원하게 열어주어 체내 에너지 흐름을 원활하게 해주는 게 특징입니다. 에너지 흐름이 원활하면 심신의 스트레스와 피로는 사라지고 건강은 자연스럽게 지킬 수 있게 됩니다. 즉, 운동과 휴식을 갈구하는 바쁜 현대인들을 위해 웰리스 요가로 탄생된 것이 테라피 요가입니다.

다양한 스트레칭을 도와주는 테크닉(보조기법)이 필요한 요가이므로 상대방의 몸 상태와 마음 상태를 잘 파악하여 조심스레 다가가 부드럽게 이끌어 주는 것이 중요합니다. 대부분의 터치와 보조는 누르고 당기고 미는 것으로 이루어 지는데 보조 시, 자신의 손목과 팔의 힘으로 상대방 관절의 가동범위를 조절하지 말고 몸 전체의 무게를 실어 힘 조절을 잘 해야 합니다. 또 보조를 받는 사람은 마음의 의심과 몸의 긴장을 모두 버리고 보조자와 호흡을 나누어야 합니다. 이렇게 소통 하다보면 서로의 에너지가 공존되어 감정과 감각을 깨우고 육체적 교감에서 정신적 교감으로까지 이끌 수 있습니다.

THERAPY YOGA

프로그램 실행시간 : 70분~80분
자세유지시간 : 20초~25초

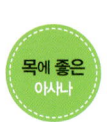
목에 좋은 아사나

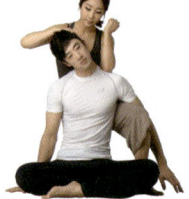

1 목을 옆으로 기울이는 자세
Tilting Your Neck to The Side

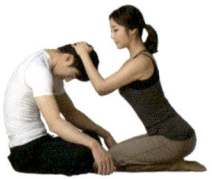

2 목을 앞으로 숙이는 자세
Lowering Your Neck Forward

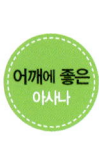
어깨에 좋은 아사나

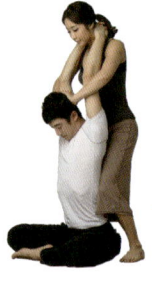

1 기지개 켜는 자세
Stretching Turn

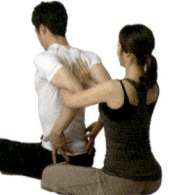

2 어깨 열기 자세
Opening The Shoulders

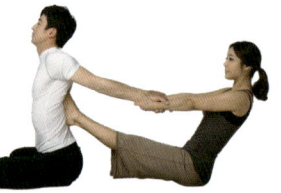

3 어깨와 가슴 열기 자세
Opening Up Your Shoulders and Chest

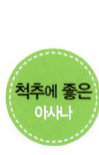
척추에 좋은 아사나

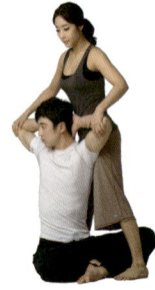

1 상체 비틀기 자세
Twisting Your Upper Body

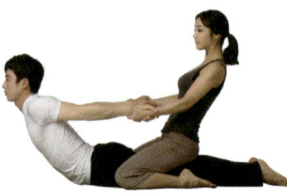

2 메뚜기 자세 (변형)
Grasshopper Position (Variation)

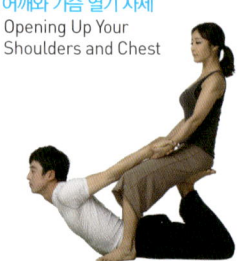

3 엎드린 활 자세 (변형)
A Bow that Is on Its Stomach(Variation)

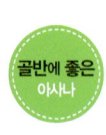
골반에 좋은 아사나

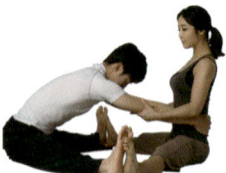

1 박쥐 자세
Bat Position

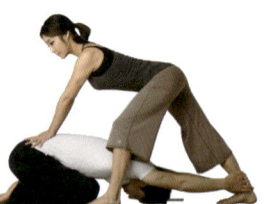

2 아기 자세
Baby Position

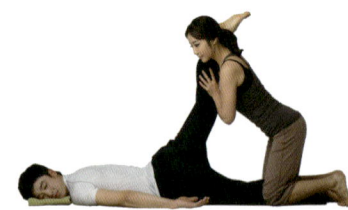

3 엎드려서 한 다리 들어올리기 자세
Lying on Your Stomach and Lifting One Leg Upward

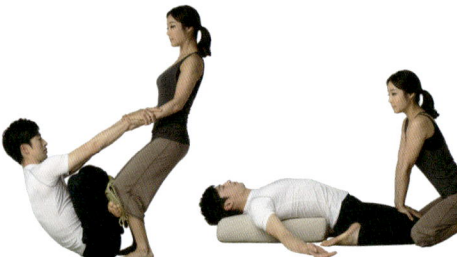

8 상체와 하체를 접는 자세
Folding Your Upper and Lower Body

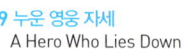

9 누운 영웅 자세
A Hero Who Lies Down

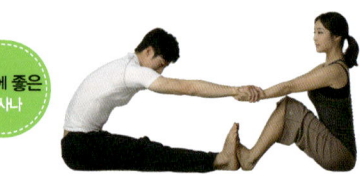
다리에 좋은 아사나

1 앉아서 상체 숙이기 자세
Lowering Your Upper Body While Sitting Down

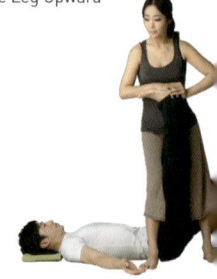

2 누워서 한 다리 들어올리기 자세
Holding One Leg Up While Lying Down

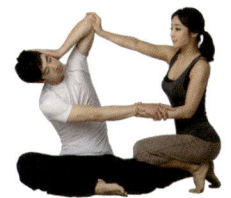
3 목과 상체를 옆으로 기울이는 자세
Tilting Your Neck and Upper Body to The Side

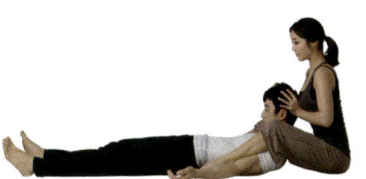
4 누워서 머리 들기 자세
Raising Your Head up While Lying on Your Back

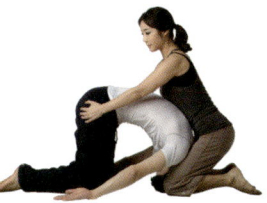
5 토끼 자세 (변형)
Rabbit Position (Variation)

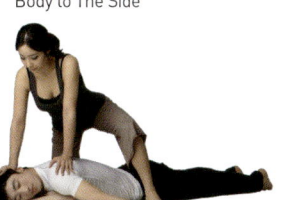
4 목과 어깨를 이완하는 자세
Relaxing Your Neck and Shoulders

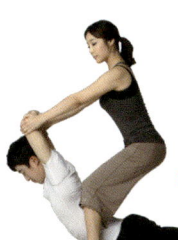
5 상체 들어 올리기 자세
Raising Your Upper Body

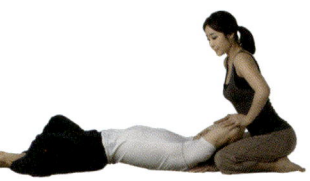
6 어깨 늘리기 자세
Extending Your Shoulders

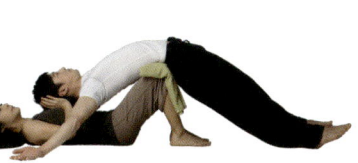
4 누운 활 자세 (변형)
A Bow that is Lying Down (Variation)

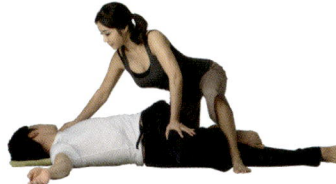
5 비틀기 자세
Twist Position

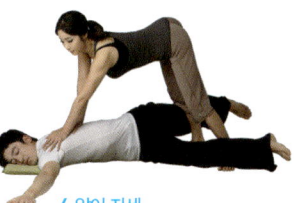
6 악어 자세
Alligator Position

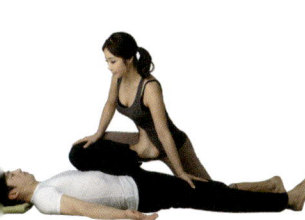
4 바람빼기 자세 I
Enjoying the Wind I

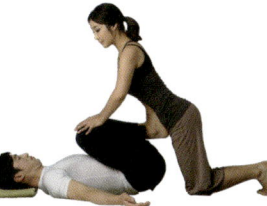
5 바람빼기 자세 II
Enjoying the Wind II

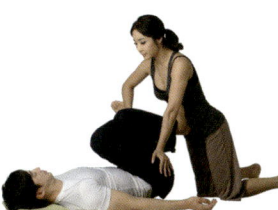
6 바람빼기 자세 III
Enjoying the Wind III

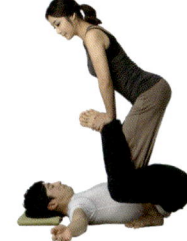
7 나비 자세 (변형)
Butterfly Position (Variation)

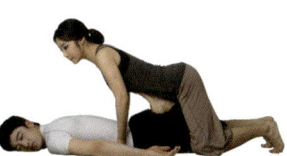
3 엎드려서 무릎 접는 자세
Lying on Your Stomach While Folding Your Knees

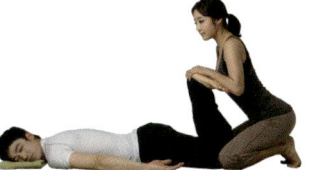
4 종아리 이완 자세
Relaxing Your Calves

전신에 좋은 아사나

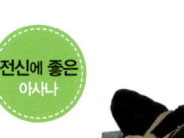
전신 피로를 풀어주는 휴식 자세
Releasing Your Exhaustion

목에 좋은 아사나1

Tilting Your Neck to The Side

목을 옆으로 기울이는 자세

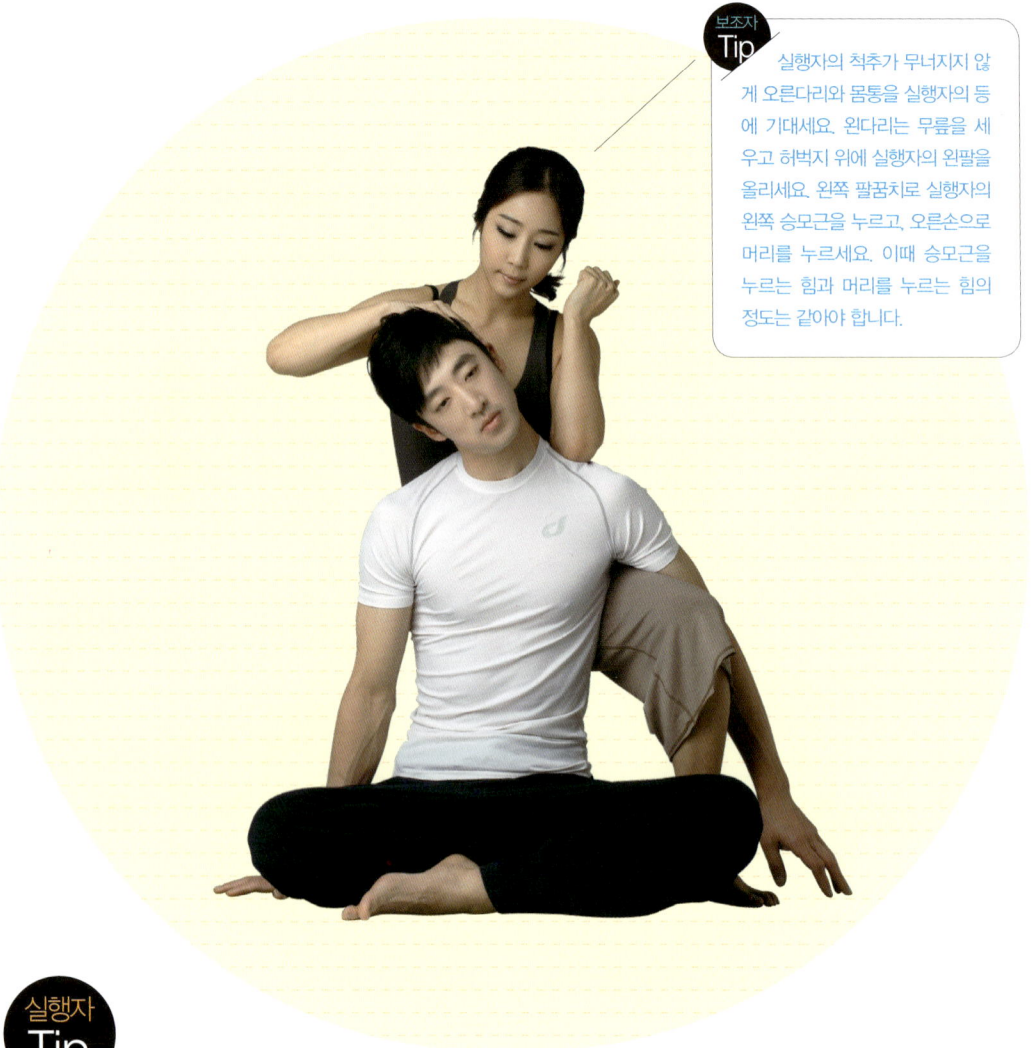

보조자 Tip
실행자의 척추가 무너지지 않게 오른다리와 몸통을 실행자의 등에 기대세요. 왼다리는 무릎을 세우고 허벅지 위에 실행자의 왼팔을 올리세요. 왼쪽 팔꿈치로 실행자의 왼쪽 승모근을 누르고, 오른손으로 머리를 누르세요. 이때 승모근을 누르는 힘과 머리를 누르는 힘의 정도는 같아야 합니다.

실행자 Tip
편한 자세로 바르게 앉아 왼팔을 보조자 다리 위에 걸치시고 오른손은 편한 위치에 자연스럽게 내려놓으세요. 그런 다음 척추를 곧게 세워 편안한 호흡과 함께 깊은 이완을 느껴보세요.

목에 좋은 아사나2

Lowering Your Neck Forward

목을 앞으로 숙이는 자세

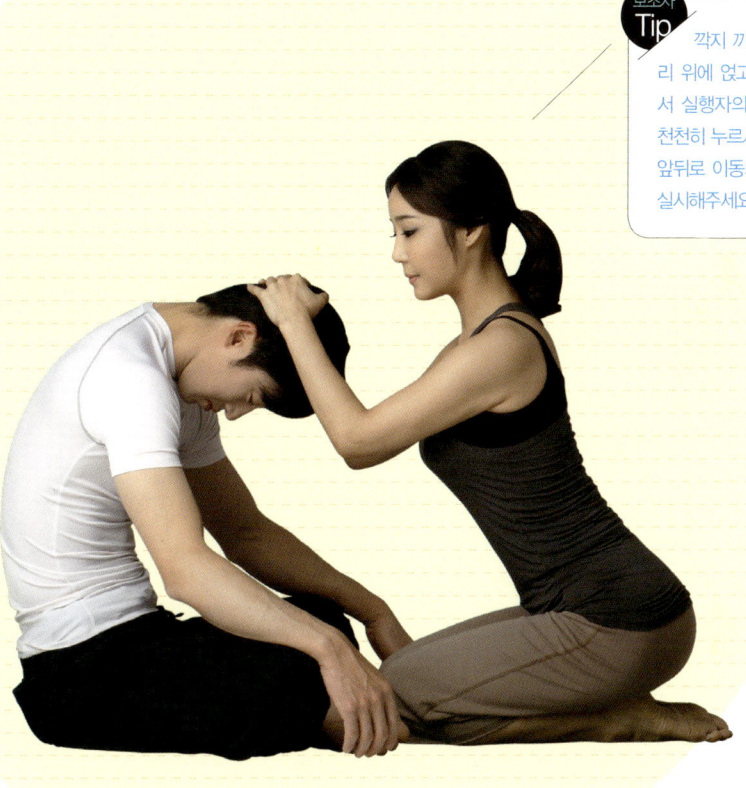

보조자 Tip
깍지 낀 두 손을 실행자 머리 위에 얹고 서로 호흡을 나누면서 실행자의 머리를 아래로 향해 천천히 누르세요. 실행자의 상체가 앞뒤로 이동되지 않도록 주의해서 실시해주세요.

실행자 Tip
편한 자세로 앉아 양손을 무릎 위에 얹은 다음 고개를 숙이고 상체에 힘을 완전히 빼주세요. 이때 몸의 어떤 부위에도 긴장을 주면 안됩니다. 의심과 긴장은 요가에서 불필요한 요소인 것 잊지마세요.

목에 좋은 아사나3
Tilting Your Neck and Upper Body to The Side
목과 상체를 옆으로 기울이는 자세

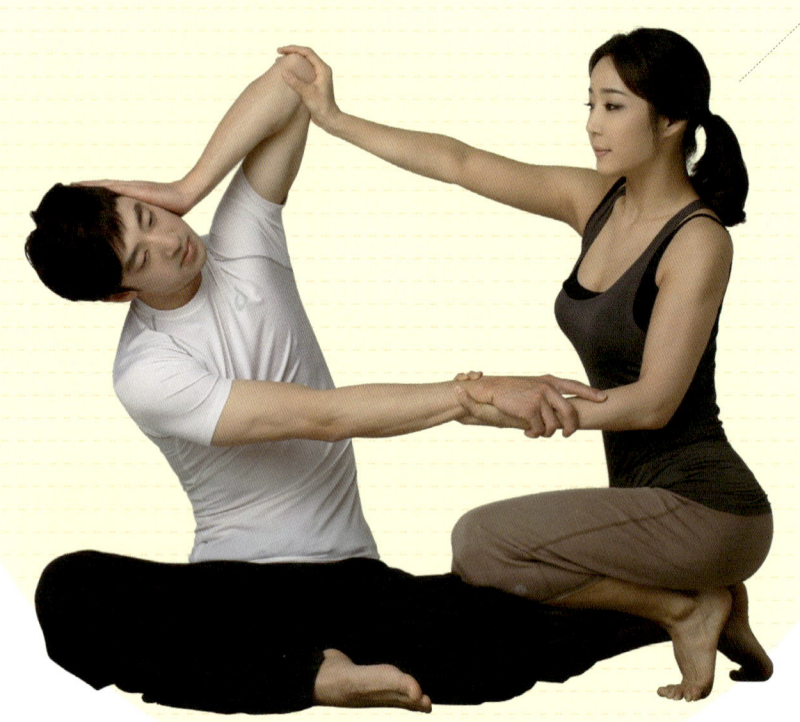

보조자 Tip
왼다리 무릎을 실행자 왼쪽 허벅지 위에 얹어 주세요. 완성 자세를 했을 때 무게 중심이 오른쪽으로 이동되는 것을 방지하기 위해서 입니다. 왼손으로 실행자의 오른 손목을 잡고 오른손으로는 팔꿈치를 잡으세요. 그리고 손목은 당기고 팔꿈치는 밀어내세요. 당기는 힘과 밀어내는 힘의 정도는 5 : 5로 해야 합니다.

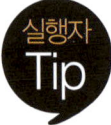

실행자 Tip
편한 자세로 앉아 왼손을 왼쪽 귀에 댄 후, 오른손은 보조자의 손목을 잡으세요. 스스로 상체를 기울이는 것이 아니라 보조자의 보조에 따라 몸이 자연스럽게 반응해야 합니다. 특정한 자세를 만들려는 노력을 하지 말고 보조자의 리드에 따라가세요.

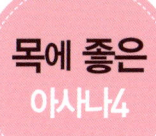

Raising Your Head up While Lying on Your Back

누워서 머리 들기 자세

보조자
Tip
양다리를 실행자의 어깨 위에 올리면 어깨가 바닥에서 떨어지는 것을 방지할 수 있습니다. 양손으로 실행자의 머리를 들어올리세요. 실행자의 어깨가 최대한 바닥과 가까이 있게 하고 머리를 밀 때는 아주 조심스럽게 천천히 밀어내는 게 중요합니다.

THERAPY YOGA

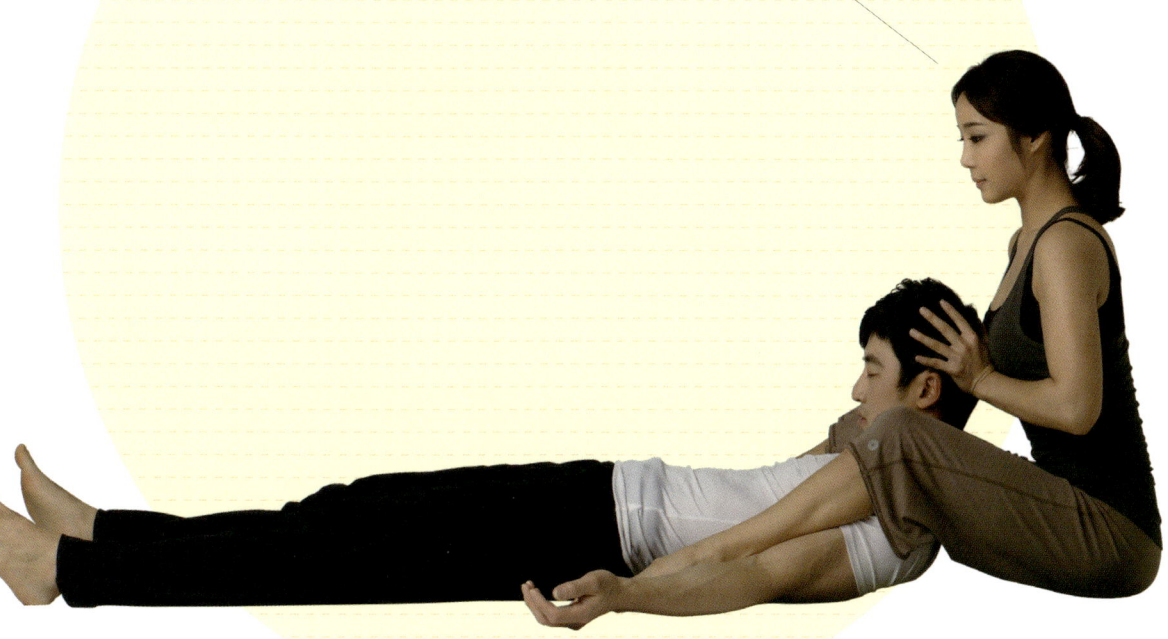

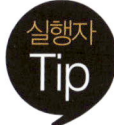

시체 자세로 누우세요. 이때 다리의 너비는 골반너비로, 양손은 가장 편한 위치에 놓으세요. 손바닥은 하늘을 향하고, 온 몸에 힘을 빼서 호흡에만 집중해보세요. 그러면 깊은 이완이 느껴질 것입니다.

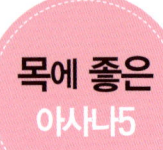

목에 좋은 아사나5

Rabbit Position (Variation)

토끼 자세 변형

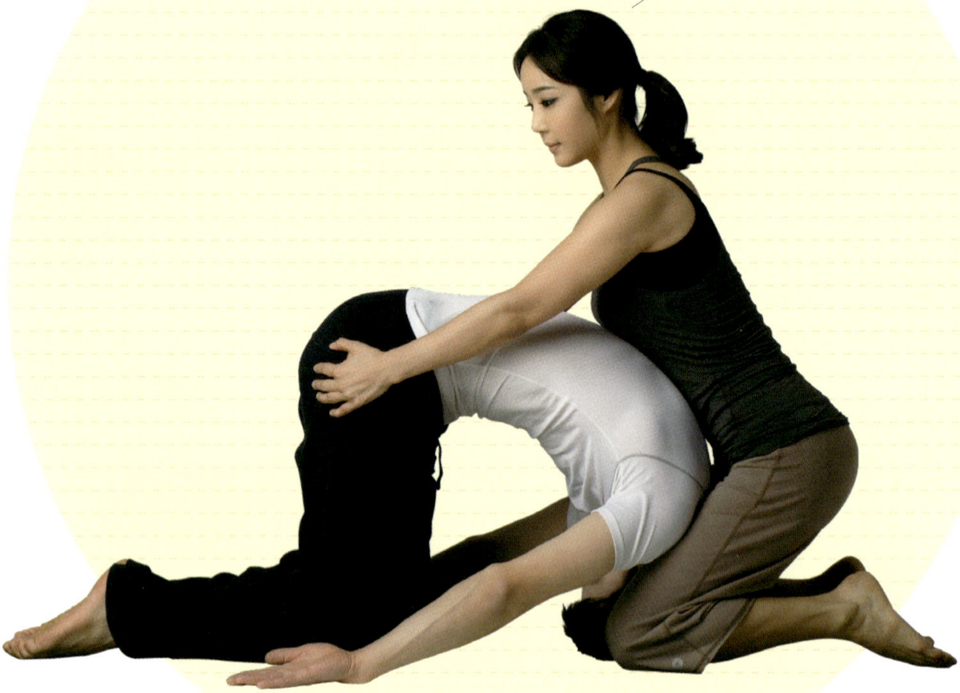

보조자 Tip
실행자의 머리 옆에 무릎을 두고 실행자의 등과 내 배가 만나게 한 후 양손으로 실행자의 엉덩이를 잡고 앞으로 당겨주세요.

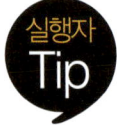

실행자 Tip
아기 자세로 엎드린 상태에서 엉덩이를 들어 올린 후 손등을 바닥에 대고 어깨의 긴장을 푸세요. 이때 발등이 바닥에서 떨어지지 않게 주의하고, 등으로 보조자를 밀어내는 듯한 느낌으로 자세를 유지해주세요.

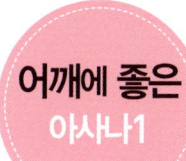

어깨에 좋은 아사나1

Stretching Turn

기지개 켜는 자세

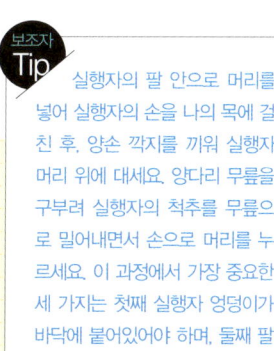

보조자 Tip

실행자의 팔 안으로 머리를 넣어 실행자의 손을 나의 목에 걸친 후, 양손 깍지를 끼워 실행자 머리 위에 대세요. 양다리 무릎을 구부려 실행자의 척추를 무릎으로 밀어내면서 손으로 머리를 누르세요. 이 과정에서 가장 중요한 세 가지는 첫째 실행자 엉덩이가 바닥에 붙어있어야 하며, 둘째 팔을 최대한 뻗어주는 겁니다. 그리고 셋째는 척추를 최대한 신전시키는 겁니다.

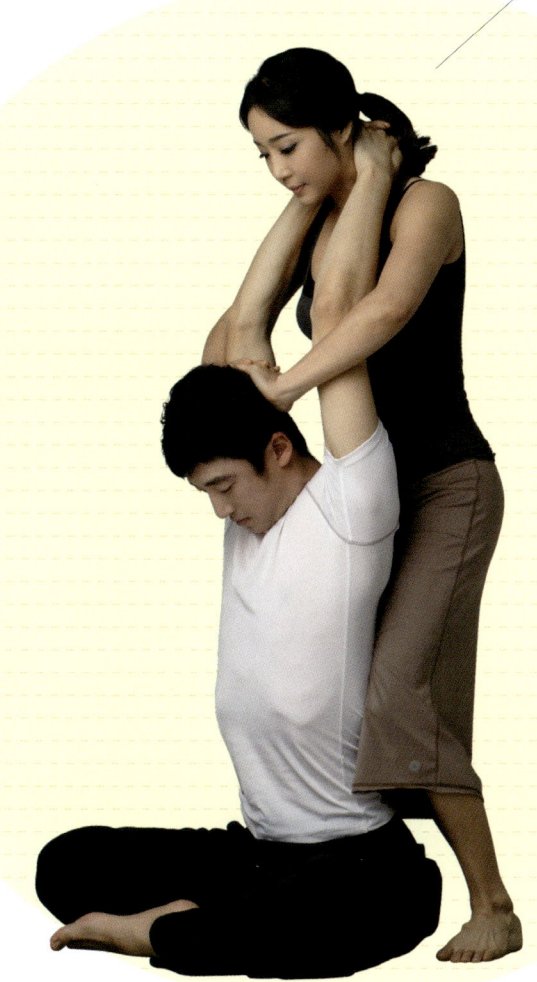

실행자 Tip

편하게 앉은 상태에서 양손 깍지를 끼워 팔을 위로 뻗어올리고, 턱을 당겨 양손으로 보조자의 목을 잡으세요. 그런 후 가슴을 앞으로 내밀고 호흡과 함께 자극이 오는 곳에 집중해보세요.

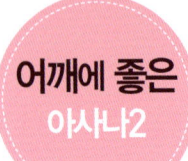

어깨에 좋은 아사나2

Opening The Shoulders

어깨 열기 자세

> **보조자 Tip**
> 실행자의 팔 안으로 팔을 넣는데, 바깥쪽에서 안쪽으로 넣어야 합니다. 손가락을 벌려서 손바닥으로 실행자의 등을 밀어내세요. 동시에 팔꿈치를 안쪽으로 모아주는 게 포인트입니다.

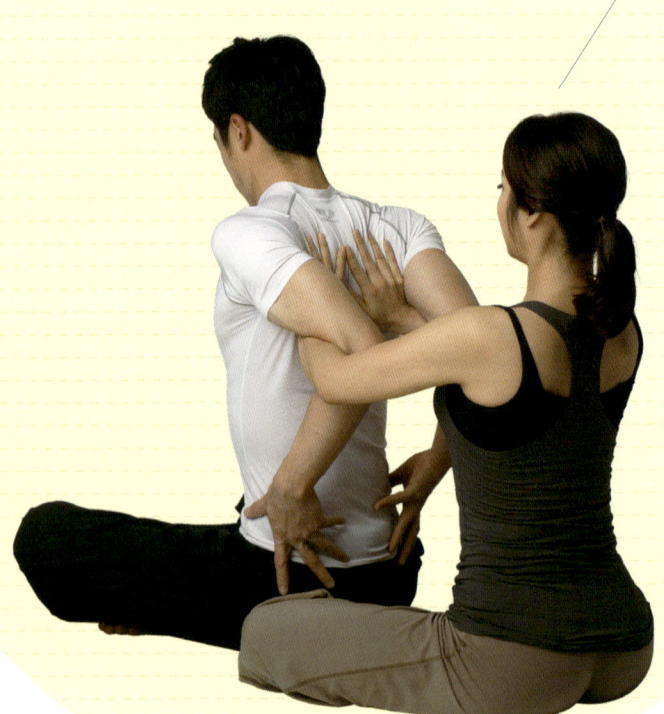

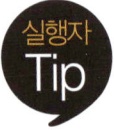

실행자 Tip

편하게 앉은 상태에서 양손을 허리 위에 얹으세요. 손가락은 아래를 향해야 합니다. 턱을 당기고 바르게 세우세요.

어깨에 좋은 아사나3

Opening Up Your Shoulders and Chest

어깨와 가슴 열기 자세

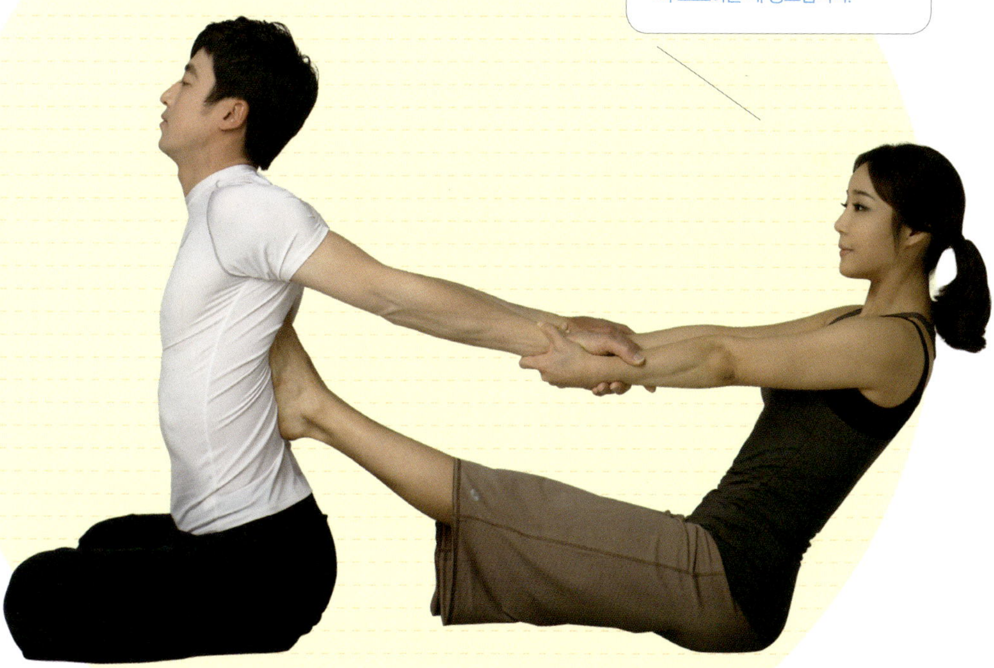

보조자 Tip 양발을 실행자의 등 위에 댄 후 양손은 실행자의 손목을 잡으세요. 발로 등을 밀어내고 손으로는 팔을 당겨줍니다. 이때 실행자의 상체가 앞으로 숙여지거나 뒤로 눕지 않게 실행자의 자세를 체크하면서 보조하는 게 중요합니다.

실행자 Tip 편하게 앉은 상태에서 양팔을 뒤로 뻗은 후 양손으로 보조자의 손목을 잡으세요. 어깨와 목이 가장 편안한 상태를 유지하는 게 효과적인 실천법입니다.

어깨에 좋은 아사나4

Relaxing Your Neck and Shoulders

목과 어깨를 이완하는 자세

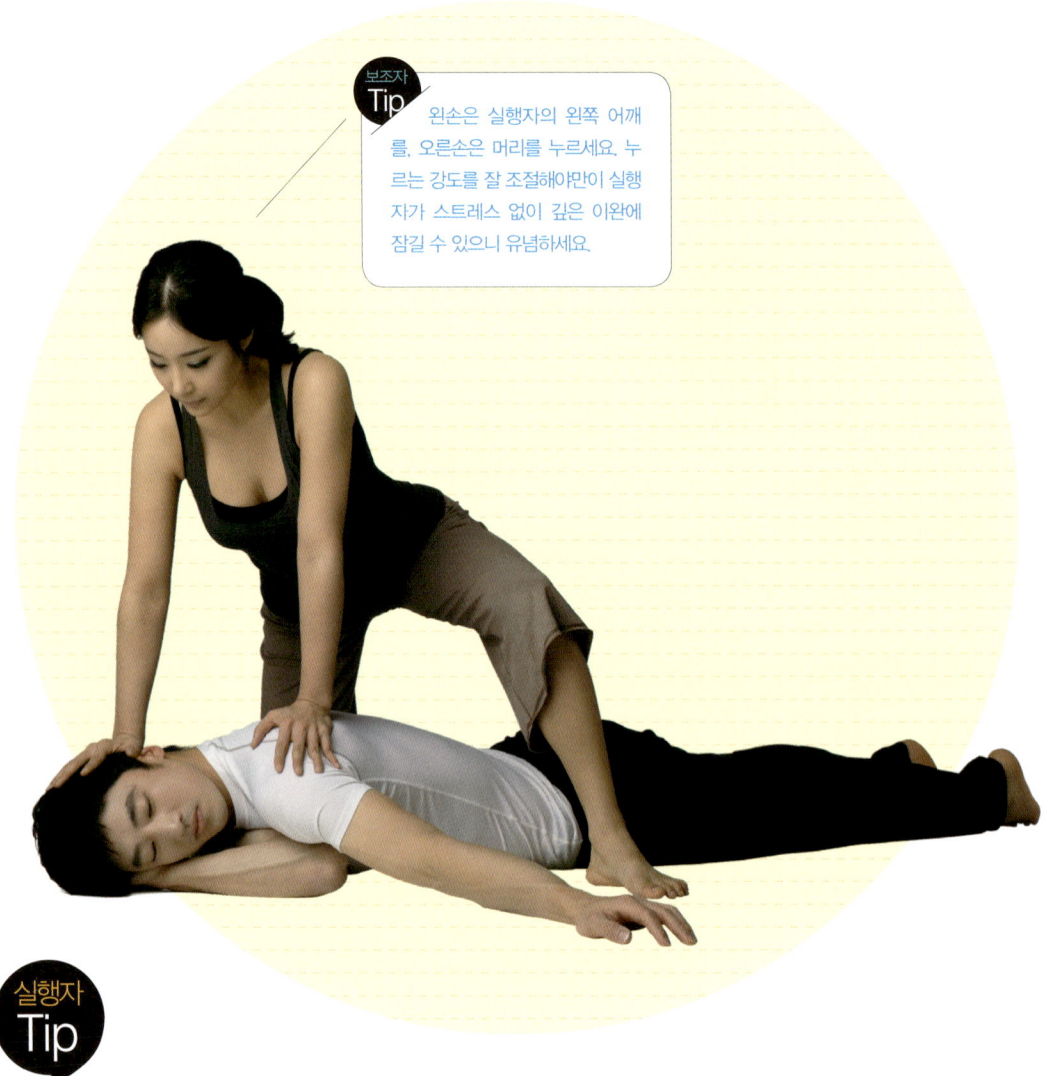

보조자 Tip
왼손은 실행자의 왼쪽 어깨를, 오른손은 머리를 누르세요. 누르는 강도를 잘 조절해야만이 실행자가 스트레스 없이 깊은 이완에 잠길 수 있으니 유념하세요.

실행자 Tip
편하게 엎드린 상태에서 오른손을 오른쪽 귀에 대고 오른팔 전체를 바닥에 댑니다. 양발은 골반너비 만큼 벌리고 왼팔은 옆으로 뻗어 힘을 빼주면 됩니다.

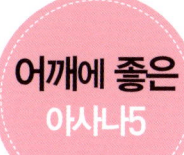

어깨에 좋은 아사나5

Raising Your Upper Body

상체 들어 올리기 자세

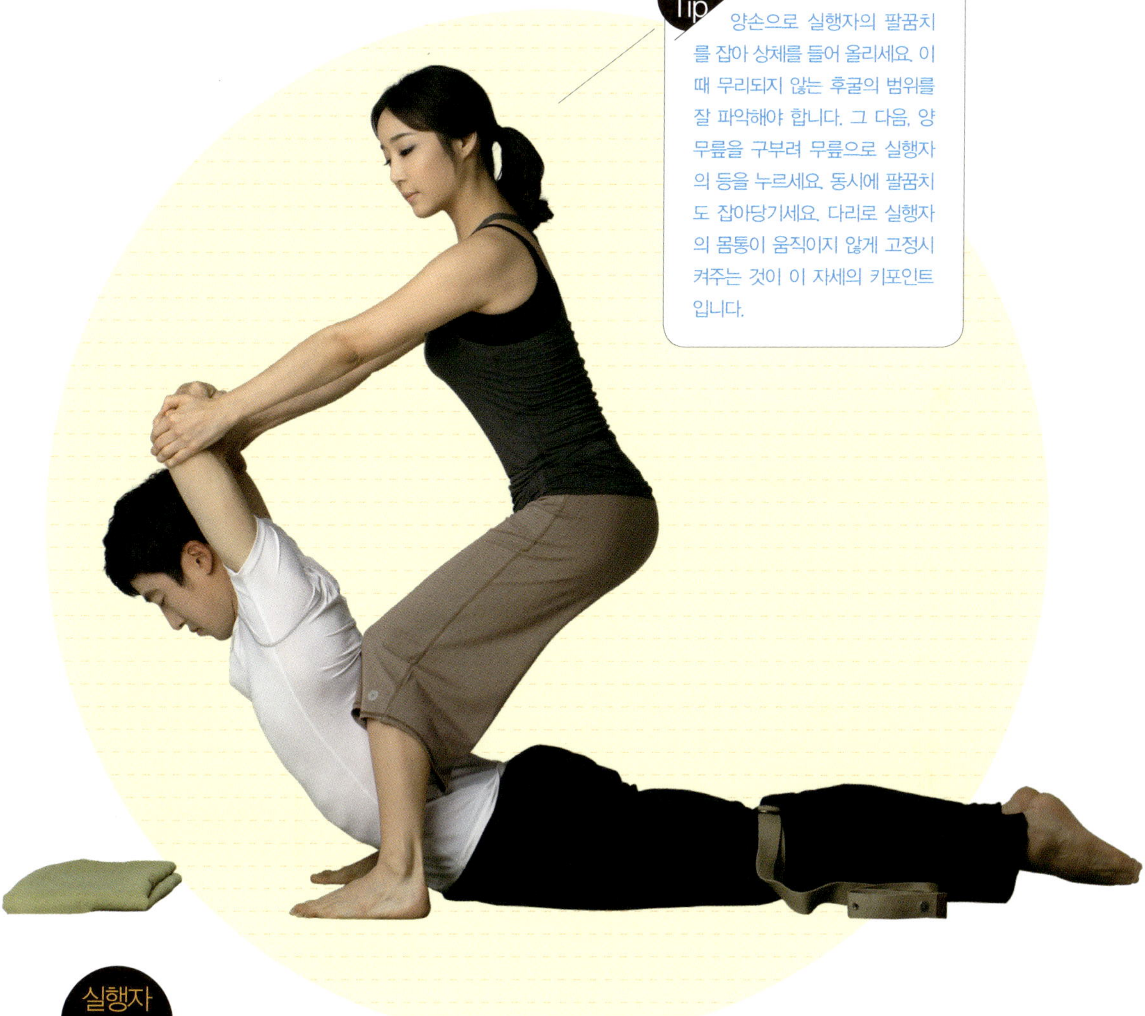

보조자 Tip

양손으로 실행자의 팔꿈치를 잡아 상체를 들어 올리세요. 이 때 무리되지 않는 후굴의 범위를 잘 파악해야 합니다. 그 다음, 양 무릎을 구부려 무릎으로 실행자의 등을 누르세요. 동시에 팔꿈치도 잡아당기세요. 다리로 실행자의 몸통이 움직이지 않게 고정시켜주는 것이 이 자세의 키포인트입니다.

실행자 Tip

우선 편하게 엎드린 상태에서 스트랩을 무릎 위에 묶으세요. 안정감을 갖기 위해서랍니다. 그런 다음 양손으로 팔꿈치를 잡으세요. 완성된 자세에서는 고개를 숙이고 괄약근을 강하게 조이는 게 중요합니다. 만약 스트랩이 없다면 그냥 실시해도 무관합니다.

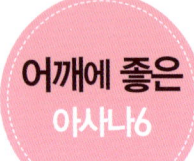

어깨에 좋은 아사나 6

Extending Your Shoulders

어깨 늘리기 자세

보조자 Tip
실행자에게 가까이 다가가 무릎을 꿇고 앉은 후, 양손으로 실행자의 팔꿈치를 잡아 내 몸 방향으로 당기세요. 보조를 하는데 팔로 당기는 힘이 부족하다면 엉덩이를 들어올려 체중을 실어보세요. 한결 편한 보조가 될 수 있을 겁니다.

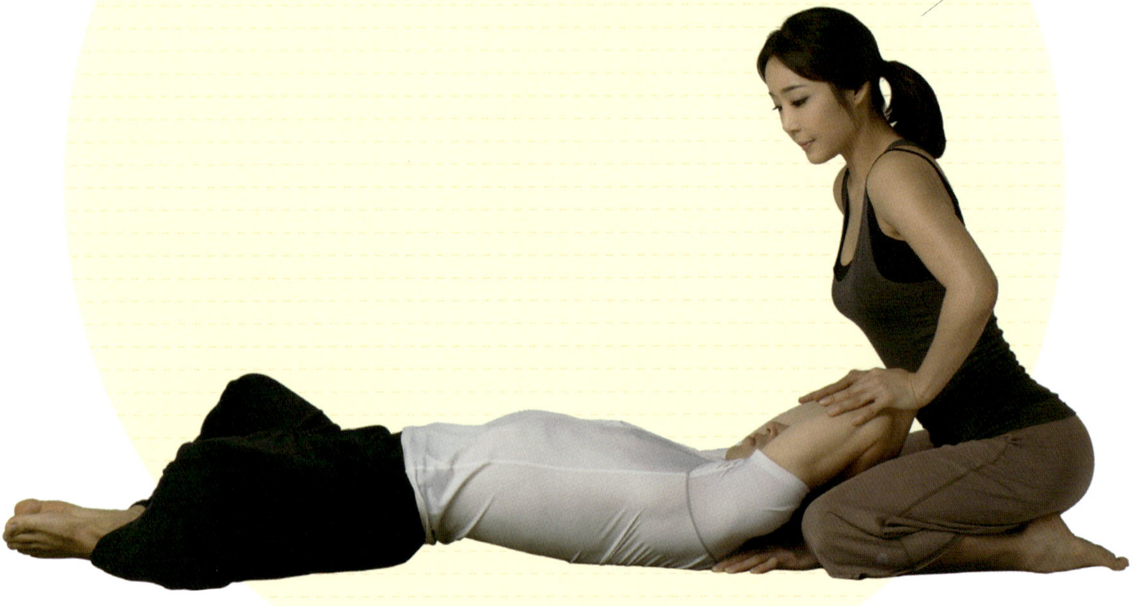

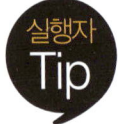

실행자 Tip
먼저 편하게 누운 상태에서 발바닥을 마주치고 하체에 힘을 뺀 후, 손목을 꺾어 손바닥을 귀 옆 부근 바닥에 내려 놓으세요. 손가락은 벌리고 팔꿈치는 어깨너비와 동일한 간격으로 만들어야 합니다.

척추에 좋은 아사나1

Twisting Your Upper Body

상체 비틀기 자세

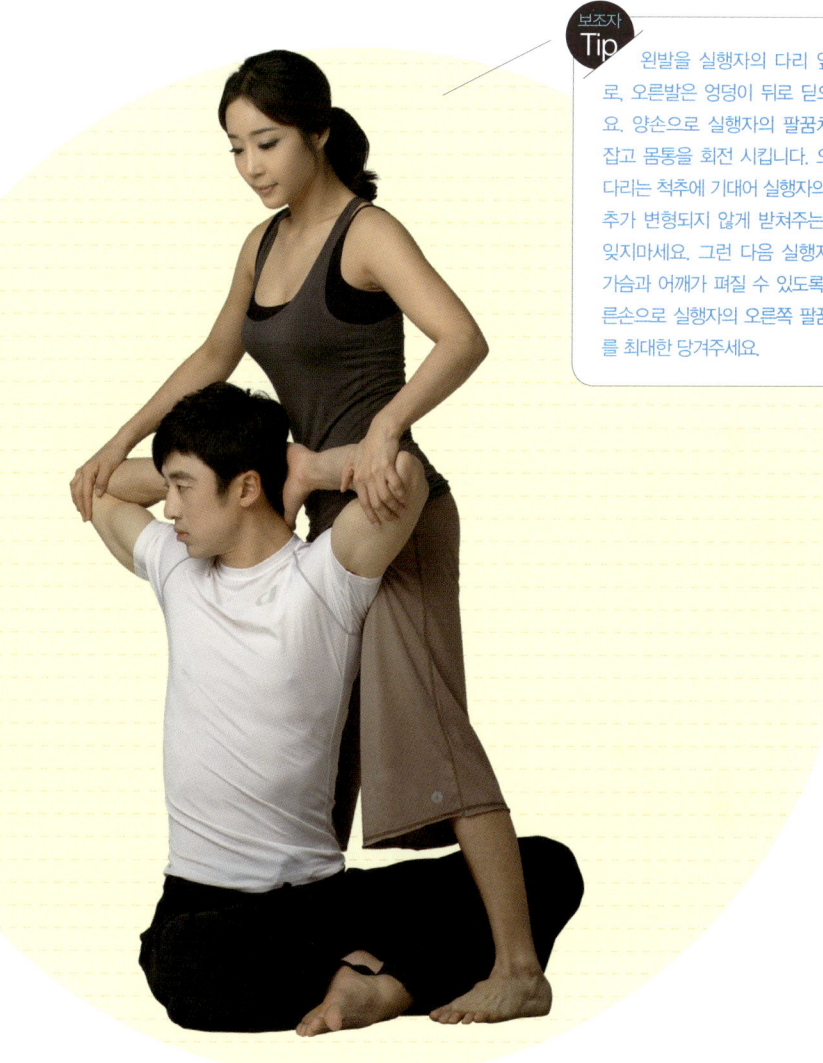

보조자 Tip
왼발을 실행자의 다리 앞으로, 오른발은 엉덩이 뒤로 딛으세요. 양손으로 실행자의 팔꿈치를 잡고 몸통을 회전 시킵니다. 오른 다리는 척추에 기대어 실행자의 척추가 변형되지 않게 받쳐주는 거 잊지마세요. 그런 다음 실행자의 가슴과 어깨가 펴질 수 있도록 오른손으로 실행자의 오른쪽 팔꿈치를 최대한 당겨주세요.

실행자 Tip
편하게 앉은 상태에서 양손 깍지를 끼워 머리 뒤로 얹으세요. 척추를 바르게 세워 보조자가 몸을 회전시키는 방향으로 머리와 시선이 따라가야 합니다. 양쪽 엉덩이는 바닥에 붙어있는 게 올바른 자세입니다.

척추에 좋은 아사나 2

Grasshopper Position (Variation)

메뚜기 자세 변형

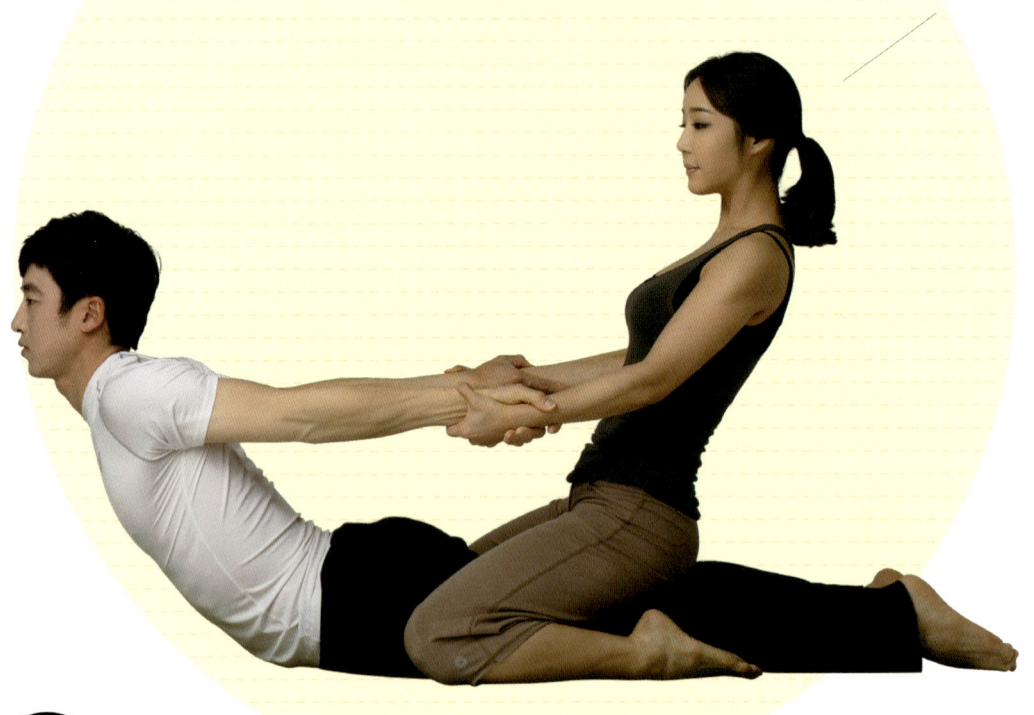

보조자 Tip
실행자의 다리 위에 앉아 실행자의 손목을 잡고 상체를 들어 올리세요. 이때 실행자 어깨와 손목의 위치는 측면에서 봤을 때 수평이 되어야 합니다. 지나치게 당기면 허리에 무리를 줄 수 있으니 후굴의 정도에 따라 당기는 강도를 조절하는 것, 꼭 염두하세요.

실행자 Tip
턱을 바닥에 대고 편안하게 엎드린 후 다리를 가지런히 모아 양팔을 뒤로 뻗으세요. 그런 다음 보조자의 손목을 잡고 괄약근을 조여보세요. 상체를 들어올린 상태에서는 어깨가 올라가지 않도록 주의하고 시선은 정면을 향해줍니다.

척추에 좋은 아사나3

A Bow That Is on Its Stomach(Variation)

엎드린 활 자세 변형

THERAPY YOGA

보조자 Tip
실행자의 발바닥 위에 앉을 때 실행자의 발바닥과 내 엉덩이는 안전하게 만나야 합니다. 그런 다음 양손으로 실행자의 손목을 잡아당겨 상체를 들어 올리세요. 이때 실행자의 무릎이 바닥에서 떨어지지 않도록 보조하는 게 중요합니다.

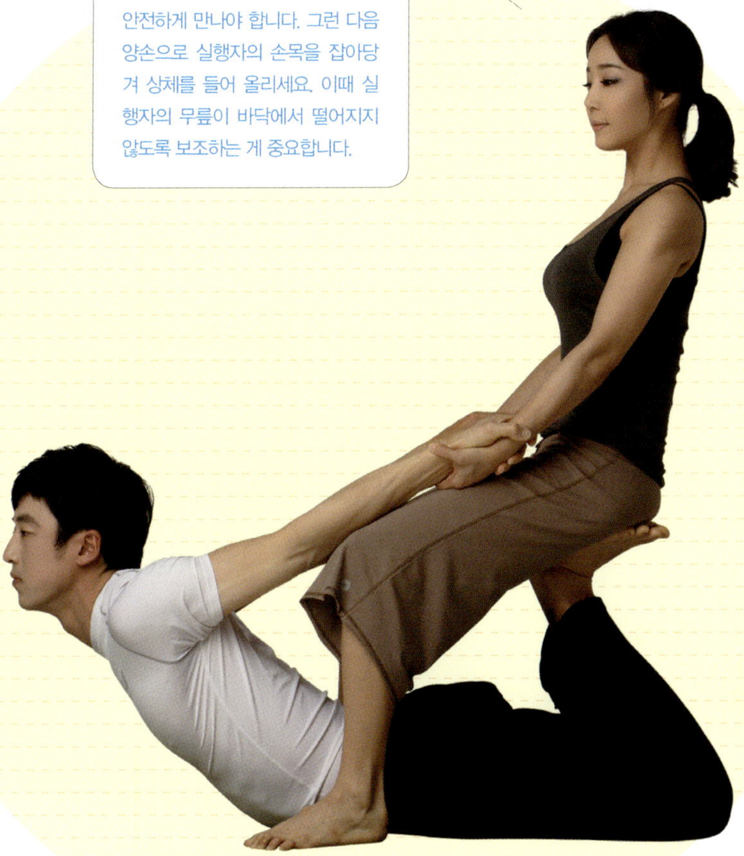

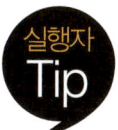

실행자 Tip

턱을 바닥에 대고 편안하게 엎드린 후 양다리를 골반너비로 벌려 무릎을 구부리세요. 발가락이 아래를 향하도록 발목을 꺾어야 보조자의 엉덩이에 발바닥을 댈 수 있습니다. 양팔은 뒤로 뻗어 보조자의 손목을 잡아주세요.

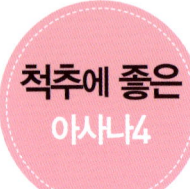

척추에 좋은 아사나4

A Bow That Is Lying Down (Variation)

누운 활 자세 변형

보조자 Tip

바르게 누운 상태에서 양다리 무릎을 구부리세요. 다리의 너비는 실행자의 체형에 따라 조절해야 하는데, 일반적으로 10센티 정도 벌리는 게 적당합니다. 실행자 허리가 무릎 위에 올라올 수 있게 실행자 팔을 잡아 서서히 눕히세요. 그런 다음 두 손으로 머리를 받치고 허리 유연성 정도에 따라 무릎의 높이로 굴절의 범위를 조절하면 됩니다. 담요를 이용한다면 서로 맞닿는 부위에 불편함이 없으니 담요를 활용해보세요.

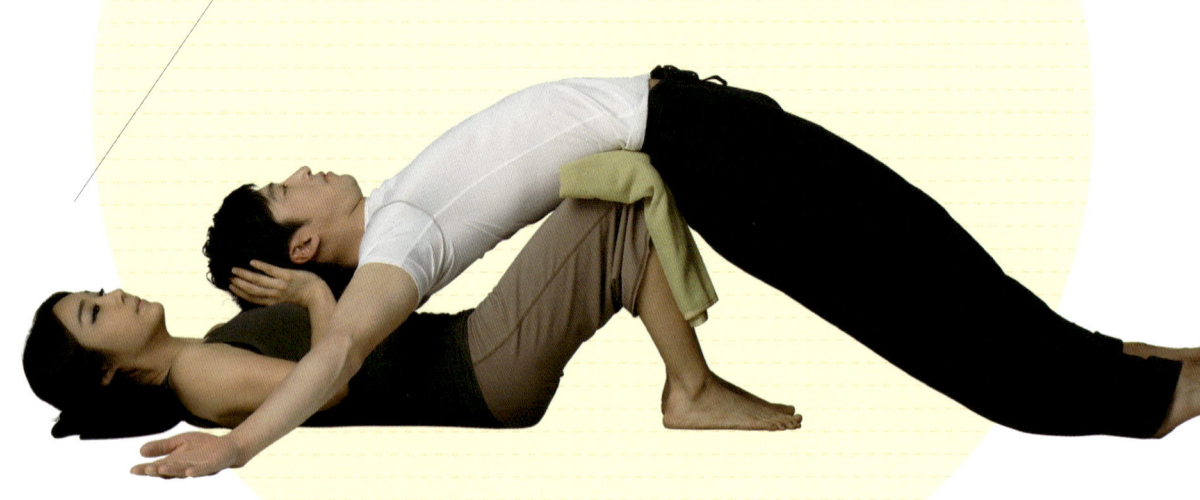

실행자 Tip

보조자의 무릎 바로 아래 부분에 엉덩이를 댄 다음 서서히 누우세요. 이때 팔은 옆으로 벌려 손에 힘을 빼고, 다리는 골반너비 만큼 벌려 발에 힘을 빼주세요. 뒤꿈치가 머리에서 가장 먼 곳에 있어야 자세를 편안하게 유지할 수 있습니다.

척추에 좋은 아사나5

Twist Position

비틀기 자세

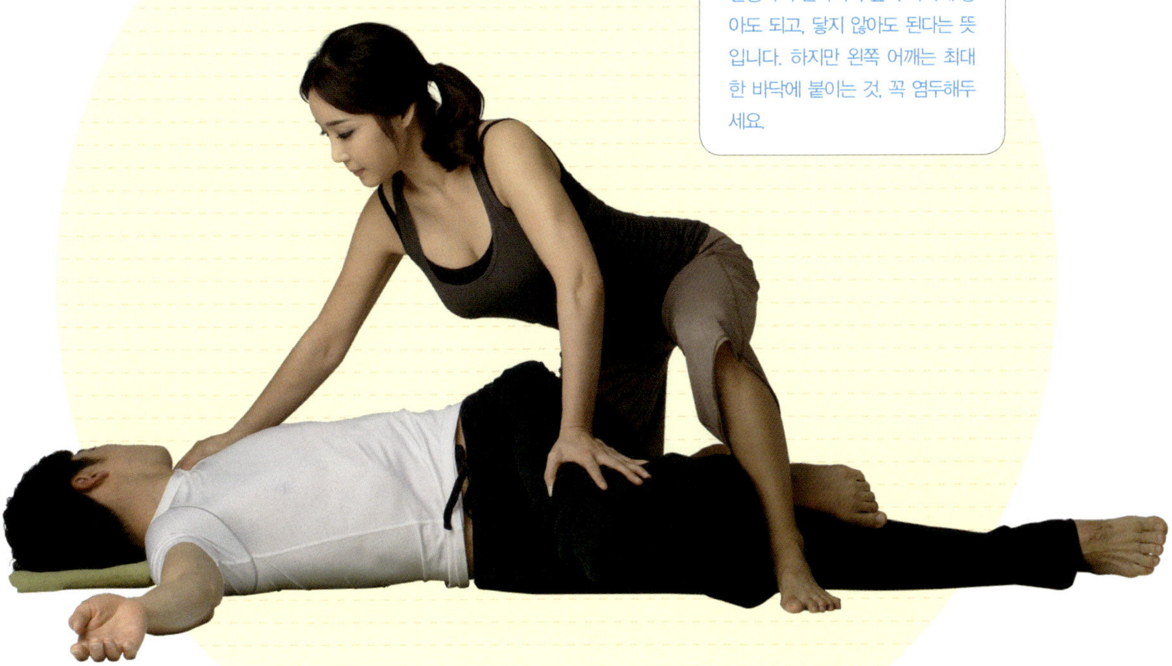

THERAPY YOGA

보조자 Tip

왼다리로 실행자의 왼쪽 발목과 오른다리 무릎을 고정 시키세요. 그런 다음 왼손은 실행자의 왼다리를, 오른손은 실행자의 왼쪽 어깨를 동시에 누르세요. 눌러주는 강도는 실행자의 몸상태에 따라 조절하는 게 좋습니다. 다시 말해서 실행자의 왼다리 무릎이 바닥에 닿아도 되고, 닿지 않아도 된다는 뜻입니다. 하지만 왼쪽 어깨는 최대한 바닥에 붙이는 것, 꼭 염두해두세요.

실행자 Tip

바르게 누운 상태에서 양손을 옆으로 뻗어 십자가 형태를 만드세요. 그런 다음 왼발의 발바닥을 오른다리 무릎 위에 댑니다. 시선은 왼쪽 손끝을 향해가고, 몸과 마음에 긴장과 경직을 버리면 올바른 완성 자세를 만들 수 있습니다.

척추에 좋은 아사나6

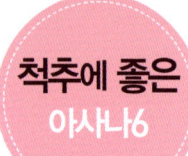

Alligator Position

악어 자세

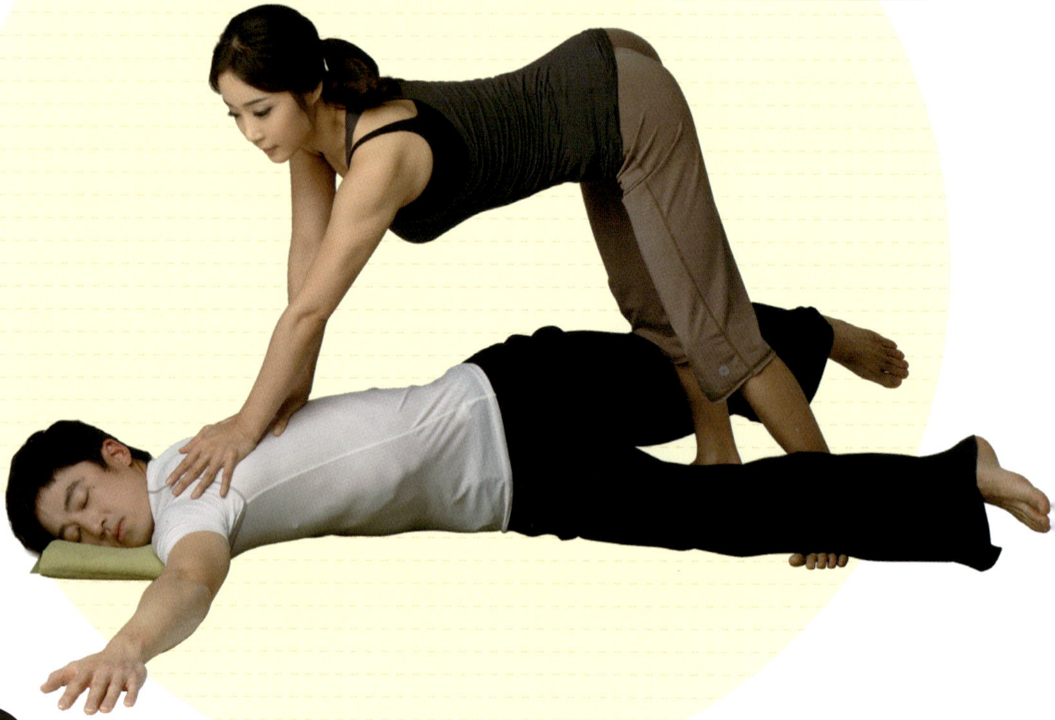

보조자 Tip

왼다리는 실행자의 오른다리를, 오른다리는 실행자의 왼다리를 고정 시키세요. 이때 다리의 각도는 실행자의 몸 상태에 따라 조절해야 합니다. 왼쪽 견갑골 부위를 누르면서 머리와 어깨가 바닥에서 떨어지지 않게 주의하세요.

실행자 Tip

바르게 엎드린 상태에서 턱을 바닥에 대고 양팔을 옆으로 뻗어주세요. 그리고 왼다리를 들어올려 보조자의 리드에 몸을 맡기면 됩니다. 고개를 왼쪽으로 돌려 오른쪽 얼굴 측면을 바닥에 대고 편안하게 호흡하면서 자세를 유지하세요.

골반에 좋은 아사나1

Bat Position

박쥐 자세

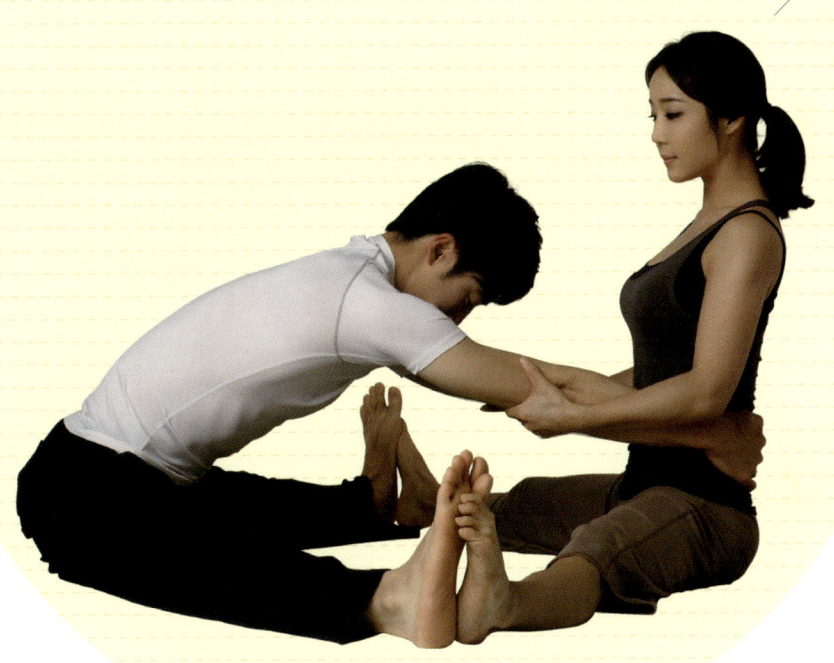

보조자 Tip
다리를 벌리고 앉아 서로의 발바닥을 맞댑니다. 실행자의 손은 보조자의 허리를 잡게 하고 보조자는 실행자의 팔꿈치를 잡으세요. 그리고 실행자의 발모양이 그대로 유지될 수 있게 발바닥을 계속 밀어내세요. 발모양이 바르지 못하면 안정감을 잃게 되니 주의하세요.

실행자 Tip
양다리를 벌려 앉은 후 발가락이 몸통 방향을 향하도록 발목을 꺾고 상체를 숙여 보조자의 허리를 잡으세요. 상체를 숙일 때는 척추를 최대한 뻗어야 하며 발가락은 하늘을 향하는 게 바람직한 자세입니다.

골반에 좋은 아사나2

Baby Position

아기 자세

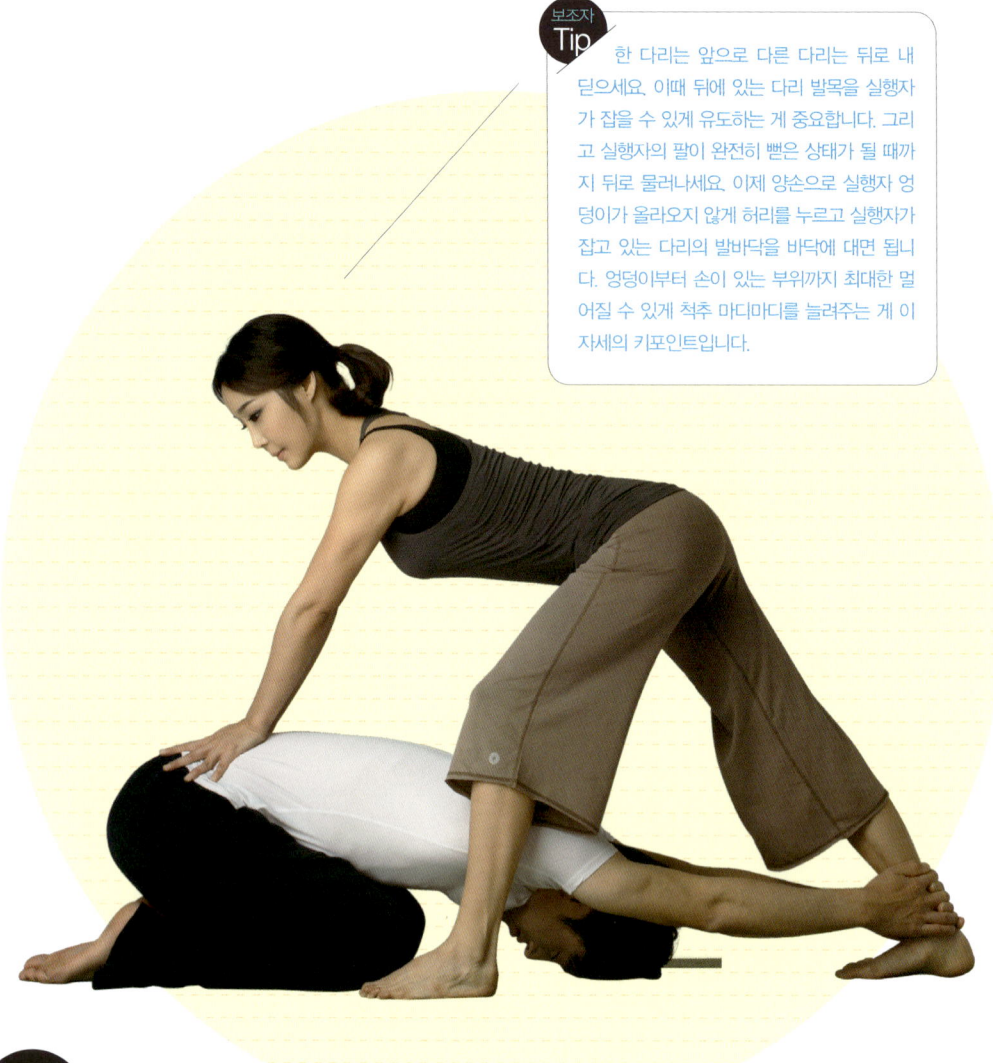

보조자 Tip
한 다리는 앞으로 다른 다리는 뒤로 내딛으세요. 이때 뒤에 있는 다리 발목을 실행자가 잡을 수 있게 유도하는 게 중요합니다. 그리고 실행자의 팔이 완전히 뻗은 상태가 될 때까지 뒤로 물러나세요. 이제 양손으로 실행자 엉덩이가 올라오지 않게 허리를 누르고 실행자가 잡고 있는 다리의 발바닥을 바닥에 대면 됩니다. 엉덩이부터 손이 있는 부위까지 최대한 멀어질 수 있게 척추 마디마디를 늘려주는 게 이 자세의 키포인트입니다.

실행자 Tip
아기 자세로 엎드린 후 양팔을 앞으로 뻗어 보조자의 발목을 깍지 낀 손으로 잡으세요. 이마를 바닥에 대고 척추를 연장 시키면 골반에 좋은 아기 자세가 완성됩니다.

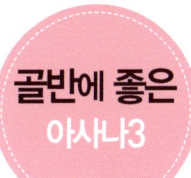

골반에 좋은 아사나3

Lying on Your Stomach and Lifting One Leg Upward

엎드려서 한 다리 들어올리기 자세

THERAPY YOGA

> **보조자 Tip**
> 양다리 무릎으로 실행자의 왼 다리를 고정 시킨 후, 실행자 오른 다리를 들어 오른쪽 어깨에 걸치세요. 이제 상체를 천천히 일으키면서 실행자의 오른다리를 점점 높게 들어 올리면 됩니다.

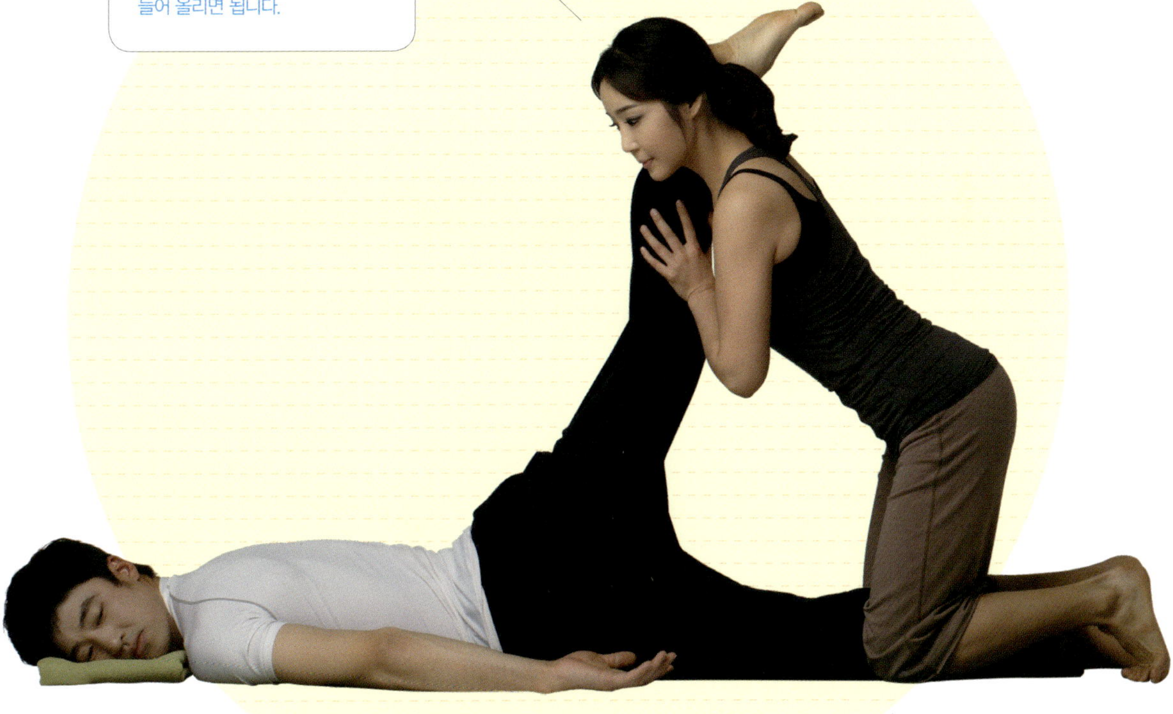

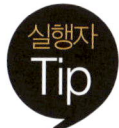

실행자 Tip

편하게 엎드린 상태에서 고개를 왼쪽 방향으로 돌려주세요. 이때 양팔은 몸통 옆에 두고 손바닥은 하늘을 향해야 좋은 자세를 만들 수 있습니다. 그리고 오른다리를 들어 올려 보조자의 리드에 따라가면 됩니다.

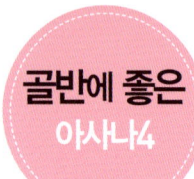

골반에 좋은 아사나4

Enjoying the Wind Ⅰ

바람빼기 자세 Ⅰ

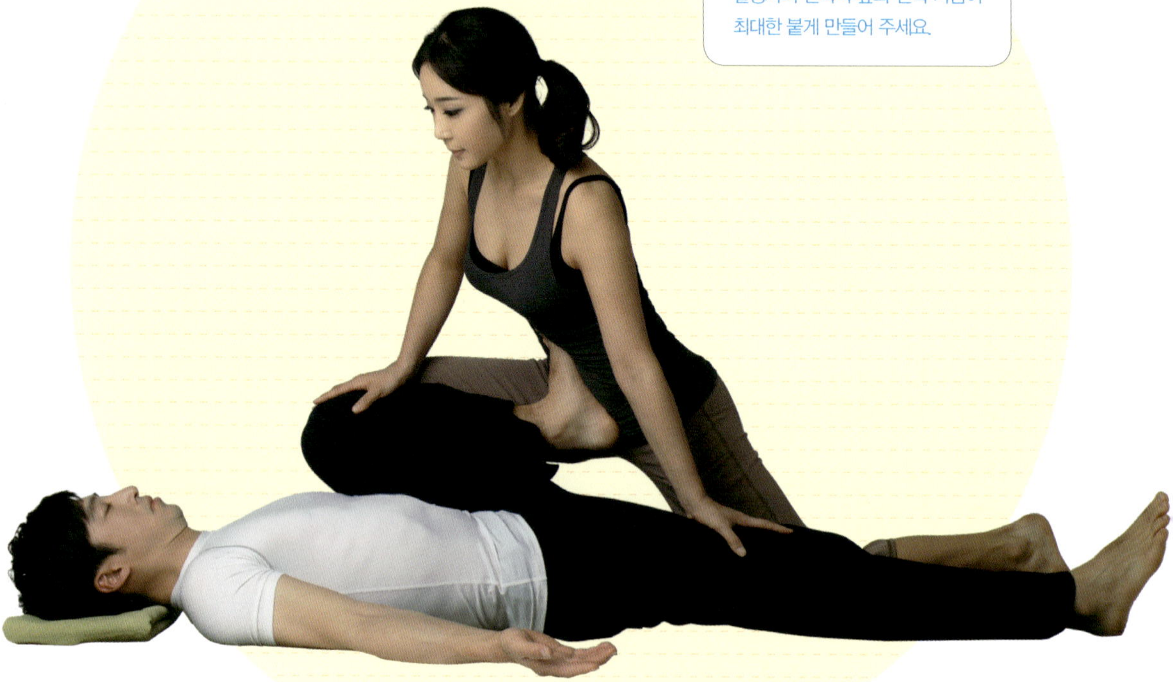

보조자 Tip

배에 실행자의 왼쪽 발바닥을 갖다 대주세요. 왼손은 실행자의 오른다리를, 오른손으로는 왼다리를 눌러주세요. 이제 몸을 앞으로 이동하면서 체중을 실행자에게 전달하면 됩니다. 자세를 취할 때 실행자의 왼쪽 무릎과 왼쪽 가슴이 최대한 붙게 만들어 주세요.

실행자 Tip

바르게 누운 상태에서 양팔을 몸통 옆에 두고 손바닥은 하늘을 향해주세요. 왼다리 무릎을 구부려 발목을 꺾어야 합니다. 턱이 올라오는 것을 막으려면 머리밑에 담요나 얇은 베개를 두고 해도 좋습니다.

골반에 좋은 아사나5

Enjoying the Wind II

바람빼기 자세 II

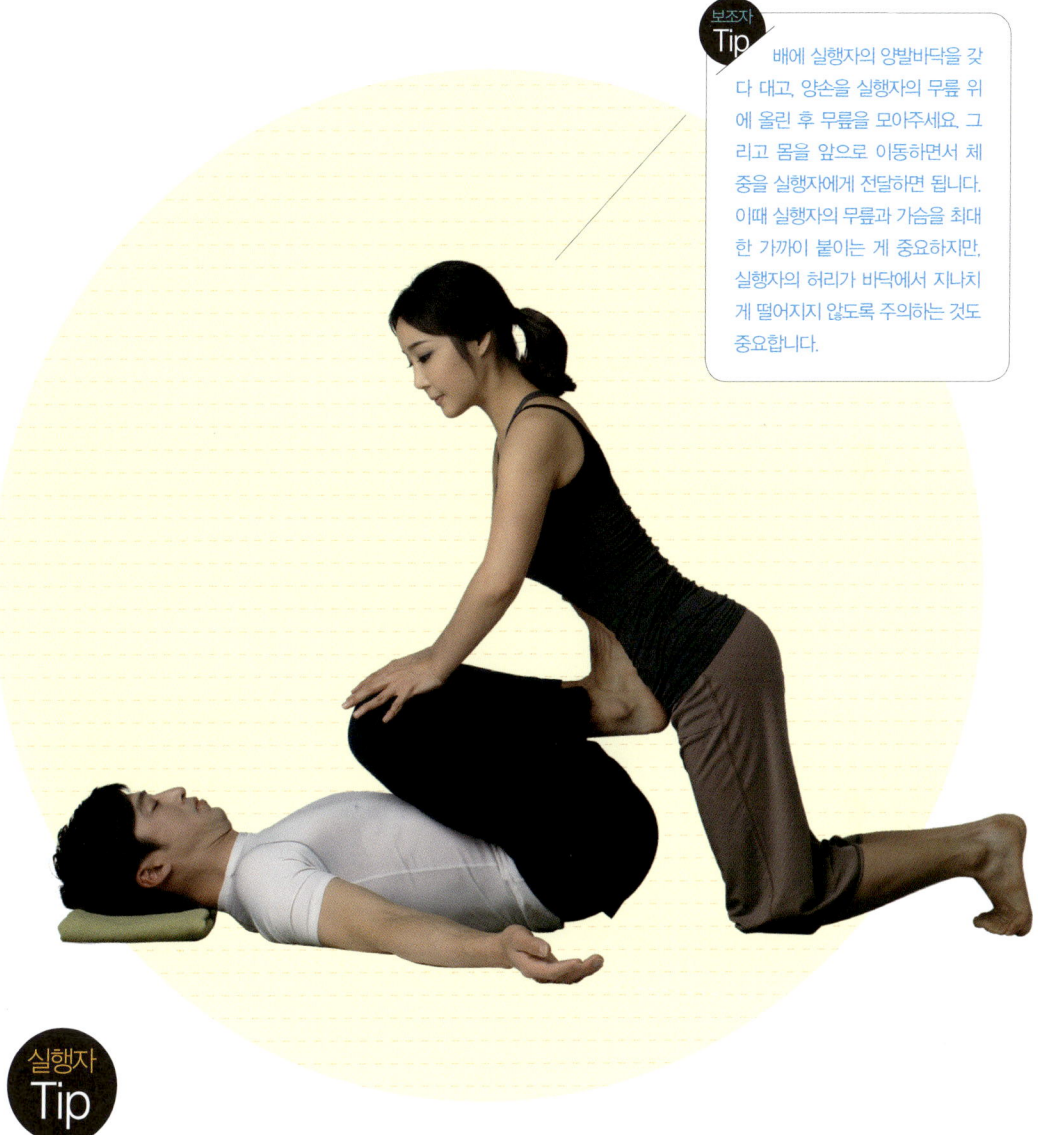

보조자 Tip
배에 실행자의 양발바닥을 갖다 대고, 양손을 실행자의 무릎 위에 올린 후 무릎을 모아주세요. 그리고 몸을 앞으로 이동하면서 체중을 실행자에게 전달하면 됩니다. 이때 실행자의 무릎과 가슴을 최대한 가까이 붙이는 게 중요하지만, 실행자의 허리가 바닥에서 지나치게 떨어지지 않도록 주의하는 것도 중요합니다.

실행자 Tip
바르게 누운 상태에서 양팔은 몸통 옆에 두고 손바닥은 하늘을 향한 후 양다리 무릎을 구부려 발목을 꺾으세요. 턱이 올라오는 것을 막으려면 머리 밑에 담요나 얇은 베개를 두는 것도 좋은 방법입니다.

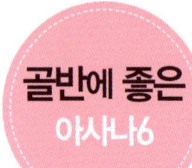

골반에 좋은 아사나6

Enjoying the Wind Ⅲ

바람빼기 자세 Ⅲ

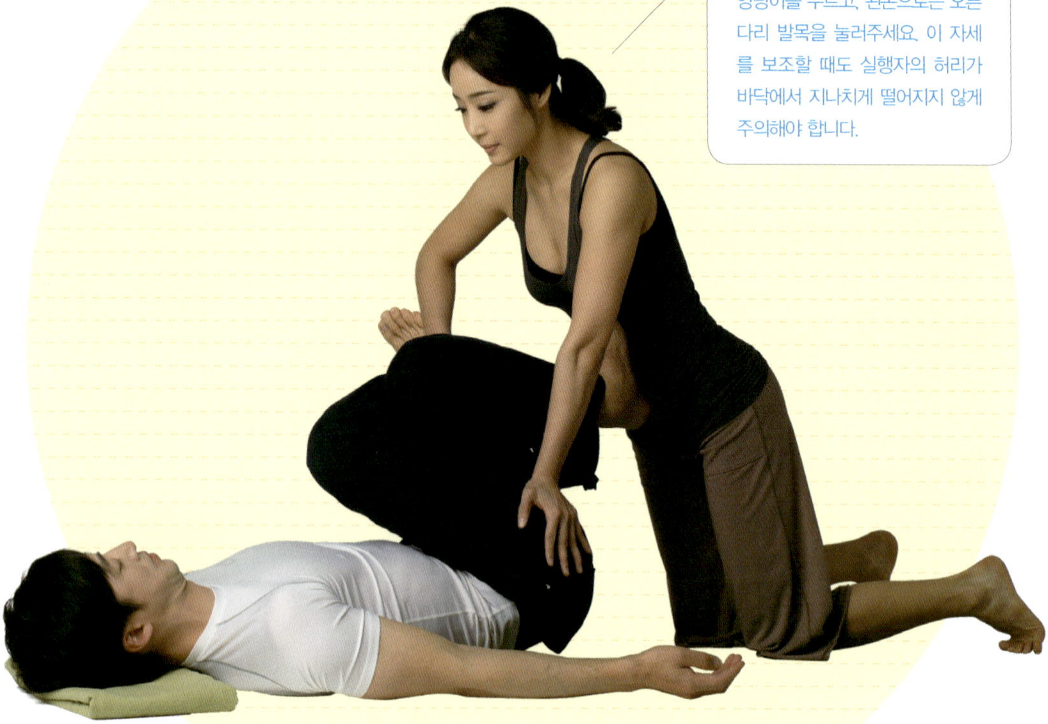

보조자 Tip
배에 실행자의 왼쪽 발바닥을 댄 후 오른손으로 실행자의 오른쪽 엉덩이를 누르고, 왼손으로는 오른 다리 발목을 눌러주세요. 이 자세를 보조할 때도 실행자의 허리가 바닥에서 지나치게 떨어지지 않게 주의해야 합니다.

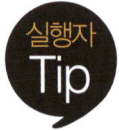

실행자 Tip
바르게 누운 상태에서 양팔은 몸통 옆에 두고 손바닥은 하늘을 향한 후, 양다리 무릎을 구부려 왼다리 위에 오른 다리를 꼬아주세요. 그런 다음 무릎이 서로 겹쳐진 상태로 발목을 꺾어주세요. 턱이 올라오는 것을 막으려면 머리 밑에 담요나 얇은 베개를 깔아주세요.

골반에 좋은 아사나7

Butterfly Position(Variation)

나비 자세 변형

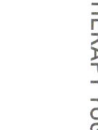

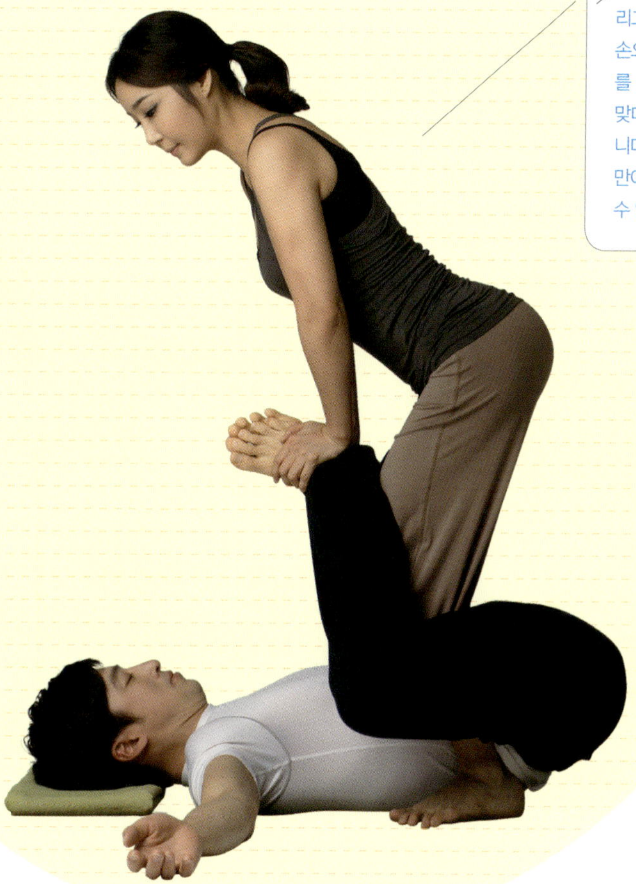

보조자 Tip
양다리를 어깨너비 정도로 벌리고 실행자의 허리 옆에 선 후, 양손으로 실행자의 발목을 잡아 다리를 들어 올리세요. 그리고 발바닥을 맞대어 손으로 발목을 눌러주면 됩니다. 무릎을 구부려 자세를 낮춰야만이 실행자가 편한 자세를 유지할 수 있으니 유념하세요.

실행자 Tip
바르게 누운 상태에서 양팔은 옆으로 벌리고 손바닥은 하늘을 향해주세요. 양다리를 벌려 발바닥을 맞댑니다. 이때 턱이 올라오는 것을 막으려면 머리 밑에 담요나 얇은 베개를 두는 것도 좋은 방법입니다.

골반에 좋은 아사나8

Folding Your Upper and Lower Body

상체와 하체를 접는 자세

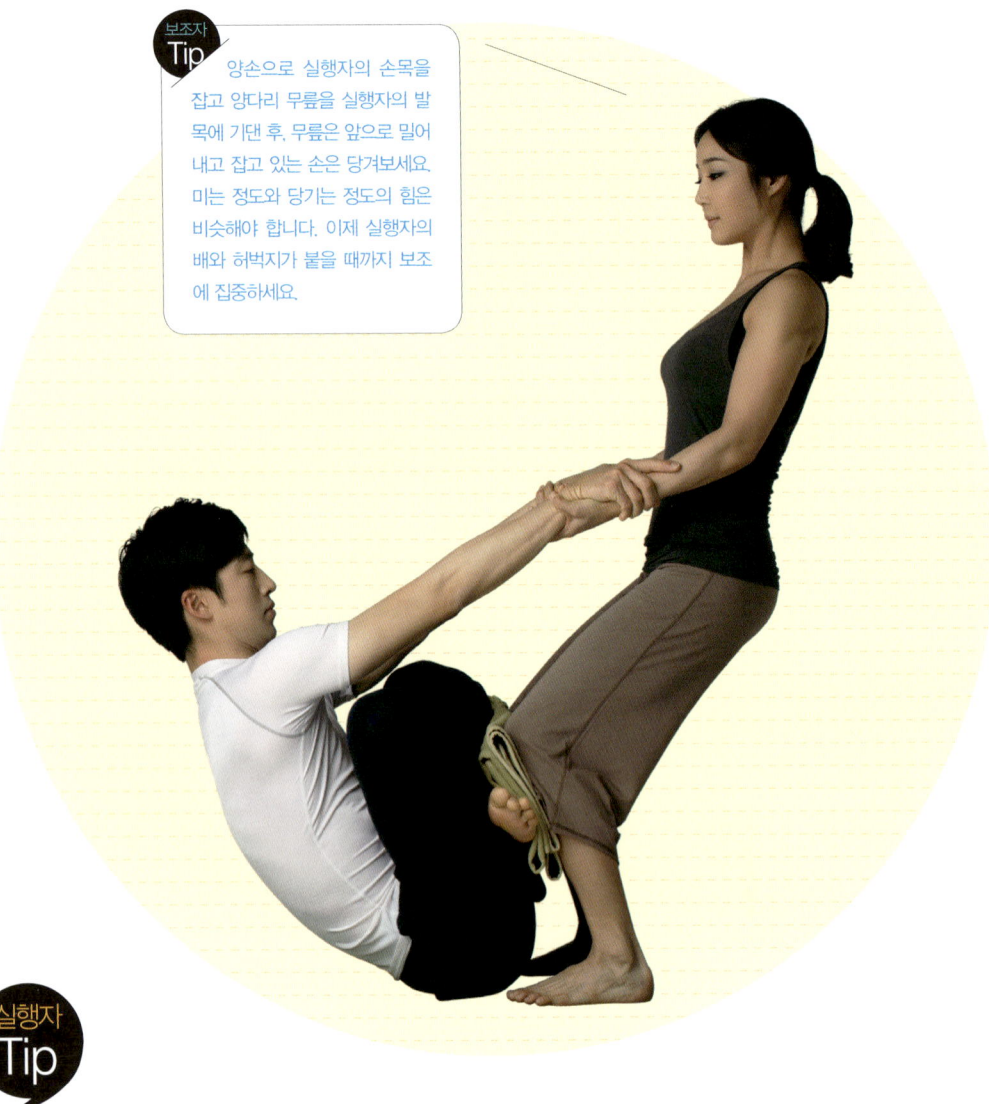

보조자 Tip 양손으로 실행자의 손목을 잡고 양다리 무릎을 실행자의 발목에 기댄 후, 무릎은 앞으로 밀어내고 잡고 있는 손은 당겨보세요. 미는 정도와 당기는 정도의 힘은 비슷해야 합니다. 이제 실행자의 배와 허벅지가 붙을 때까지 보조에 집중하세요.

실행자 Tip 바르게 누운 상태에서 양다리를 들어올려 책상다리를 한 후 양손으로 보조자의 손목을 잡으세요. 그런 다음 보조자의 리드에 따라 심신의 긴장을 풀고 팔을 뻗은 상태를 유지하면 됩니다.

골반에 좋은 아사나9

A Hero Who Lies Down

누운 영웅 자세

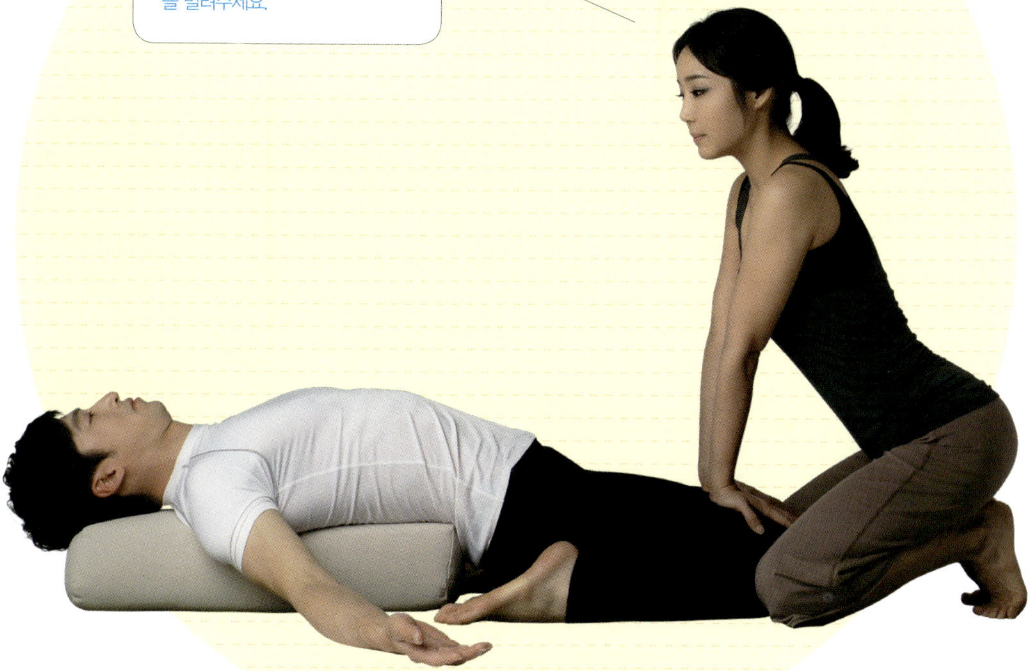

THERAPY YOGA

보조자 Tip
양다리 무릎으로 실행자의 무릎을 조여줍니다. 실행자 무릎이 벌어지거나 바닥에서 들리지 않도록 양손으로 허벅지 아래 부분을 눌러주는 게 올바른 보조법입니다. 보조시 실행자가 너무 불편해 하거나 통증을 호소한다면 무릎의 간격을 벌려주세요.

실행자 Tip

영웅 자세로 앉은 다음, 볼스터에 기대어 서서히 누우세요. 양팔은 가장 편한 위치에 두면 됩니다. 이제 상체의 모든 긴장을 풀고 하체에 집중하세요. 손바닥과 발바닥은 하늘을 향해주는 게 올바른 실천법입니다.

다리에 좋은 아사나 1

Lowering Your Upper Body While Sitting Down

앉아서 상체 숙이기 자세

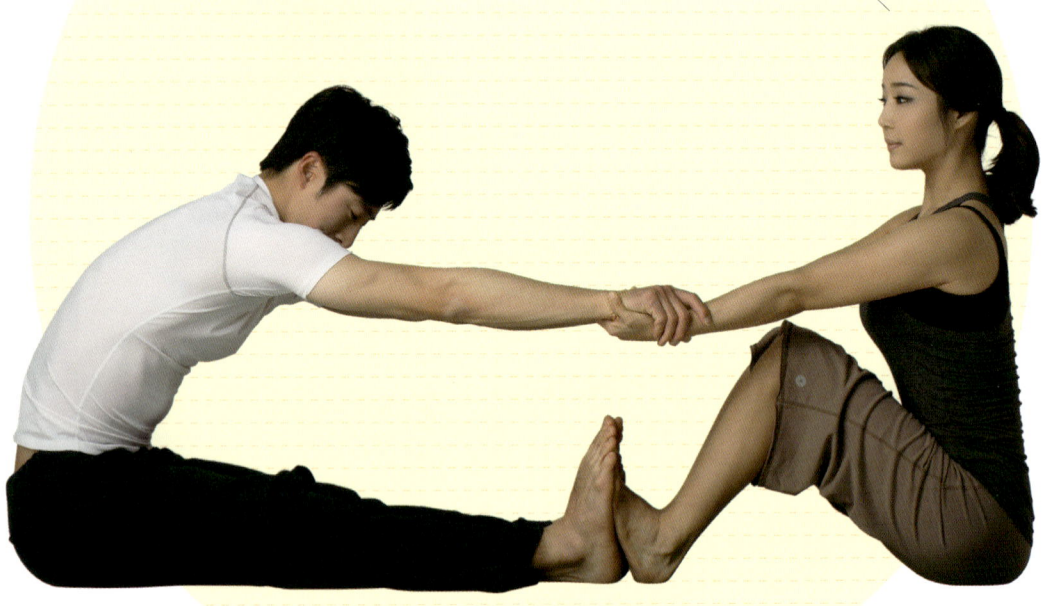

보조자 Tip
발바닥을 서로 맞댄 다음, 실행자의 손목을 잡으세요. 그리고 실행자 발목이 꺾인 상태를 유지할 수 있게 발모양을 잘 잡아준 후, 실행자 몸에 큰 무리가 가지 않는 범위 안에서 손목을 잡아 당기세요. 실행자의 무릎이 구부러지거나 등이 굽어진다면 당기는 힘을 더 약하게 조절해 보세요.

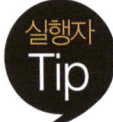

실행자 Tip
양다리를 뻗어 바르게 앉은 후 발가락이 몸통 방향을 향하도록 발목을 꺾으세요. 그리고 팔을 앞으로 뻗어 보조자의 손목을 잡아주세요. 자세를 제대로 만들었으면 어깨와 목에 힘을 빼고 척추를 최대한 늘리면 됩니다.

다리에 좋은 아사나2

Holding One Leg Up While Lying Down

누워서 한 다리 들어올리기 자세

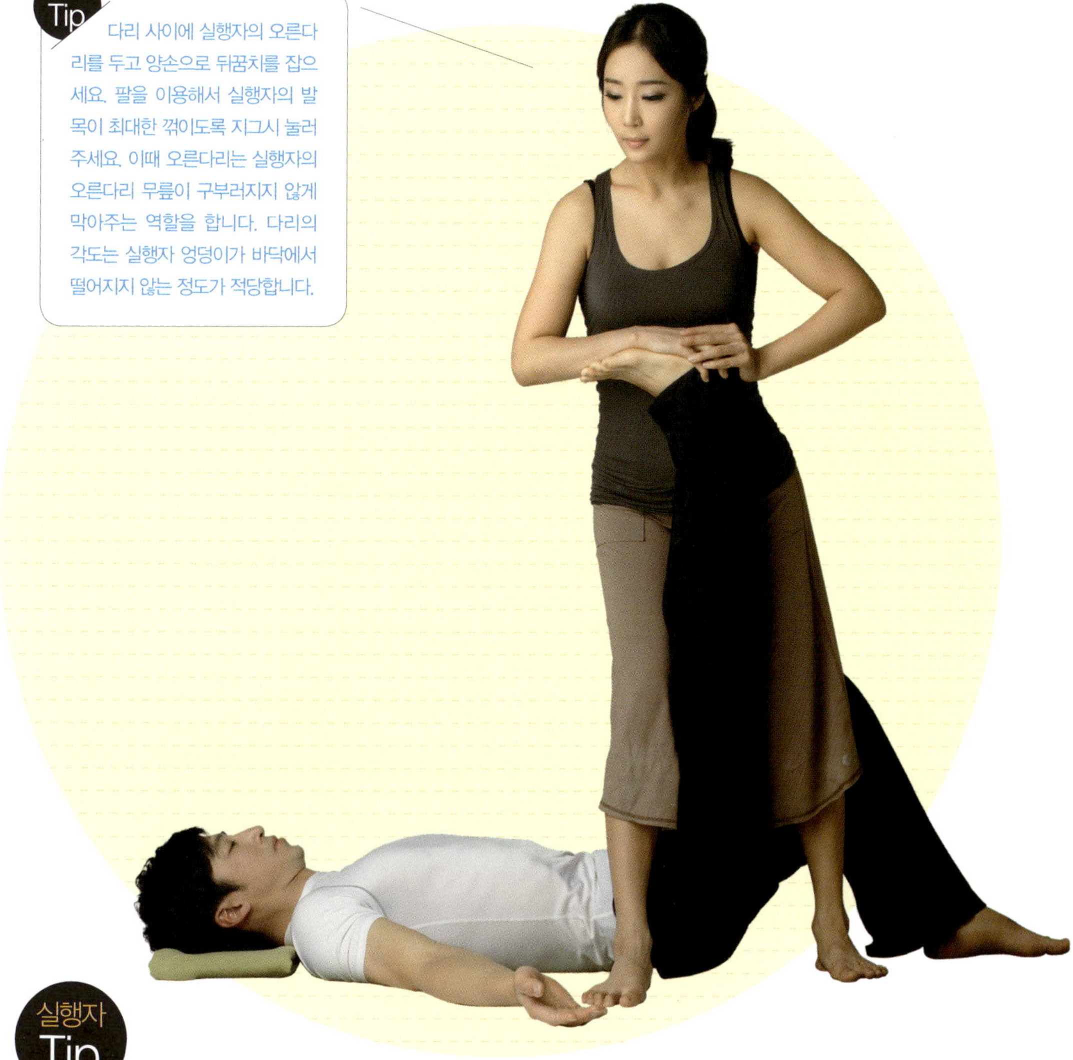

THERAPY YOGA

보조자 Tip
다리 사이에 실행자의 오른다리를 두고 양손으로 뒤꿈치를 잡으세요. 팔을 이용해서 실행자의 발목이 최대한 꺾이도록 지그시 눌러주세요. 이때 오른다리는 실행자의 오른다리 무릎이 구부러지지 않게 막아주는 역할을 합니다. 다리의 각도는 실행자 엉덩이가 바닥에서 떨어지지 않는 정도가 적당합니다.

실행자 Tip
바르게 누운 상태에서 양다리를 구부려 발바닥을 바닥에 댑니다. 그 다음 오른 다리를 위로 뻗어 올려 발목을 꺾으세요. 양팔은 가장 편한 위치에 두면 됩니다.

185

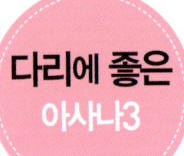

다리에 좋은 아사나3

Lying on Your Stomach While Folding Your Knees

엎드려서 무릎 접는 자세

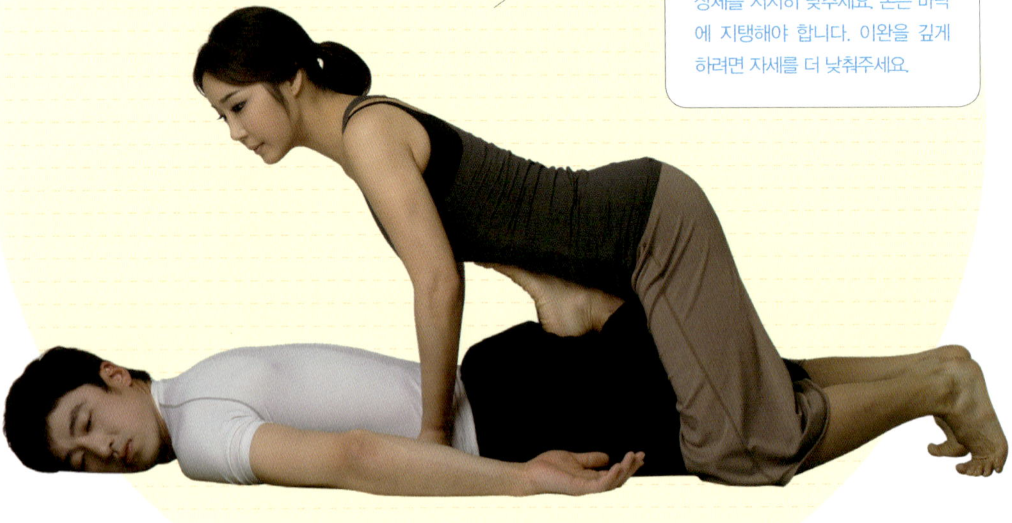

보조자 Tip
양다리 무릎으로 실행자의 무릎이 벌어지지 않게 다리를 고정 시킨 후, 배에 실행자의 발등을 대고 상체를 서서히 낮추세요. 손은 바닥에 지탱해야 합니다. 이완을 깊게 하려면 자세를 더 낮춰주세요.

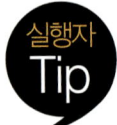

실행자 Tip

바르게 엎드린 상태에서 고개를 편안 방향으로 돌리세요. 양팔도 가장 편한 위치에 두세요. 이제 양다리 무릎을 구부려 보조자의 배와 내 발등을 밀착시키면 됩니다.

다리에 좋은 아사나3

Relaxing Your Calves

종아리 이완 자세

보조자 Tip
양다리 무릎으로 실행자의 무릎이 골반너비 이상 벌어지지 않게 고정 시킨 후, 양손으로 실행자의 뒤꿈치를 잡으세요. 그리고 팔꿈치를 낮추면서 실행자 발목을 최대한 꺾으면 됩니다. 보조 시 자세도 함께 낮춰야 안정감을 갖을 수 있습니다.

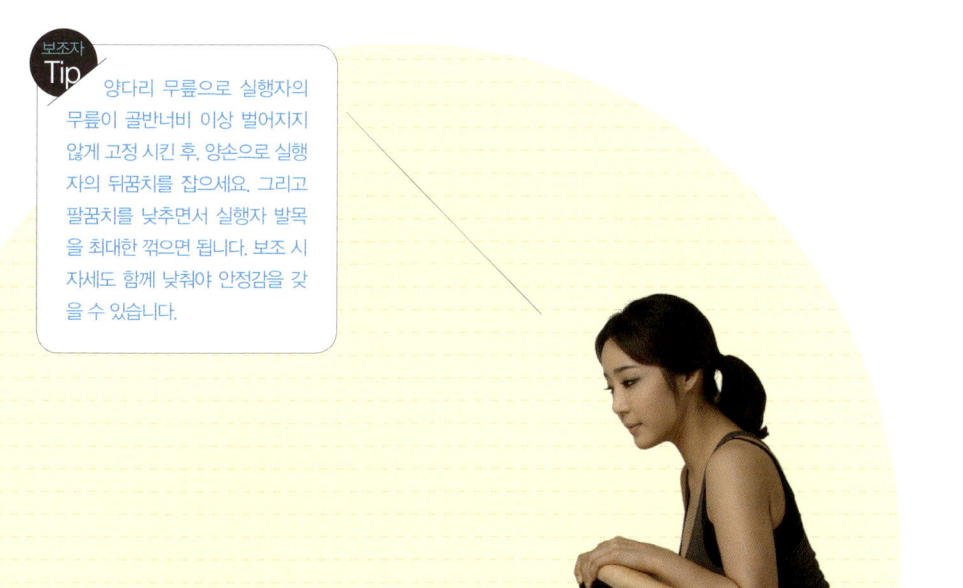

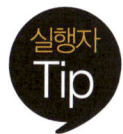

실행자 Tip
바르게 엎드린 상태에서 고개를 편안 방향으로 돌려주세요. 양팔도 가장 편한 위치에 두고 양다리 무릎을 골반너비만큼 벌려 구부려주세요. 발목은 꺾어주어 보조에 따르는 반응에만 집중합니다.

전신에 좋은 아사나　Releasing Your Exhaustion

전신 피로를 풀어주는 휴식 자세

보조자 Tip
허벅지 위에 실행자의 머리를 올려놓고 양손으로 실행자의 어깨를 꾹 누릅니다. 심신이 정화되고, 이완되는 데 가장 효과적인 자세이므로 피로가 많은 사람이라면 자세 유지 시간을 늘려나가도 좋습니다.

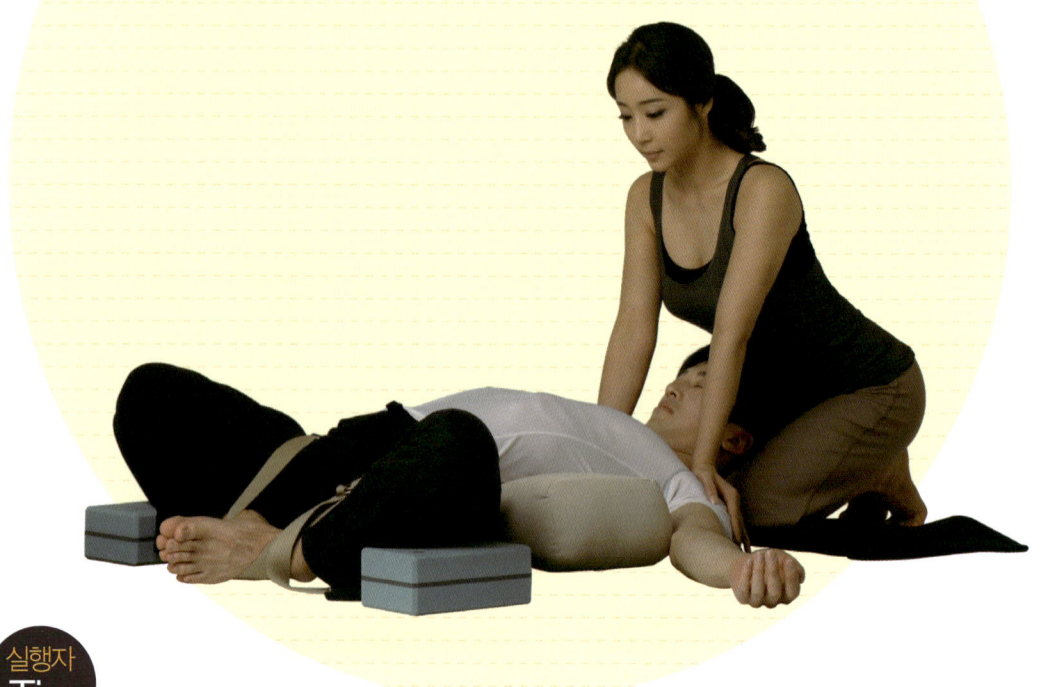

실행자 Tip
나비 자세로 앉아 먼저 스트랩으로 골반과 발목을 연결시켜 묶고 양다리 무릎 사이에 블록을 댑니다. 그리고 엉덩이 뒤에 볼스터를 두고 서서히 누우세요. 양팔은 가장 편한 위치에 두세요. 볼스터가 없다면 쿠션이나 베개를 사용해도 무관합니다.

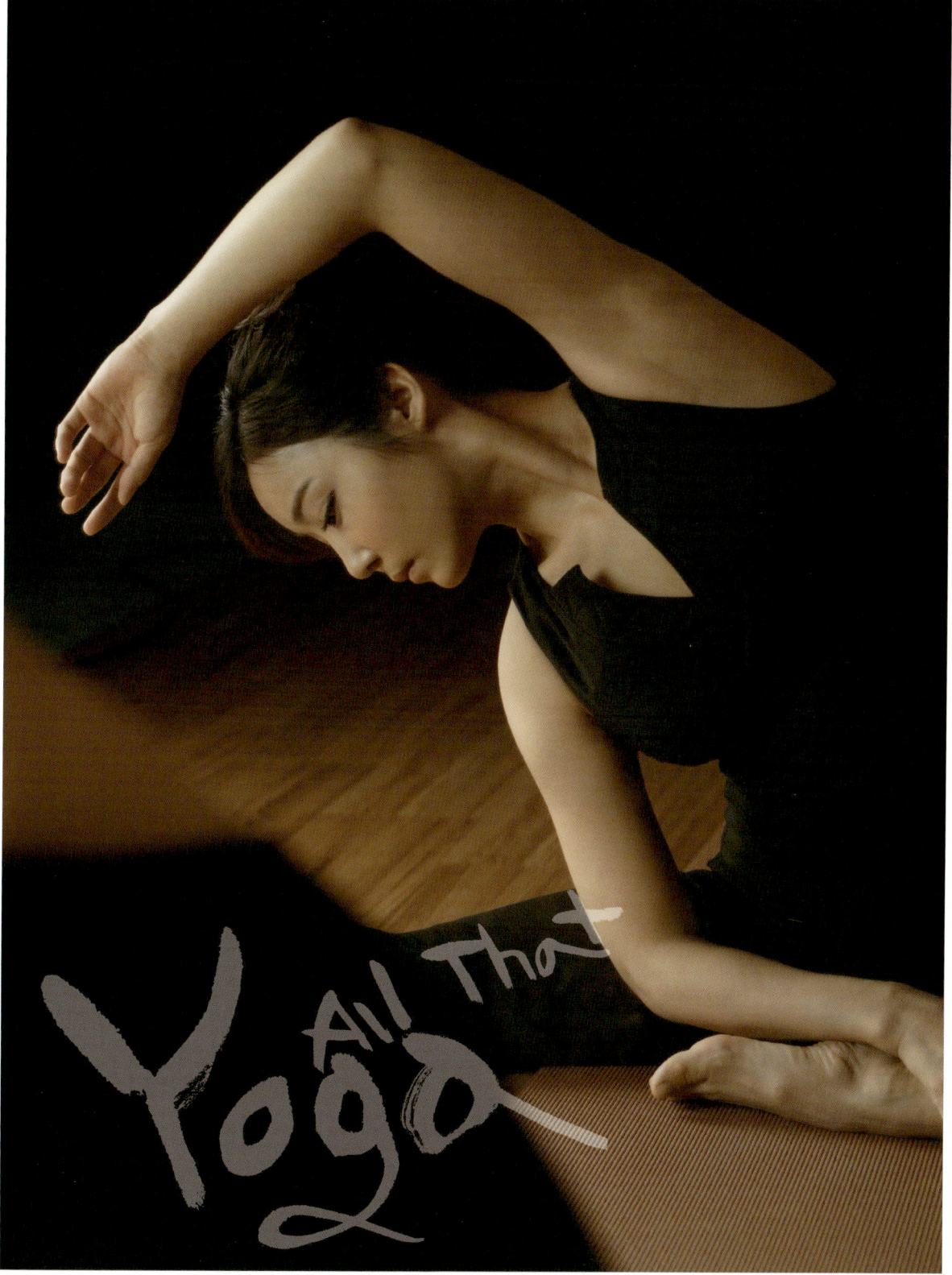

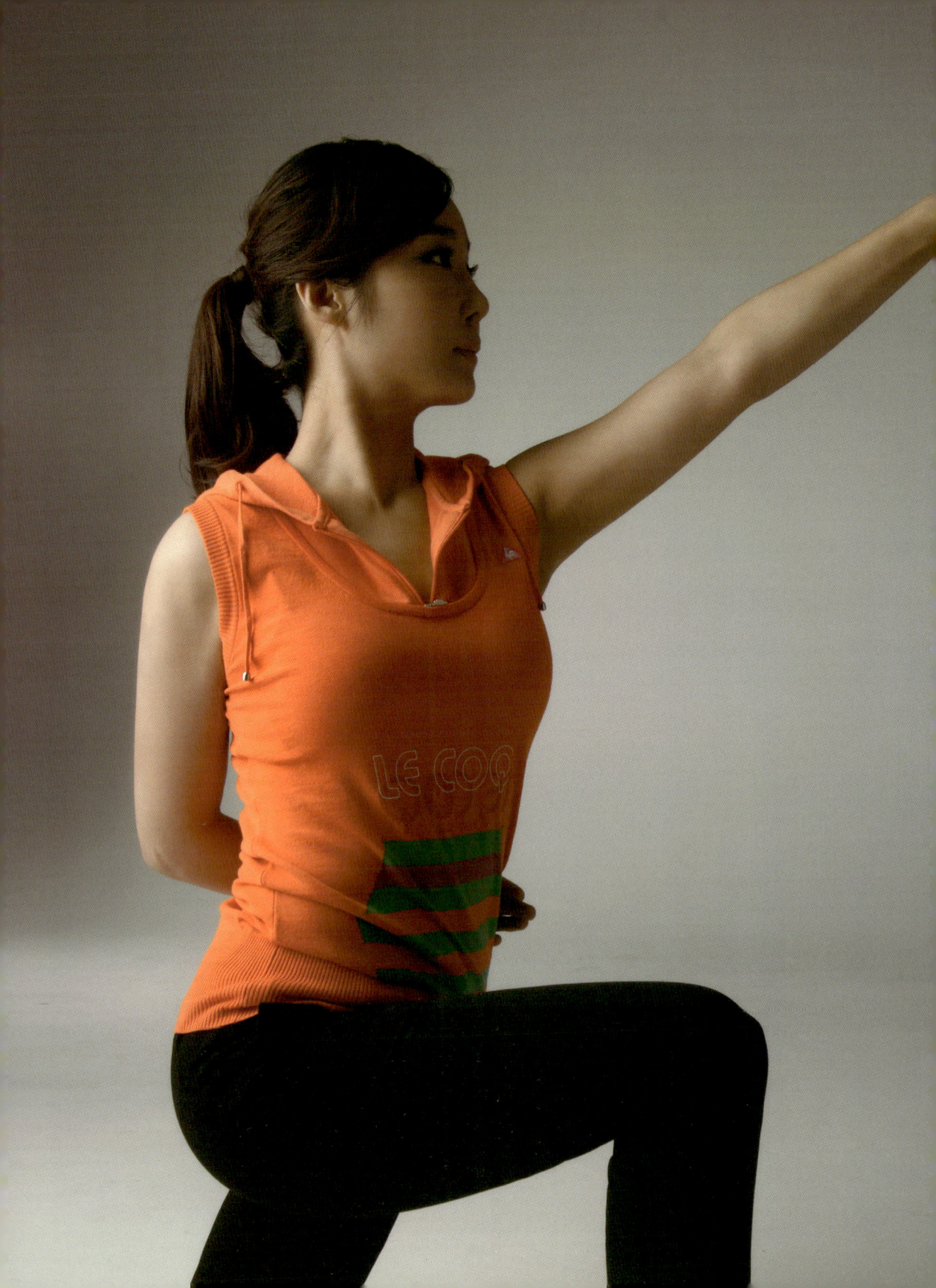

GOLF YOGA

골퍼들의 로망 장거리 샷을 날려주는
골프 요가

골퍼라면 누구나 필드에 나가 가장 적은 타수로 라운딩을 마치는 것이 목표일 겁니다. 그리고 매 홀마다 겪는 각기 다른 상황들을 올바르게 판단하고 잘 대처하는 능력도 갖추길 원하죠. 골프요가는 인체 기능에 대한 감각제어, 의식의 집중, 마음을 다스리는 데 큰 도움을 줍니다. 불필요한 생각과 감정 등의 정신적 증상들과 육체적 증상들을 그때 그때 처리하는 능력도 길러주어 몸과 마음의 작용을 일치시킵니다.

대부분 필드에 서면 몸은 준비되지 않았는데, 마음만 앞서서 무리한 스윙을 강행하죠. 이런 경우 좋은 결과를 기대하기 어렵습니다. 골프를 하기 전에는 제일 먼저 몸의 활동성을 증가시키는 게 중요합니다. 골프의 핵심이 균형을 통한 조화, 힘과 유연성을 통한 안정성과 정확성이기 때문이죠. 또한 골프요가를 꾸준히 하면 한쪽 방향으로만 움직이는 골프운동에서 유발될 수 있는 부상과 통증을 예방하고 불균형한 체형을 교정시킬 수 있습니다. 정교한 스윙 및 비거리 향상을 위해서도 효과 만점이죠.

골프요가로 최고의 효과를 누리기 위해서는 라운딩 전 준비운동으로, 혹은 라운딩 후 정리운동으로 실시하는 것이 좋지만, 마음이 편한 시간에 집에서 하는 것도 신체적, 정신적 이완을 돕는 데 충분합니다.
만족스러운 스코어에 도전하고 싶다면 골프에 필요한 에너지를 스스로 개발하고 심신의 밸런스를 찾는 골프요가를 실천해보세요.

GOLF YOGA

프로그램 실행시간 : 50분~60분
자세유지 시간 : 15초~20초

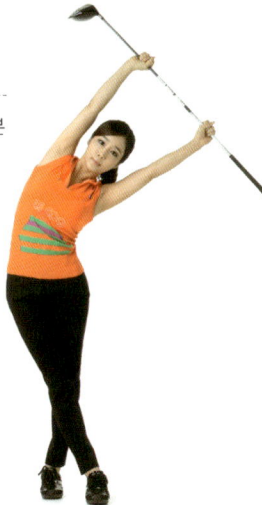
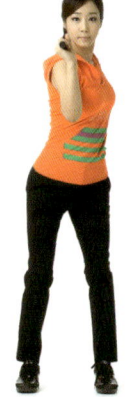
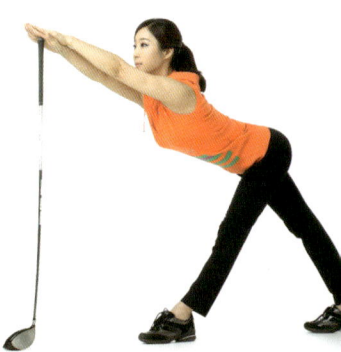

1 다리 꼬아 옆으로 기울이기
Crossing One Leg over the other and Tilting Your Body Sidewards

2 서서 상체 비틀기
Twising Your Upper Body to The Side While Standing

3 다리 벌려 상체 숙이기
Spreading Your Legs Apart and Lowering Your Upper Body

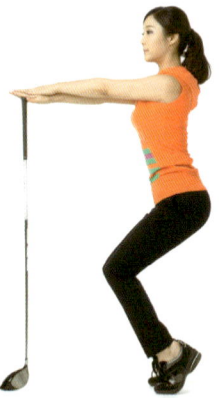
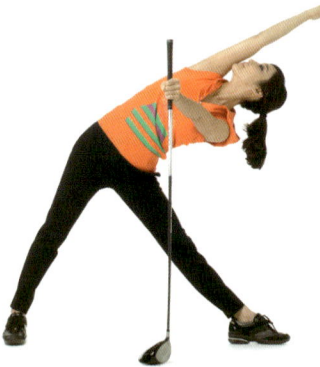
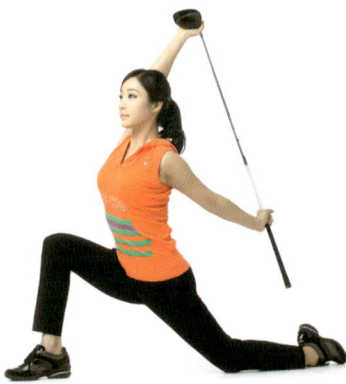

7 뒤꿈치 들고 균형잡기
Balancing Yourself While Standing on Tiptoe

8 삼각형 만들기
Making a Triangle

9 골반과 어깨 펼치기
Opening Up Your Hips and Shoulders

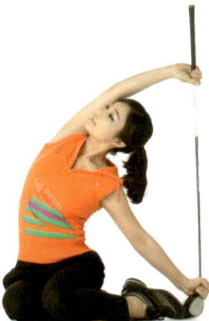
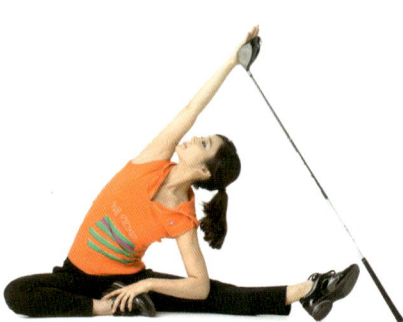
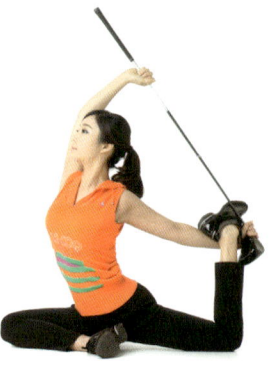

13 옆구리와 골반 스트레칭 I
Stretching The Side of Your Upper Body and Hips I

14 옆구리와 골반 스트레칭 II
Stretching The Side of Your Upper Body and Hips II

15 전신 스트레칭
Full Body Stretching

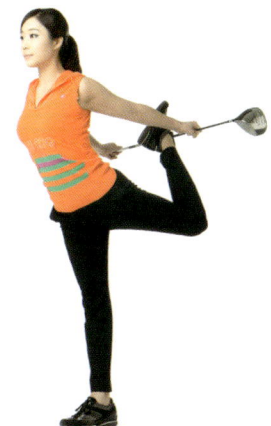

4 한 다리 뒤로 차올리기
Kicking One Leg Upward Toward The Back

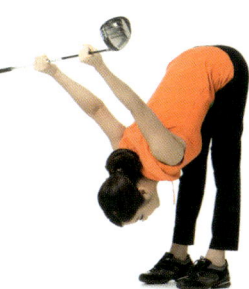

5 서서 상체 숙이기
Lowering Your Upper Body While Standing

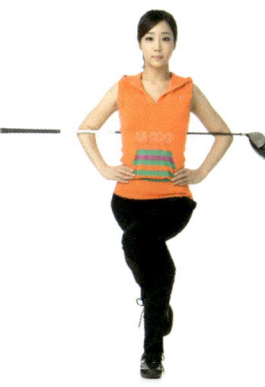

6 다리 꼬아 버티기
Crossing Your Legs over Each Other and Staying in a Standing Position

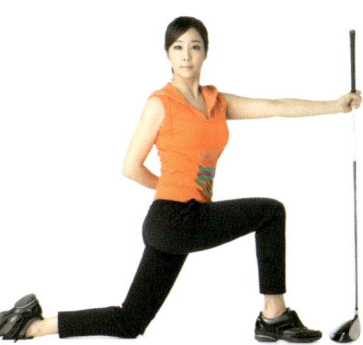

10 한 다리 무릎 세워 상체 비틀기
Getting Down on One Knee While Lunging Forward and Holding Your Upper Body Upright

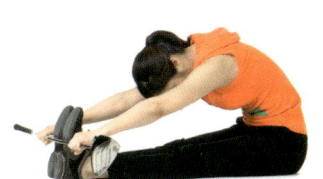

11 척추 스트레칭
Back Stretching

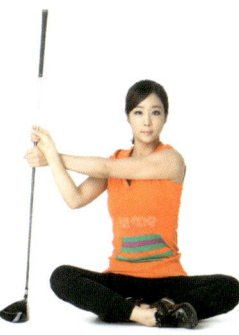

12 어깨 스트레칭
Stretching Your Arms

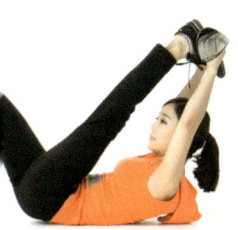

16 복근 강화시키기 Ⅰ
Strengthening Your Abs Ⅰ

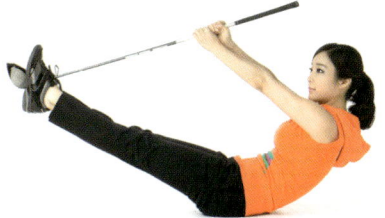

17 복근 강화시키기 Ⅱ
Strengthening Your Abs Ⅱ

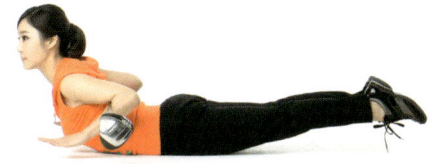

18 척추 강화시키기
Strengthening Your Back Muscles

Crossing One Leg over the other and Tilting Your Body Sidewards

라운딩 전후 몸풀기로 적절한
다리 꼬아 옆으로 기울이기

골프 컨디셔닝 비대칭 운동인 골프에서 발생할 수 있는 골반의 불균형과 척추 측만증에 효과적인 자세이다. 이 자세를 라운딩 전에 하면 몸과 마음이 가벼워지고, 라운딩 후에 할 경우 척추와 골반의 피로를 완화시킬 수 있다.

복식 호흡

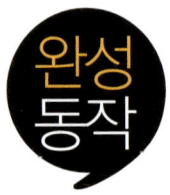

Step **2** 상체를 왼쪽으로 기울여주세요. 엉덩이가 뒤로 밀리거나 상체가 숙여지지 않게 주의하고 두 발 바닥에 체중이 골고루 실려 있는 상태를 유지해야 합니다. 괄약근을 강하게 조여주어야 좋은 자세를 만들 수 있습니다.

GOLF YOGA

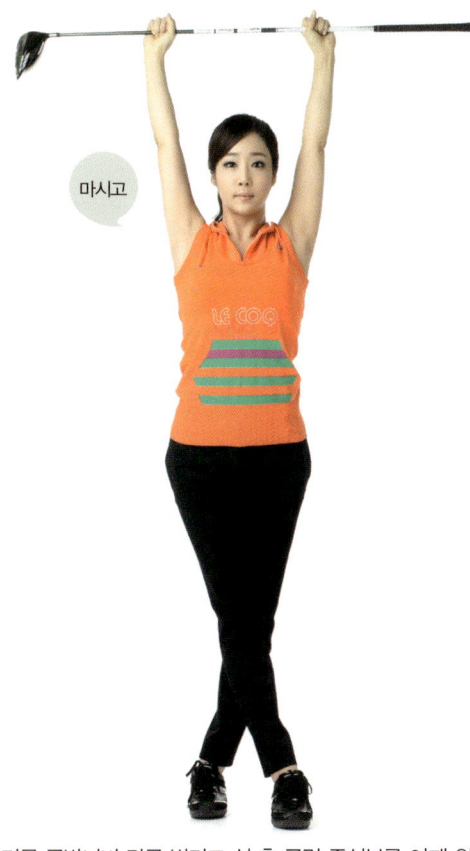

마시고

Step **1** 양다리를 골반너비 만큼 벌리고 선 후 클럽 중심부를 어깨 위에 걸쳐주세요. 클럽을 잡을 때 양손의 위치는 편한 곳이면 됩니다. 두 다리의 무릎은 조금만 구부려주면 안정적인 자세를 취할 수 있습니다.

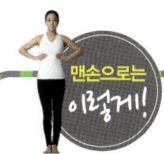

맨손으로는 이렇게!

왼손으로 오른손 손목을 잡아 당기면서 상체를 기울이면 더 깊은 이완으로 이끌 수 있으니 맨손으로도 시도해 보세요.

02 Twisting Your Upper Body to The Side While Standing

백스윙 시 허리 회전에 좋은
서서 상체 비틀기

골프 컨디셔닝 스윙 시 허리에 가해지는 압력은 생각보다 크다. 게다가 한쪽으로만 압력이 가해지기 때문에 허리의 균형이 어긋나 주변 근육과 인대, 디스크 등에 충격을 주게 된다. 이 자세는 몸 좌우의 밸런스를 찾는 자세로, 척추의 건강을 지켜주고 백 스윙 시 하체고정과 허리회전을 용이하게 만든다.

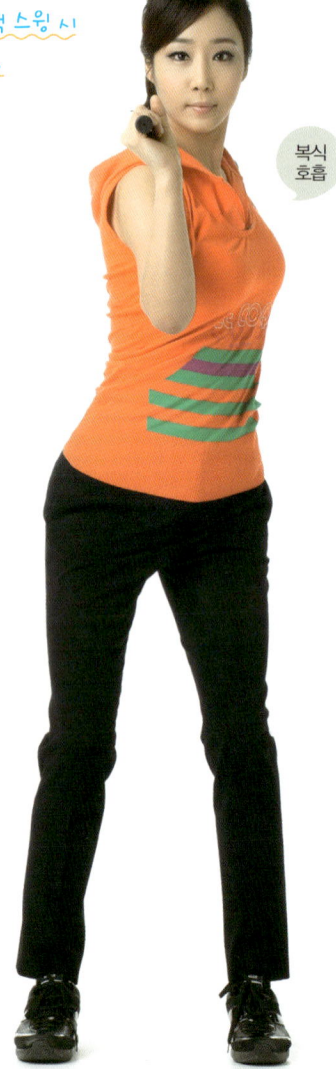

복식 호흡

완성 동작

Step 2 하체는 고정시킨 채 왼쪽으로 상체를 비틀어주세요. 무게 중심은 약간만 앞으로 보내면 됩니다. 지속적인 호흡을 통해 왼쪽 골반과 허리의 힘이 증가할 수 있도록 몸통에 의식을 두세요.

GOLF YOGA

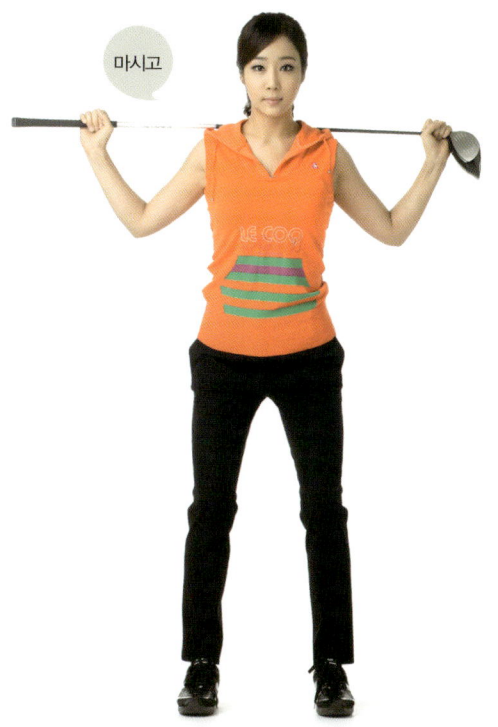

마시고

Step **1** 양다리를 골반너비 만큼 벌리고 선 후 클럽 중심부를 어깨 위에 걸쳐주세요. 클럽을 잡을 때 양손의 위치는 편한 곳이면 됩니다. 두 다리의 무릎은 조금만 구부려주면 안정적인 자세를 취할 수 있습니다.

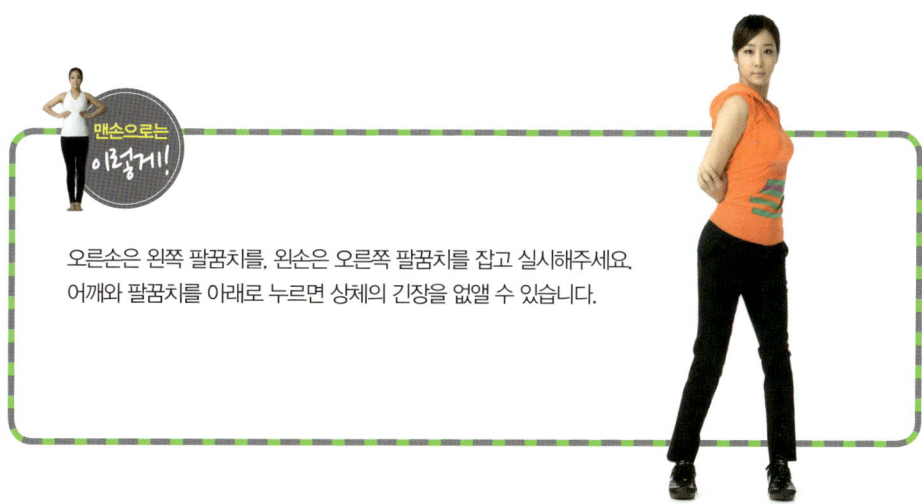

맨손으로는 이렇게!

오른손은 왼쪽 팔꿈치를, 왼손은 오른쪽 팔꿈치를 잡고 실시해주세요. 어깨와 팔꿈치를 아래로 누르면 상체의 긴장을 없앨 수 있습니다.

Spreading Your Legs Apart and Lowering Your Upper Body

18홀 내내 가벼운 발걸음을 주는
다리 벌려 상체 숙이기

골프 컨디셔닝 골프는 8km 정도의 거리를 4시간여 동안 걷는 운동이기 때문에 허리와 다리에 무리가 갈 수 있으며 뻐근해진다. 그래서 라운딩 시 체력적으로 힘들 뿐 아니라 일관된 스윙도 할 수도 없다. 이 자세는 허리와 하체의 스트레칭을 도와 18홀 내내 가벼운 발걸음을 만들어주는데 효과적이다.

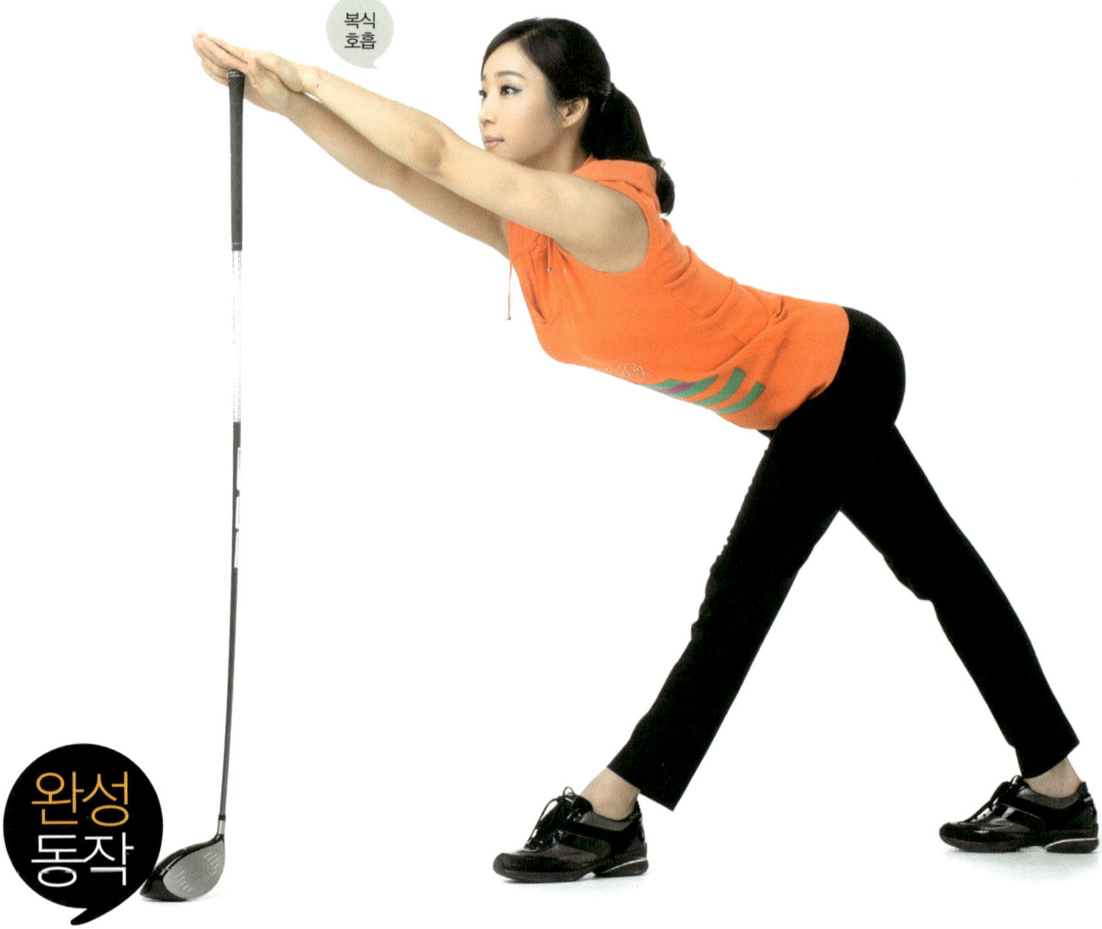

복식 호흡

완성 동작

Step 2 왼다리 무릎을 뻗으면서 어깨를 아래로 낮춰주세요. 이때 손끝에서 엉덩이까지의 길이를 최대한 늘려나가야 합니다. 그리고 가급적이면 양다리의 무릎은 완전히 뻗어주는 게 좋습니다.

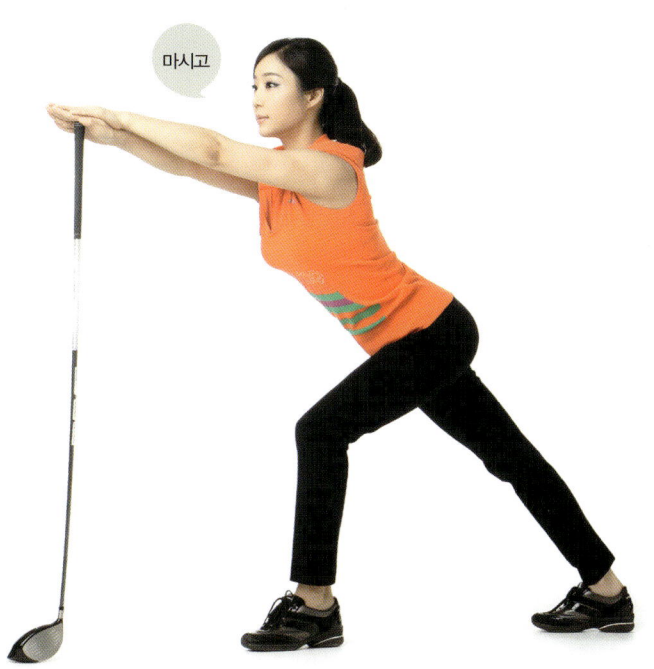

마시고

Step 1 클럽 해드가 아래를 향하게 세워 양손을 클럽 위에 포개어 얹어주세요. 왼다리를 앞으로, 오른다리를 뒤로 벌려 선 다음 왼다리 무릎을 구부립니다. 그리고 양팔은 완전히 뻗어주세요.

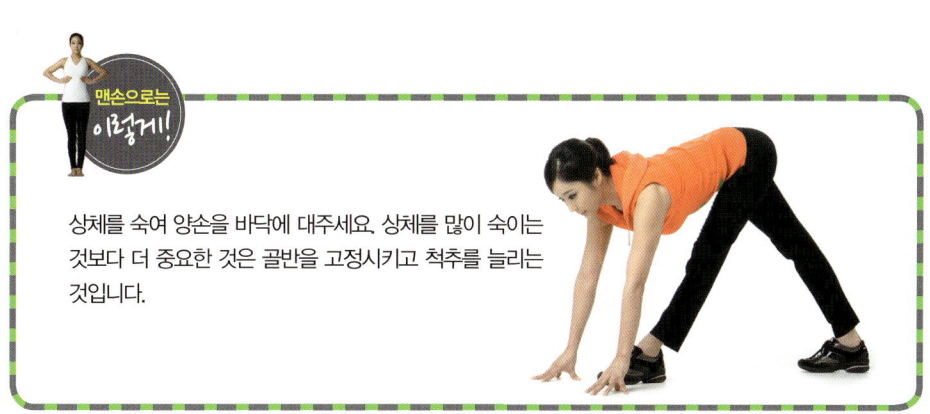

상체를 숙여 양손을 바닥에 대주세요. 상체를 많이 숙이는 것보다 더 중요한 것은 골반을 고정시키고 척추를 늘리는 것입니다.

Kicking One Leg Upward Toward The Back

굽은 등과 어깨를 펴주는
한 다리 뒤로 차올리기

골프 컨디셔닝 골프 스윙은 상체를 숙인 상태에서 이루어진다. 이때 관여하는 장요근이라는 근육이 단축이 되면서 요통과 하지근력의 약화를 초래하게 된다. 이 자세는 장요근과 허리를 스트레칭 하는 자세로, 하체의 기혈 순환을 돕고 요통을 없앨 수 있는 자세이다. 굽은 등과 어깨를 펴는데에도 탁월한 효과를 준다.

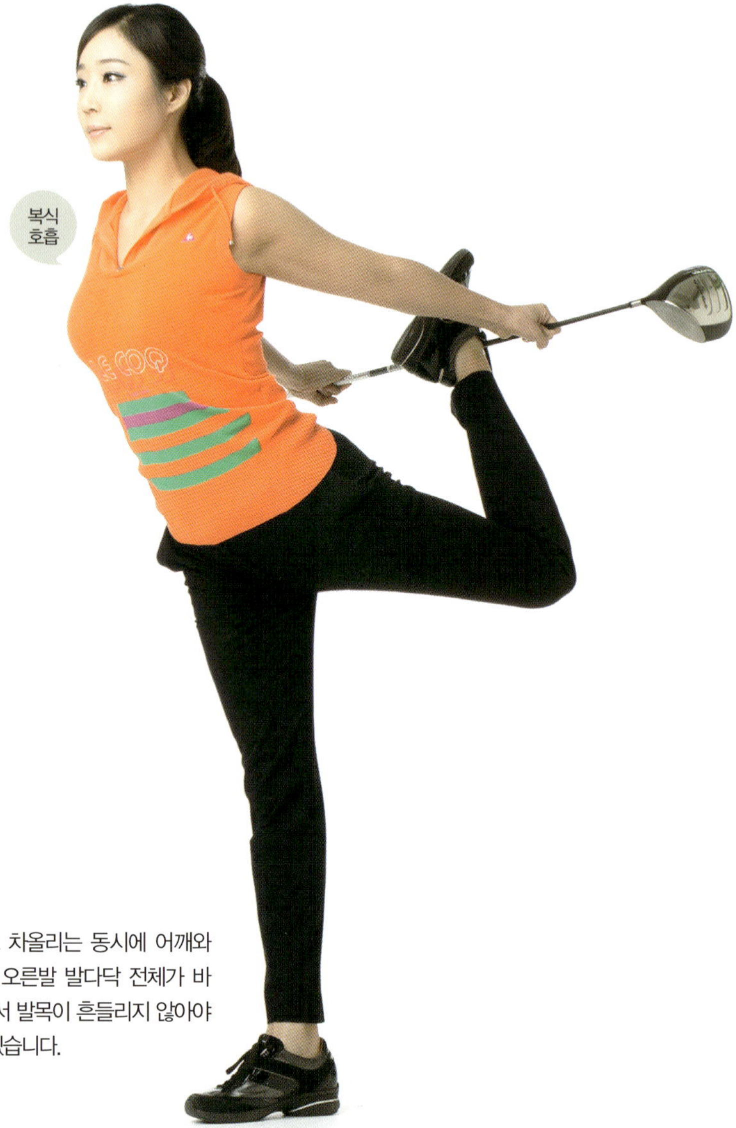

복식 호흡

완성 동작

Step 2 왼다리 무릎을 위로 차올리는 동시에 어깨와 가슴을 펼쳐주세요. 오른발 발다닥 전체가 바닥에 밀착된 상태에서 발목이 흔들리지 않아야 중심을 잘 잡을 수 있습니다.

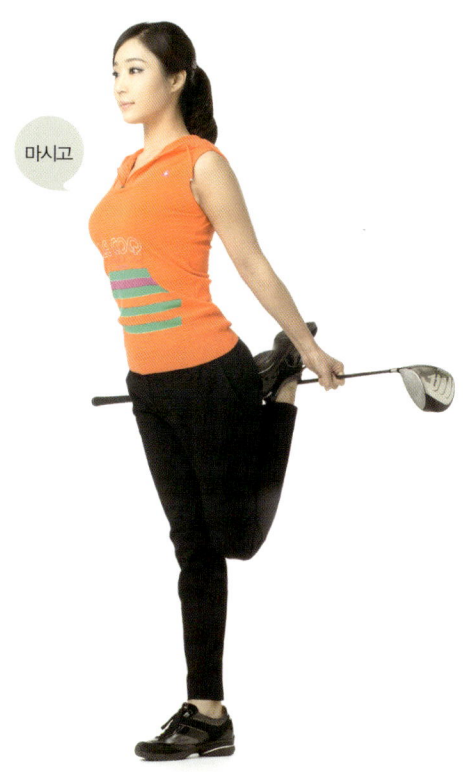

마시고

Step **1** 왼다리 무릎을 구부려 왼다리 발목에 클럽을 걸친 후 양손으로 클럽을 잡아주세요. 손의 너비는 어깨너비가 적당하고 손가락과 몸이 마주볼 수 있게 클럽을 잡으세요.

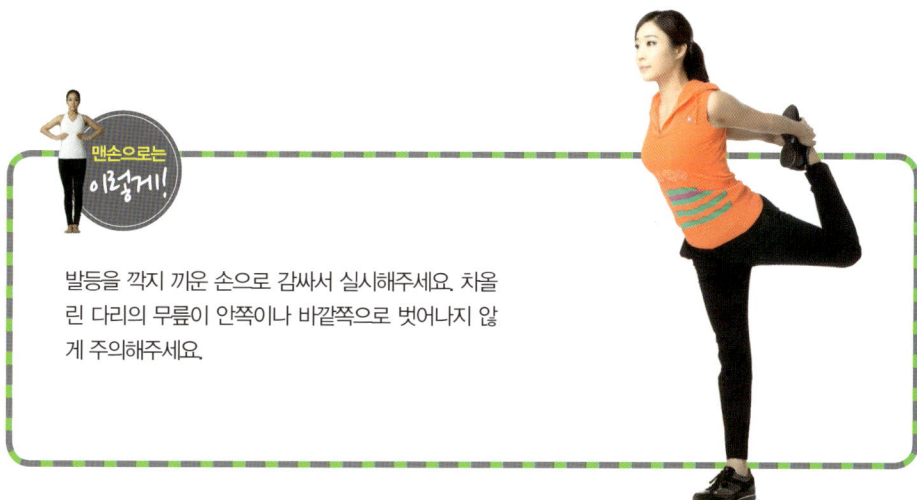

맨손으로는 이렇게!

발등을 깍지 끼운 손으로 감싸서 실시해주세요. 차올린 다리의 무릎이 안쪽이나 바깥쪽으로 벗어나지 않게 주의해주세요.

Lowering Your Upper Body While Standing

어깨, 허리, 다리의 유연성을 키워주는
서서 상체 숙이기

골프 컨디셔닝 대부분의 골퍼들이 근력 증가를 위해서 체계적인 계획과 노력을 쉬지 않는다. 하지만 근력강화 운동만 하게 되면 몸의 경직과 부상을 초래할 수 있으므로 근육의 탄력성을 증가시키는 스트레칭이 반드시 필요하다. 이 자세는 어깨, 허리, 다리의 유연성을 동시에 발달시켜 관절의 가동성을 높이고 활동성을 증가시킨다.

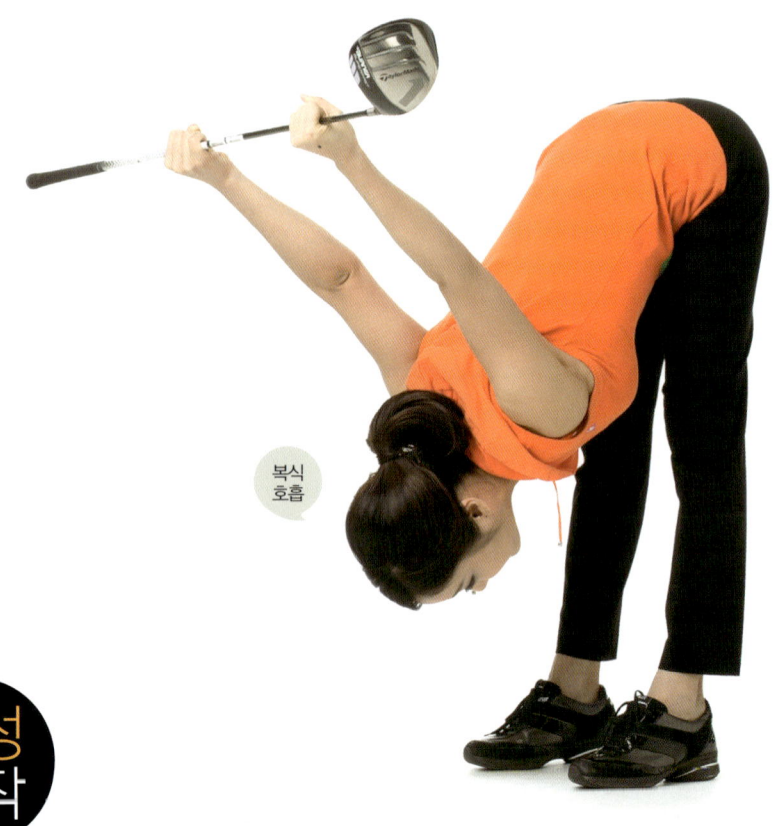

복식 호흡

완성 동작

Step 2 상체를 숙이면서 손이 허리에서 점점 멀어질 수 있도록 어깨를 이완 시키세요. 이때 등이 구부러지거나 목과 어깨에 경직이 생기지 않게 유의하세요.

GOLF YOGA

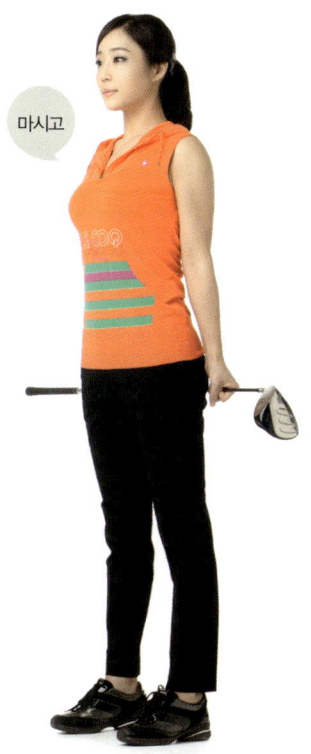

마시고

Step **1** 양다리를 골반너비만큼 벌려 선 다음, 클럽을 엉덩이 뒤로 가져가 양손으로 잡아주세요. 손의 너비는 어깨너비가 적당하고 손가락과 엉덩이가 마주봐야 합니다.

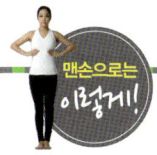

양손을 엉덩이 뒤에서 깍지 끼워 실시해주세요. 가능하다면 손바닥 사이에 공간이 생기지 않게 손에 힘을 준 상태로 자세를 유지해보세요.

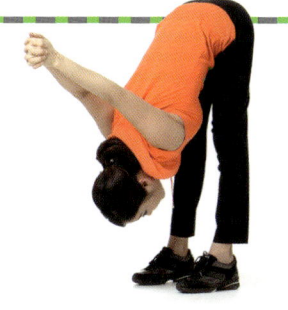

Crossing Your Legs over Each Othe and Staying in a Standing Position

스윙 시 집중력을 높여주는
다리 꼬아 버티기

골프 컨디셔닝 골프는 만족스러운 스윙을 위한 집중력과 몸과 마음을 조절하는 통제력, 그리고 해낼 수 있다는 신념과 자신감을 필요로 한다. 물론 체력과 운동 기능은 기본적인 조건이다. 좋은 골프 스윙을 가졌다 하여도 위의 요인이 뒷받침되지 않으면 좋은 스코어를 낼 수 없는 것이 당연하다. 이 자세는 균형감각, 통제력, 집중력, 하체근력을 길러주고 끈기구력을 향상시켜주어 운동 수행 능력을 높여준다.

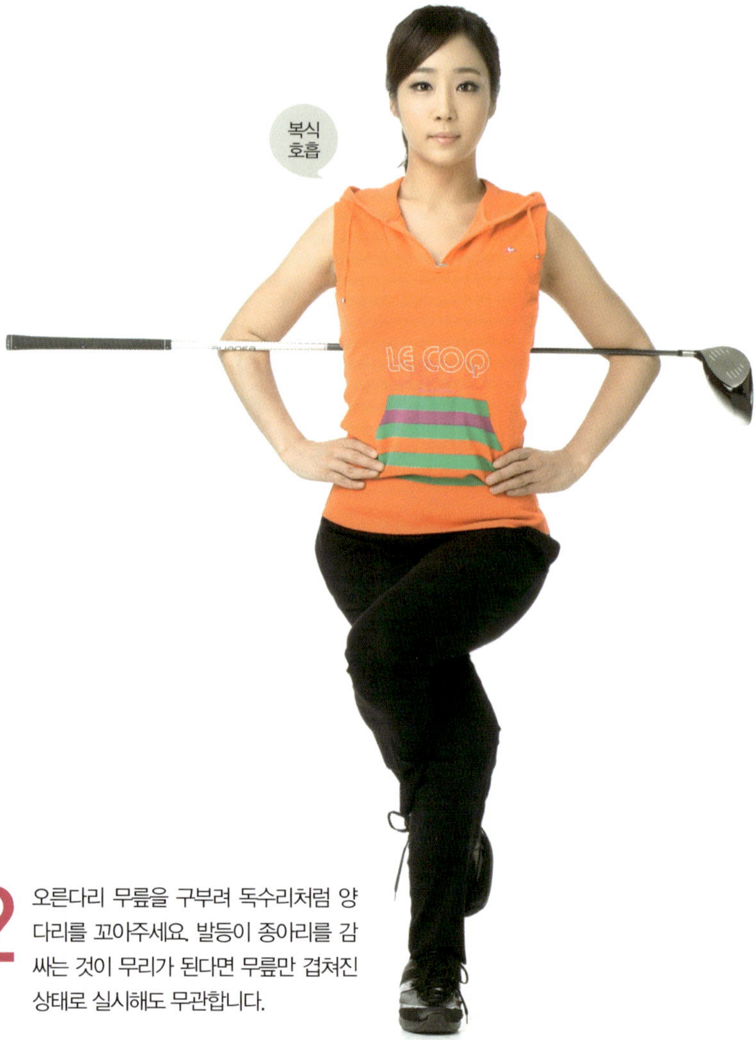

복식 호흡

완성 동작

Step 2 오른다리 무릎을 구부려 독수리처럼 양 다리를 꼬아주세요. 발등이 종아리를 감싸는 것이 무리가 된다면 무릎만 겹쳐진 상태로 실시해도 무관합니다.

GOLF YOGA

마시고

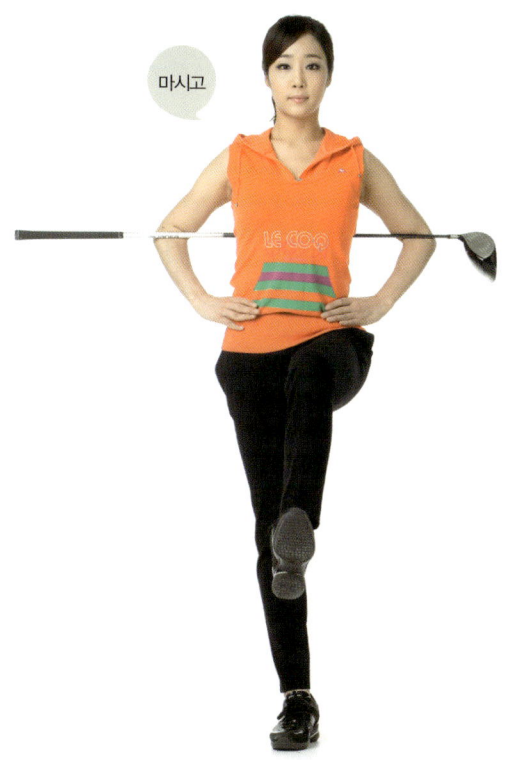

Step 1 클럽을 등 뒤로 가져가 양팔의 팔꿈치 안쪽을 클럽에 걸쳐주세요.
그런 다음 양손은 허리 위에 얹고 왼다리를 90도로 들어 올려주세요.

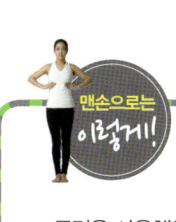

클럽을 사용했을 때는 어깨와 등을 펴는데 도움이 되었을 겁니다. 클럽을 사용한 자세와 다르지 않지만 맨손으로 할 경우에는 상체를 반듯하게 세우는 것이 중요합니다.

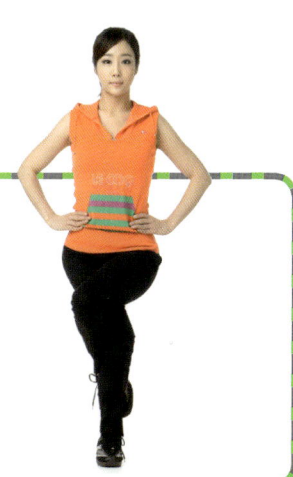

Balancing Yourself While Standing on Tiptoe

하체 근력을 강화시켜주는
뒤꿈치 들고 균형잡기

골프 컨디셔닝 무릎과 발목은 체중을 가장 많이 지탱하는 관절이다. 골퍼들에게 발목 부상이 잦진 않지만 몸무게의 충격을 발목이 감당하고 있기 때문에 스윙 시에도 발목 운동은 자연스럽게 일어난다. 이 자세는 무릎과 발목을 강하게 발달시켜주어 하체의 안정성을 유지해주고 장 시간 코스를 걷는데 필요한 하체의 근력 또한 향상시킨다.

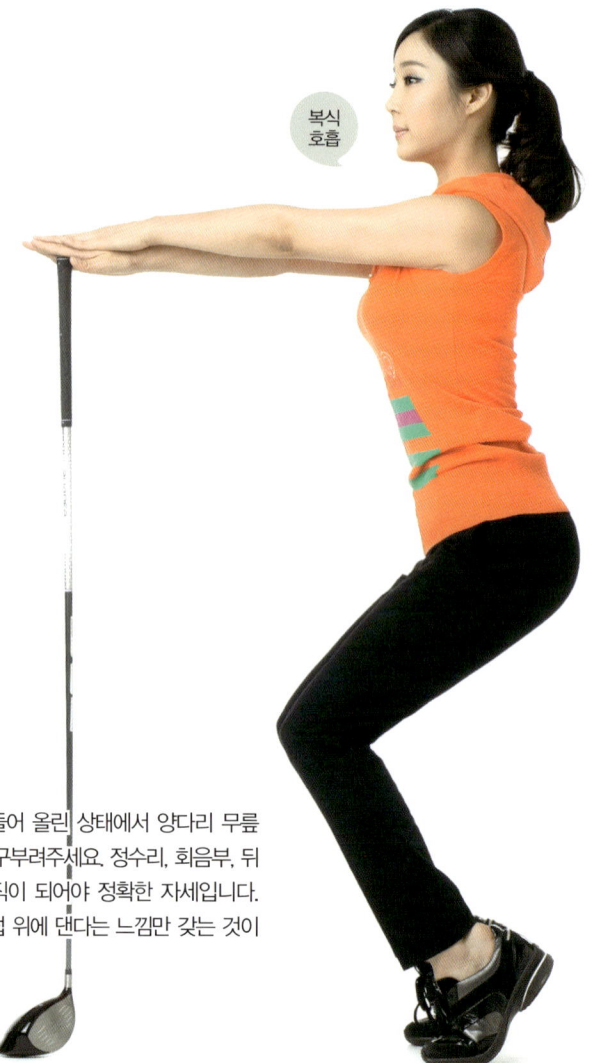

복식 호흡

완성 동작

Step 2 뒤꿈치를 들어 올린 상태에서 양다리 무릎을 서서히 구부려주세요. 정수리, 회음부, 뒤꿈치가 수직이 되어야 정확한 자세입니다. 양손은 클럽 위에 댄다는 느낌만 갖는 것이 좋습니다.

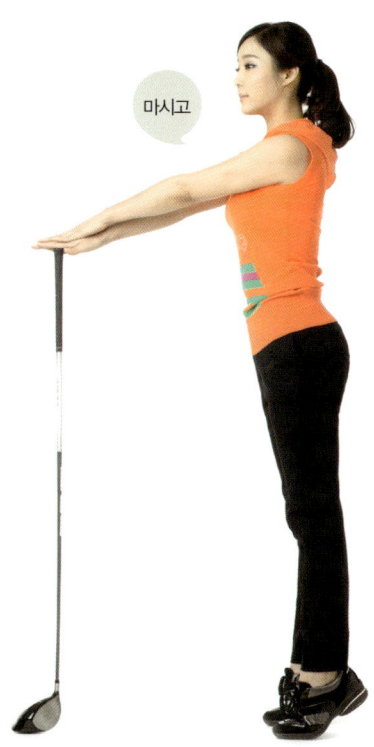

마시고

Step 1 양팔을 뻗어 양손을 클럽 위에 포개어 얹은 후 두 다리를 골반너비 만큼 벌리세요. 그런 다음 뒤꿈치를 들어 올립니다. 이때 상체가 앞으로 숙여지거나 뒤로 젖혀지지 않게 주의합니다.

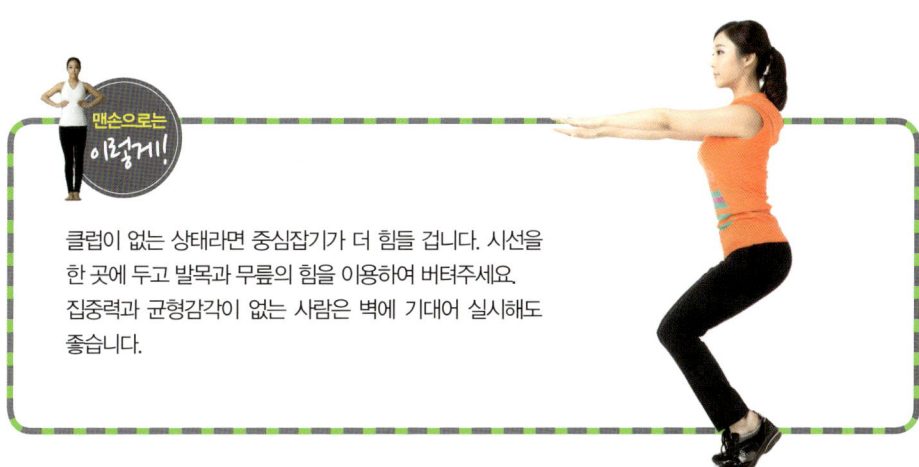

맨손으로는 이렇게!

클럽이 없는 상태라면 중심잡기가 더 힘들 겁니다. 시선을 한 곳에 두고 발목과 무릎의 힘을 이용하여 버텨주세요. 집중력과 균형감각이 없는 사람은 벽에 기대어 실시해도 좋습니다.

Making a Triangle

허리, 골반의 통증과 피로를 없애주는
삼각형 만들기

골프 컨디셔닝 골퍼들은 근육과 인대, 그리고 건에 지속적으로 스트레스가 축적되게 된다. 삼각형 자세는 골퍼들에게 흔히 있는 허리와 골반의 통증과 피로를 없애는데 가장 효과적인 자세이다. 뿐만 아니라 몸과 마음에 생기와 활기를 찾는데도 도움이 된다.

복식호흡

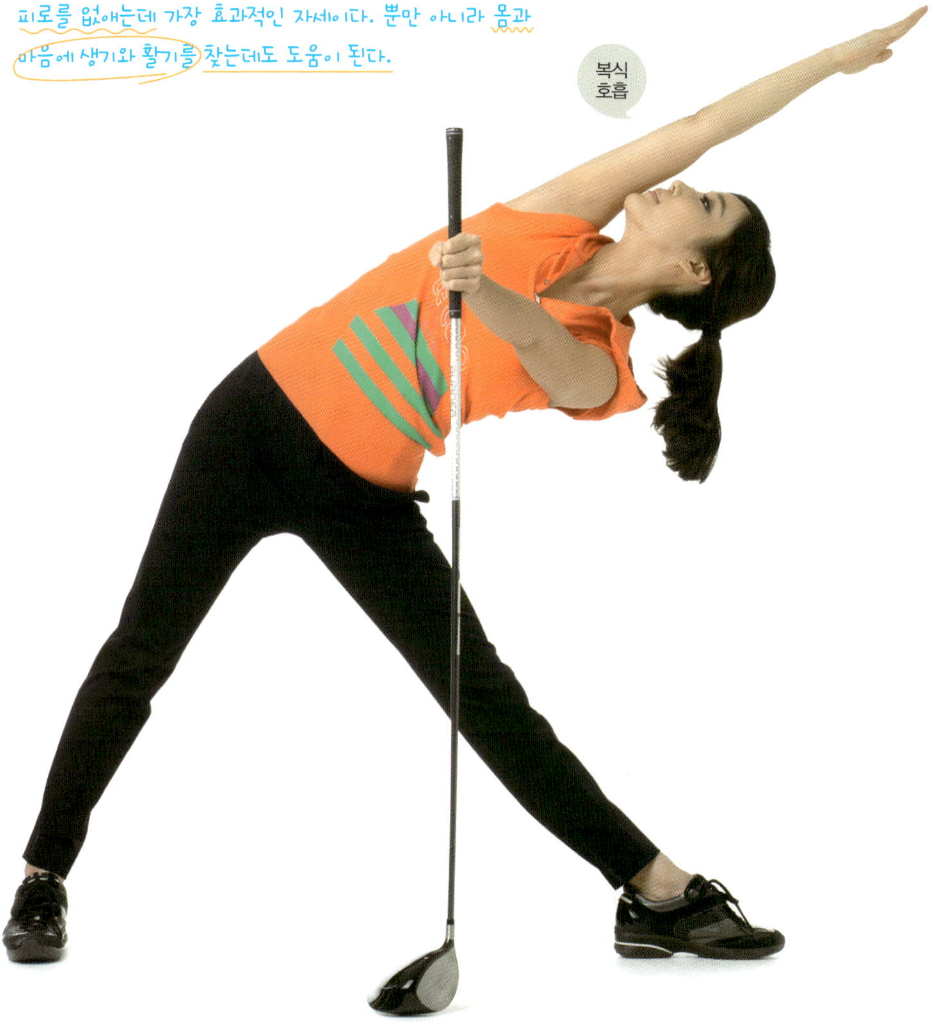

완성 동작

Step 2 발바닥이 바닥에 안전하게 밀착된 상태로 상체를 왼쪽으로 기울입니다. 오른손 끝을 멀리 뻗어 오른손 끝부터 오른발까지 연결되도록 자세를 취하세요. 이때 왼팔도 앞으로 뻗은 상태를 유지해야 완벽한 동작을 만들 수 있습니다.

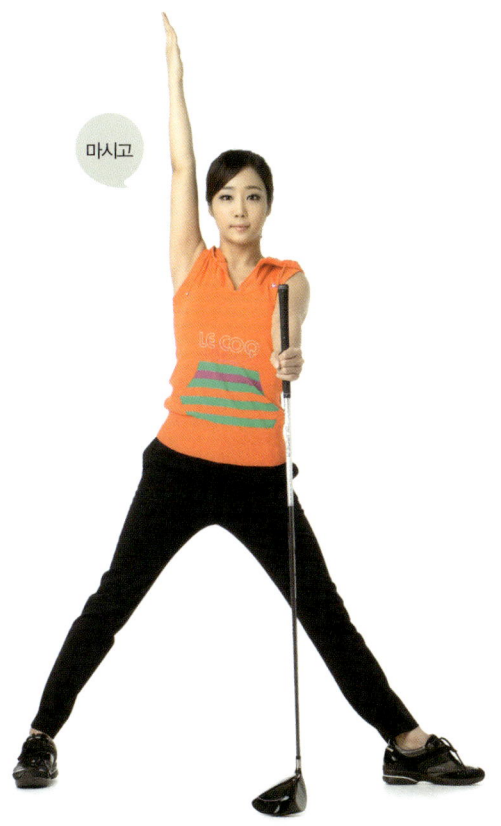

마시고

Step 1 양다리를 어깨너비 두 배 정도 벌려 선 다음, 왼발을 열고 오른발을 닫아주세요. 왼손으로 클럽을 잡고 팔을 앞으로 뻗어주세요. 왼손의 위치는 왼쪽 어깨보다 낮아야 하며 클럽 샤프트는 왼쪽 골반과 왼쪽 어깨 앞에 있어야 합니다. 오른팔은 위로 뻗어 올려주세요.

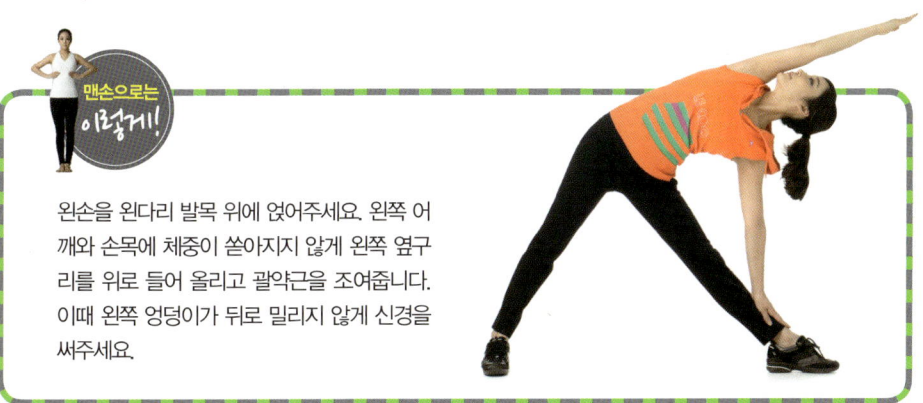

맨손으로는 이렇게!

왼손을 왼다리 발목 위에 얹어주세요. 왼쪽 어깨와 손목에 체중이 쏟아지지 않게 왼쪽 옆구리를 위로 들어 올리고 괄약근을 조여줍니다. 이때 왼쪽 엉덩이가 뒤로 밀리지 않게 신경을 써주세요.

Opening Up Your Hips and Shoulders

하체 부종과 피로에 효과적인
골반과 어깨 펼치기

골프 컨디셔닝 스윙이 익숙하지 못한 경우에는 주로 힘에 의한 타격이 이루어지기 때문에 어깨와 팔꿈치에 무리를 주게 된다. 이 자세는 어깨와 팔꿈치 관절의 운동성을 증가시켜 그 부위의 상해와 통증을 예방하고 치료해준다. 하체의 부종과 피로를 없애는데도 도움이 된다.

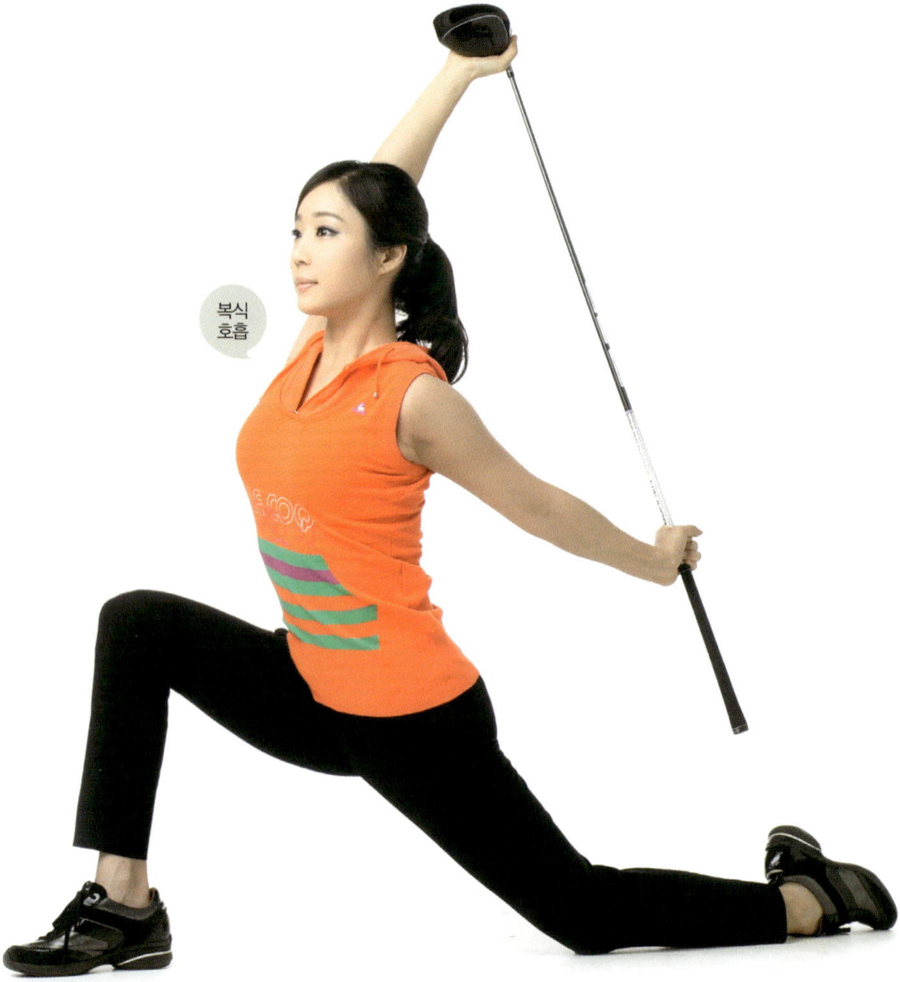

복식 호흡

완성 동작

Step 2 왼손을 아래로 내립니다. 내리는 도중 왼팔이 구부러지지 않게 주의하세요. 어깨와 골반에 집중하면서 자세를 유지합니다.

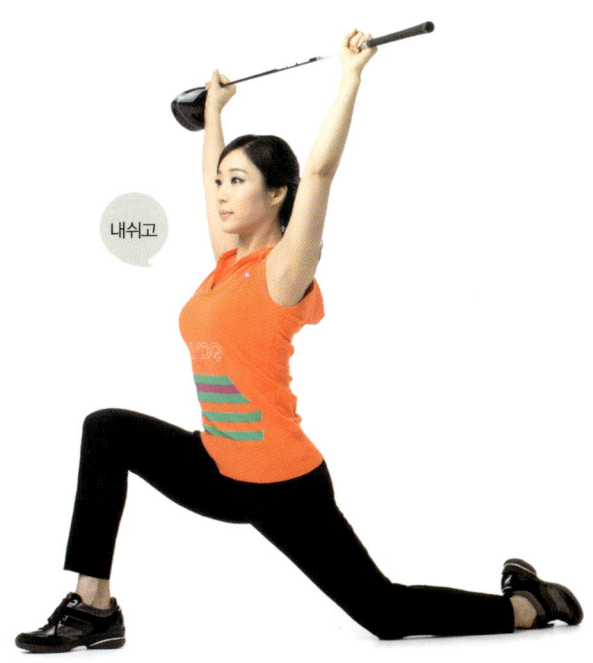

내쉬고

Step **1** 오른다리를 앞으로, 왼다리를 뒤로 이동한 다음 왼다리 무릎과 발등을 바닥에 대주세요. 양손으로 어깨너비보다 조금 넓게 클럽을 잡고 양팔을 위로 들어 올립니다. 이때 골반은 아래로 누르고 척추는 늘려주세요.

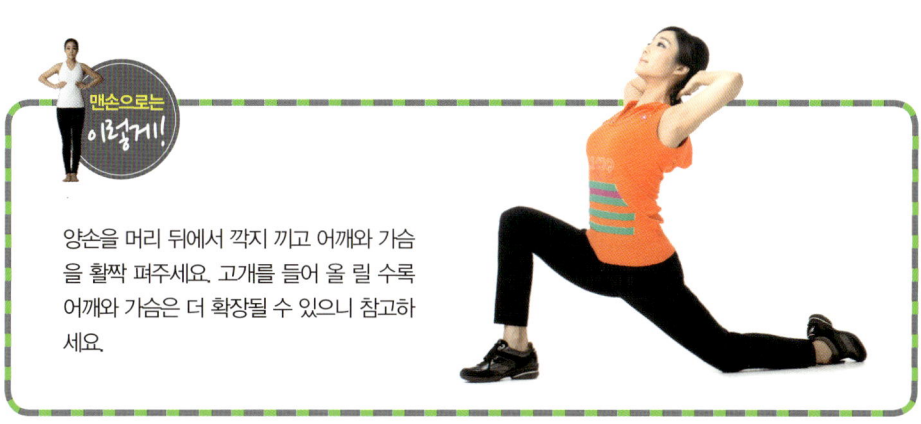

맨손으로는 이렇게!

양손을 머리 뒤에서 깍지 끼고 어깨와 가슴을 활짝 펴주세요. 고개를 들어 올 릴 수록 어깨와 가슴은 더 확장될 수 있으니 참고하세요.

Getting Down on One Knee While Lunging Forward and Holding Your Upper Body Upright

스윙 시 몸 회전과 파워에 탁월한
한 다리 무릎 세워 상체 비틀기

골프 컨디셔닝 유연성과 근력의 수준이 낮은 골퍼들은 자신의 기량을 제대로 발휘할 수 없음이 명백하다. 이 자세는 몸의 유연성과 근력을 동시에 길러주는 데 효과적이다. 골반을 잡아둔 상태에서 허리와 어깨를 회전하는 비틀기 자세는 스윙시 몸통의 회전과 파워를 증대시킨다.

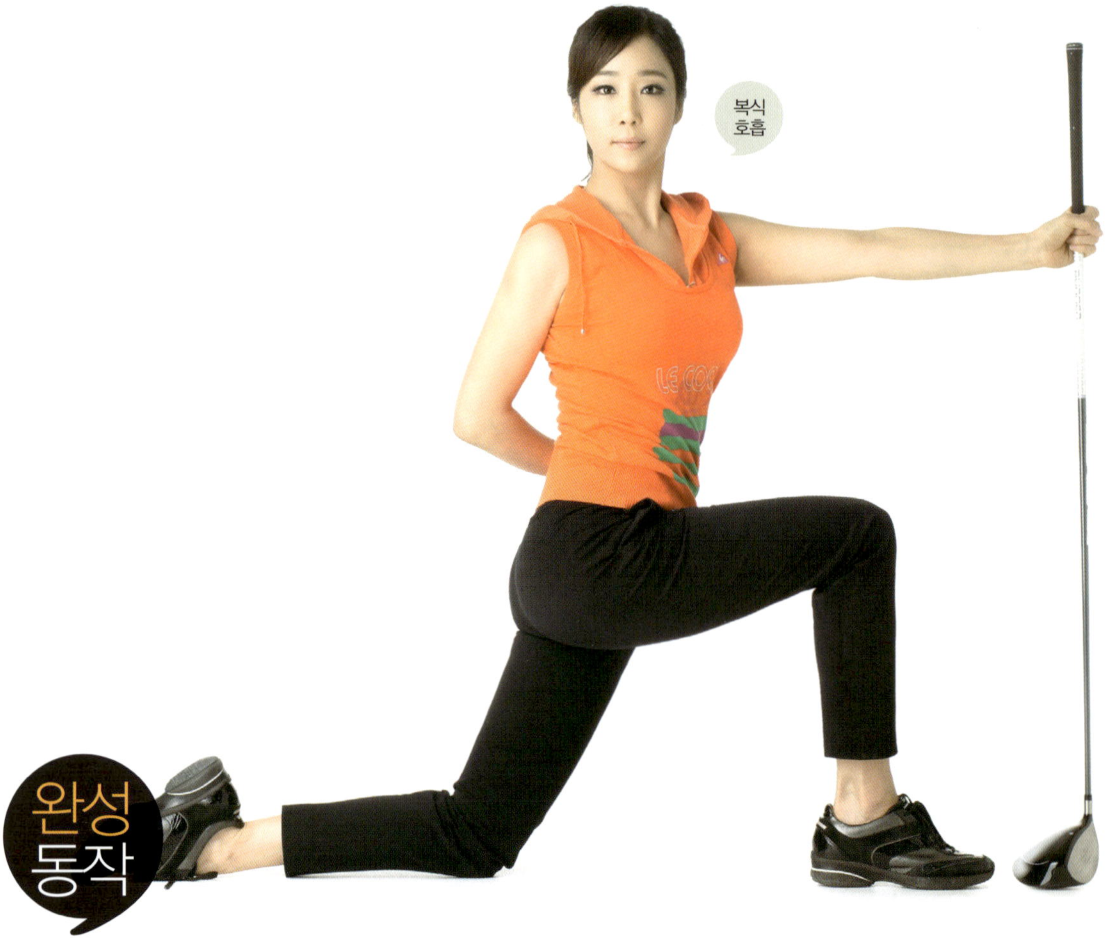

복식 호흡

완성 동작

Step 2 오른손의 손등을 왼쪽 옆구리에 대고 몸을 오른쪽 방향으로 회전하세요. 오른쪽 어깨와 팔꿈치는 몸이 계속해서 회전될 수 있도록 바깥쪽으로 리드해야 합니다.

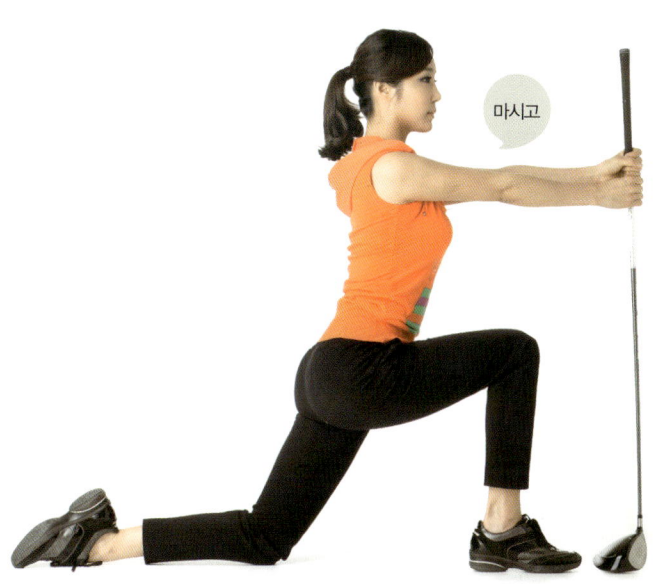

Step 1   오른다리를 앞으로, 왼다리를 뒤로 이동한 다음 왼다리 무릎과 발등을 바닥에 대주세요. 클럽 해드를 오른발 앞에 놓고 샤프트를 잡아 양팔을 앞으로 뻗어주세요. 이제 괄약근을 조이고 체중을 골반에 실어주면 됩니다.

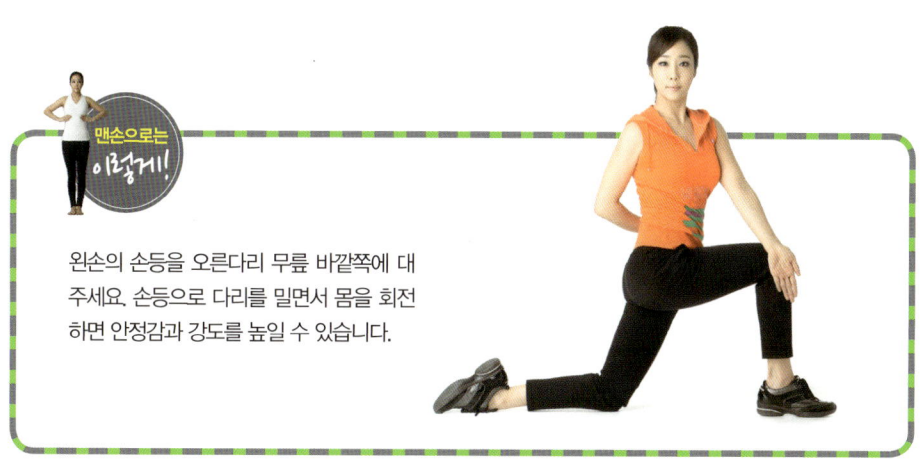

왼손의 손등을 오른다리 무릎 바깥쪽에 대주세요. 손등으로 다리를 밀면서 몸을 회전하면 안정감과 강도를 높일 수 있습니다.

Back Stretching

척추와 다리의 피로를 풀어주는
척추 스트레칭

골프 컨디셔닝 몸이 준비가 안된 상태에서 갑작스런 스윙은 척추와 또다른 관절에 무리를 주게 된다. 골프운동을 마친 후도 마찬가지다. 근육을 제대로 풀어주지 않으면 다양한 통증을 느낄 수 있다.
골프 도중, 또는 골프 후에 일어나는 특정 부위의 통증시 몸의 문제를 체크하기 전에 자신의 습관을 체크해 보는게 더 중요하다. 이 자세는 골퍼라면 누구나 갖고 있는 척추와 다리의 피로를 풀어주는 데 매우 효과적이다.

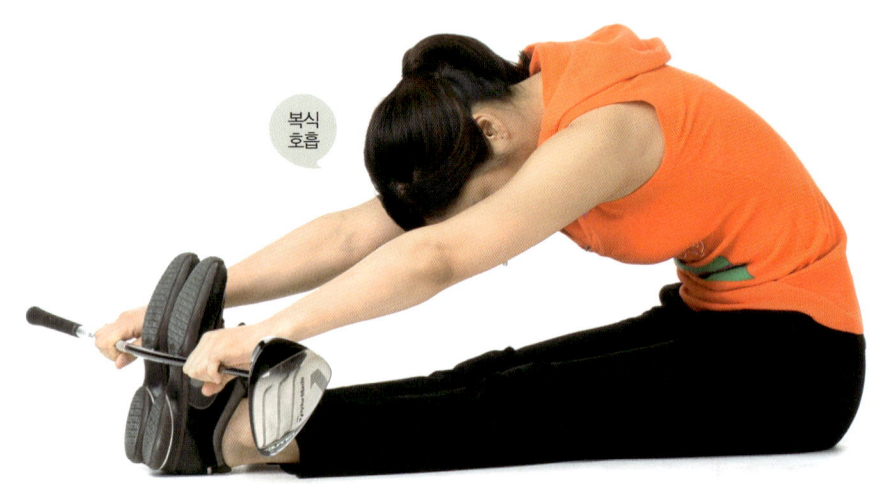

복식 호흡

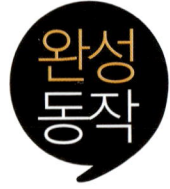

Step **2** 고개를 숙여서 등을 동그랗게 만들어주세요. 뱉는 숨과 동시에 복부는 최대한 수축시키고 호흡이 반복될수록 후굴의 정도가 증가될 수 있게 노력해보세요.

GOLF YOGA

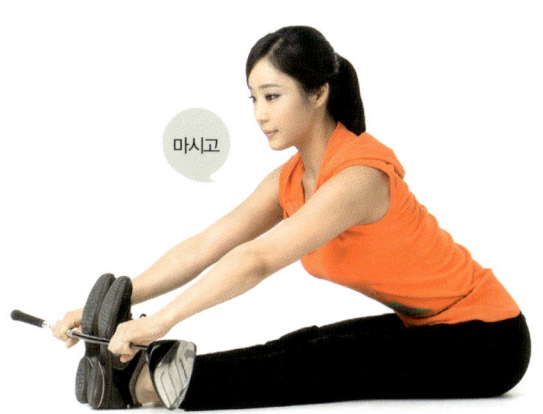

마시고

Step 1 다리를 뻗고 바르게 앉은 상태에서 발목을 꺾어주세요. 클럽을 발바닥에 대고 양손의 간격을 어깨너비 정도로 벌려 클럽을 잡아주면 됩니다. 턱을 당겨서 목과 어깨의 긴장을 풀고 척추를 신전시키세요.

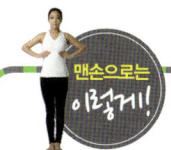

양손으로 발바닥을 잡고 실시해주세요. 몸이 뻣뻣한 사람은 너무 억지로 무릎을 뻗으려고 애쓰지 않아도 됩니다.

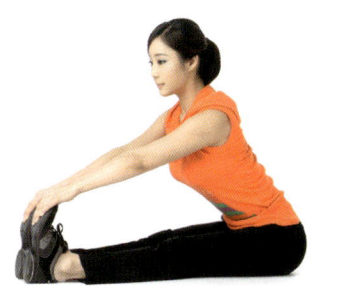

Stretching Your Arms

안정되고 부드러운 백스윙을 위한
어깨 스트레칭

골프 컨디셔닝 정확한 백스윙은 좋은 임팩과 연결이 되고 불안한 백스윙은 불안한 임팩과 연결이 된다. 즉 백스윙이 샷의 성공 여부를 감지한다. 이 자세는 백스윙 시 어깨 턴에 상당한 도움을 준다. 어깨 턴을 하지 않고 팔을 굽혀 클럽을 들어올린다면 스윙아크가 작아지고 스피드가 줄어 비거리가 감소한다. 안정되고 부드러운 백스윙을 만들고 싶다면 이 자세를 꾸준하게 실천해보자.

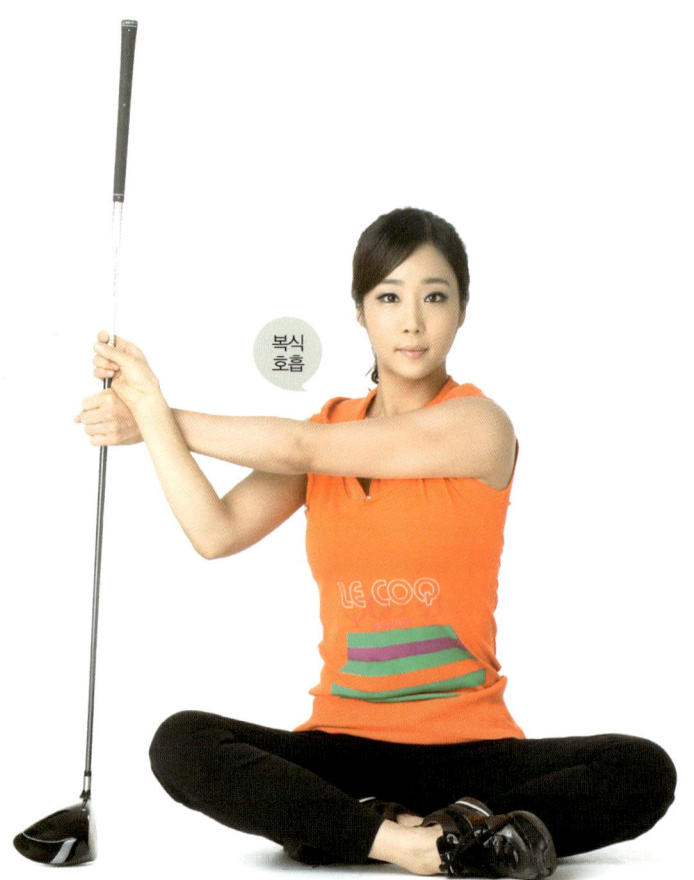

복식 호흡

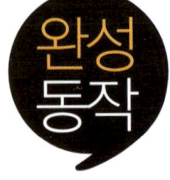

Step 2 오른쪽 손목을 왼쪽 손목 바깥쪽으로 어긋나게 해서 오른손으로 클럽을 잡아주세요. 이때 왼손 바로 위에 오른손이 있어야 합니다. 왼팔의 팔꿈치가 구부러지지 않게 주의하고 왼쪽 어깨와 손목을 평행하게 만들어주세요.

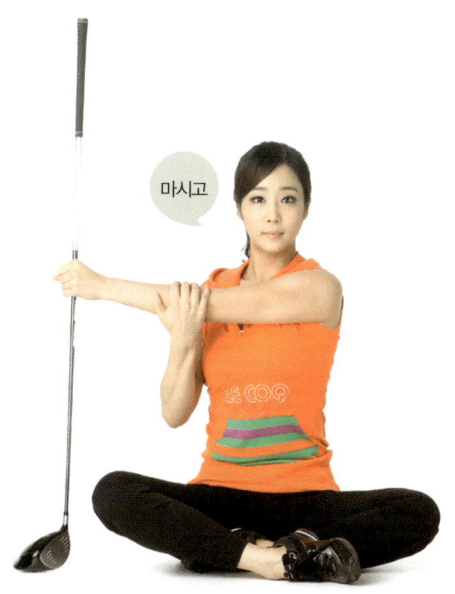

마시고

Step 1 편한 자세로 앉아 척추를 바르게 세우세요. 왼손으로 클럽 중앙을 잡고 오른쪽 방향으로 왼팔을 뻗어주세요. 오른쪽 손으로 왼쪽 팔꿈치를 잡고 안쪽으로 잡아 당깁니다.

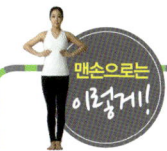

오른팔로 왼팔의 팔꿈치를 감싸서 호흡과 함께 서서히 안쪽으로 당깁니다. 당기는 힘에 몸이 우측으로 회전되지 않도록 유의하세요. 몸을 고정시키고 어깨만 이완하는 것이 완벽한 자세입니다.

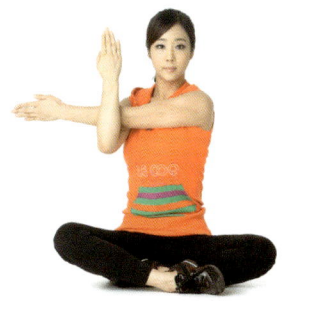

Stretching The Side of Your Upper Body and Hips I

척추와 골반의 균형을 찾아주는
옆구리와 골반 스트레칭 I

골프 컨디셔닝 골반은 척추를 받쳐주는 주춧돌 역할을 하고 있고 하체의 정렬과 균형을 담당한다. 따라서 백스윙 시 상체의 회전을 위해 리드하고 다운 스윙에는 다리를 리드하는 기능을 한다. 이처럼 골반의 구조와 기능은 골퍼들에게 매우 중요한 요소가 된다. 이 자세는 골반 때문에 발생 할 수 있는 척추의 불균형과 안좋은 습관 때문에 발생하는 고관절의 균형을 찾는데 효과적이다.

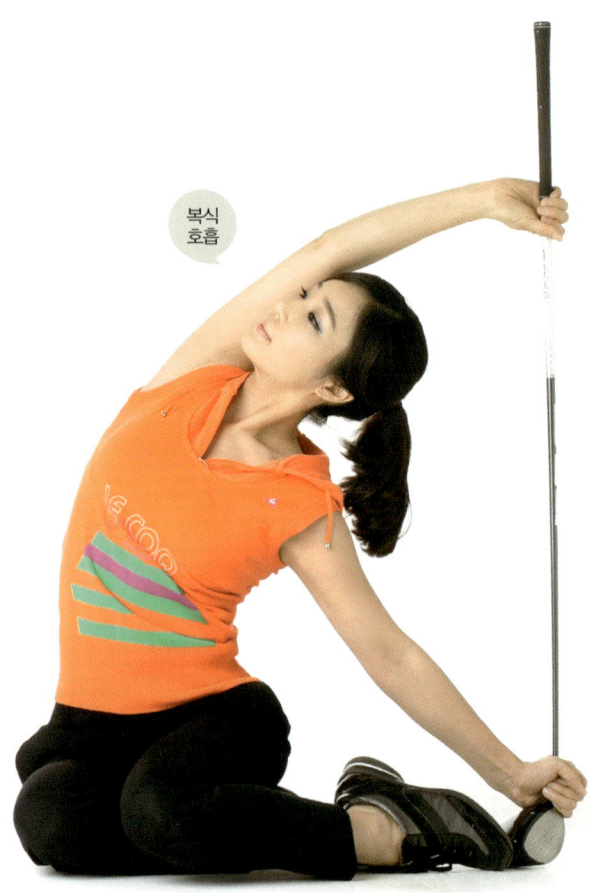

복식 호흡

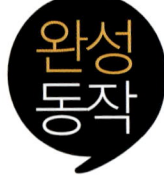

Step 2 상체를 왼쪽 방향으로 기울여주세요. 가능하면 클럽 헤드가 바닥에 닿을 때까지 척추를 이완시켜주세요. 이제 어깨를 펴고 가슴이 확장된 상태를 유지하면 됩니다.

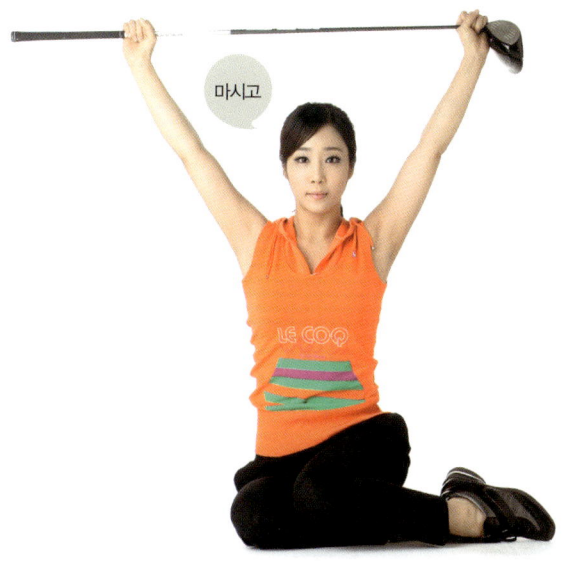

마시고

Step **1** 무릎을 꿇고 앉은 상태에서 엉덩이를 오른쪽으로, 양발을 왼쪽으로 이동해주세요. 어깨너비보다 더 넓은 간격 만큼 양손으로 클럽을 잡아 팔을 위로 뻗어 올립니다. 클럽 헤드는 왼쪽에 있어야 합니다.

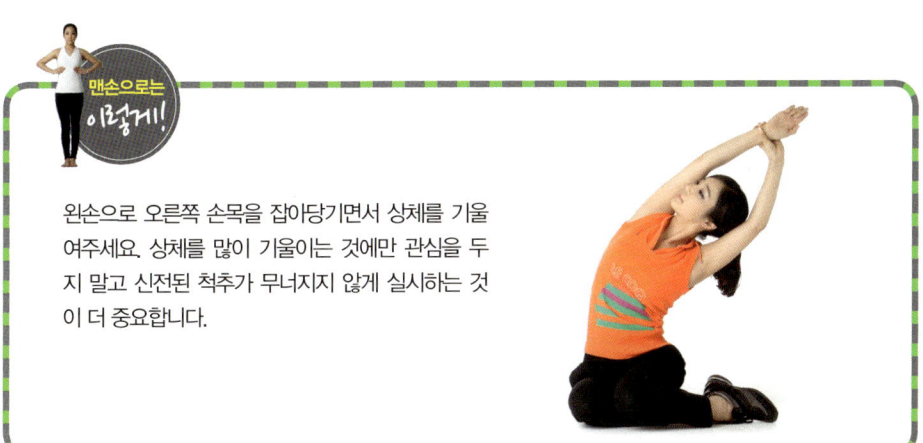

왼손으로 오른쪽 손목을 잡아당기면서 상체를 기울여주세요. 상체를 많이 기울이는 것에만 관심을 두지 말고 신전된 척추가 무너지지 않게 실시하는 것이 더 중요합니다.

Stretching The Side of Your Upper Body and Hips II

라운딩 전후 최상의 컨디션을 만들어주는
옆구리와 골반 스트레칭 II

골프 컨디셔닝 서서 하는 운동을 무리해서 하게 되면 방사통(다리가 저리고 감각이 없는 현상)이 올 수 있다. 또 허리를 굽혔다 일으켰다 하는데도 불편함을 느낄 것이다. 이 자세는 근육통 완화와 근피로를 낮추는데 효과적이다. 또한 라운딩 전후 좋은 컨디션을 만들어준다.

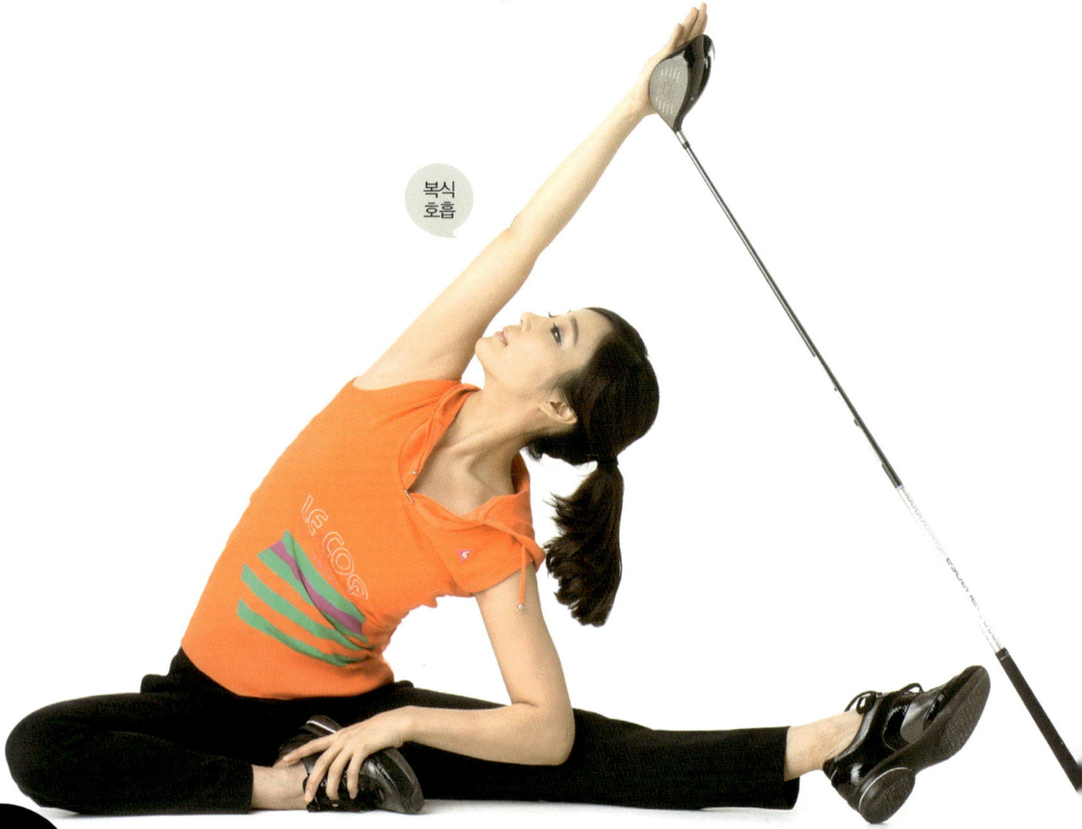

복식 호흡

완성 동작

Step 2 왼손을 오른발 위에 얹고 시선은 하늘을 향합니다. 오른다리 무릎에서 오른손의 간격이 멀어질수록 골반과 옆구리의 이완을 더 깊이 자각할 수 있을 겁니다.

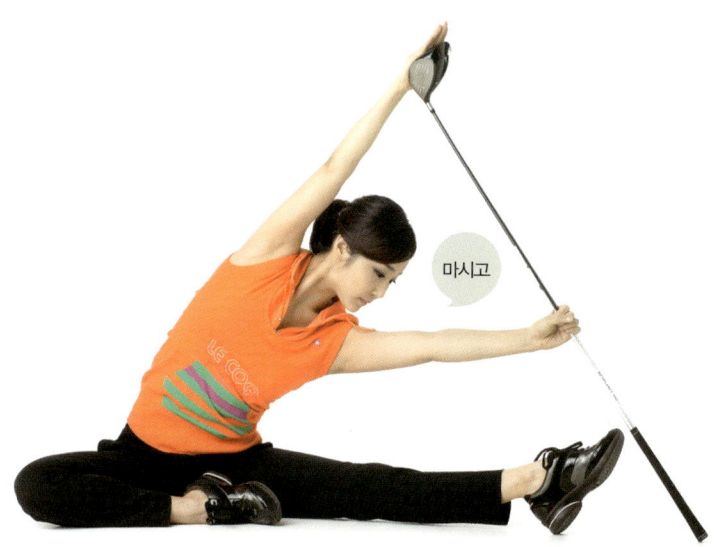

마시고

Step 1   양다리를 최대한 벌려 앉은 상태에서 오른다리는 구부리고 왼다리는 뻗어주세요. 그 다음 양팔을 들어 올려 왼손으로 클럽을 잡고 오른손의 손바닥은 클럽 헤드에 댑니다. 이때 양손의 간격은 어깨너비보다 조금 넓게 하는 게 좋습니다. 클럽이 바닥에 닿을 때까지 상체를 왼쪽으로 기울여주세요.

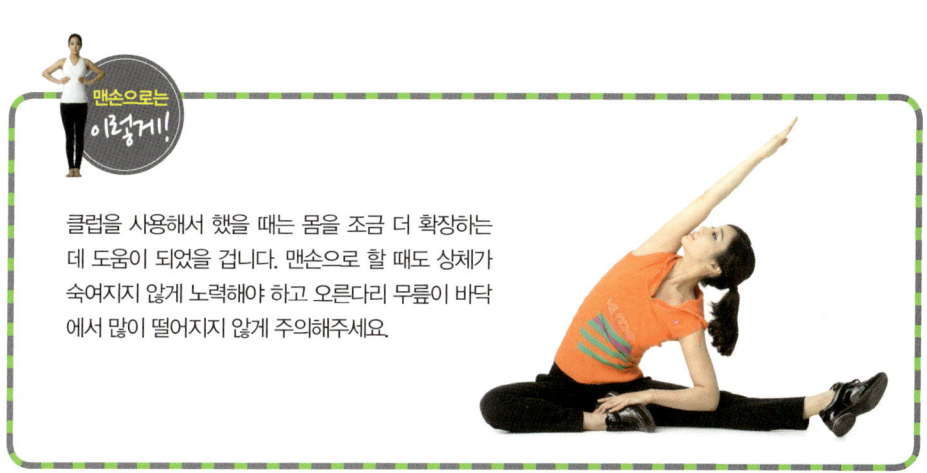

클럽을 사용해서 했을 때는 몸을 조금 더 확장하는 데 도움이 되었을 겁니다. 맨손으로 할 때도 상체가 숙여지지 않게 노력해야 하고 오른다리 무릎이 바닥에서 많이 떨어지지 않게 주의해주세요.

Full Body Stretching

몸과 마음의 긴장을 풀어주는
전신 스트레칭

골프 컨디셔닝 골프는 기온차와 긴장도에 따라 몸의 경직과 마음에서 오는 부담의 정도도 달라진다. 하지만 일반 골퍼들은 환경과 컨디션에 상관없이 대부분 온 몸에 힘을 주고 스윙을 한다. 어깨, 가슴, 척추, 골반, 다리의 유연성을 증가시키는 이 자세는 몸과 마음의 긴장을 풀어주고 신체활동 영역을 증대시키는데 효과적이다.

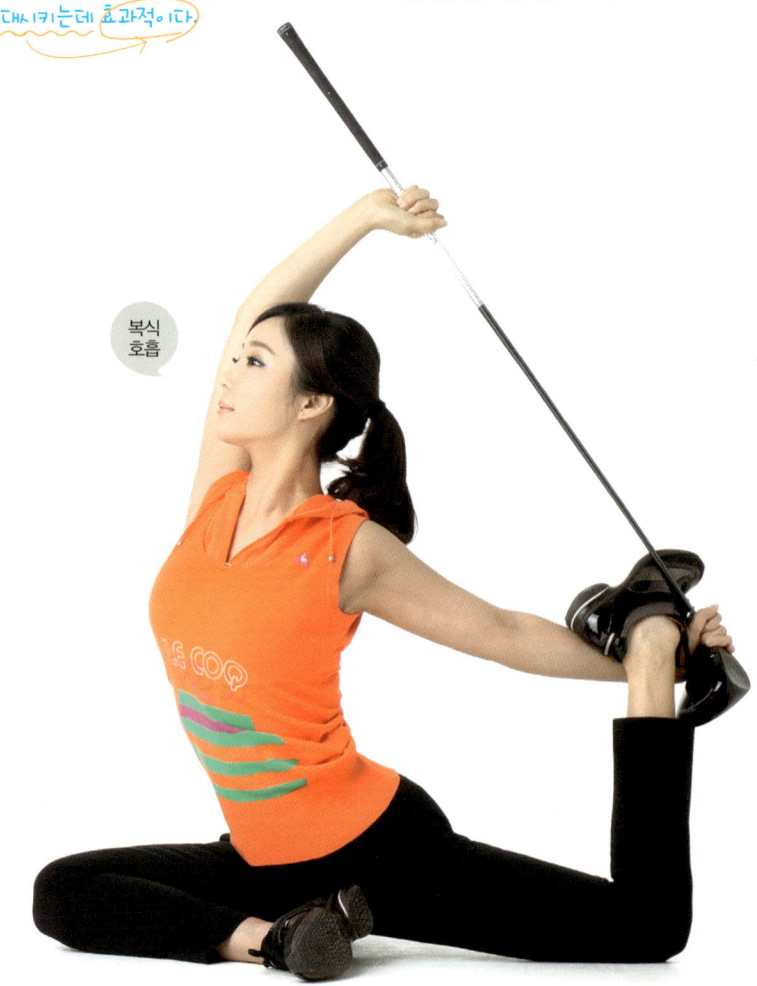

복식호흡

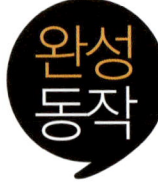

Step 2 오른팔을 위로 들어올리면서 상체가 앞을 향하도록 몸을 회전시키세요. 이때 양다리 무릎의 위치가 고정되어야 만이 정확한 자세를 만들 수 있습니다. 어깨에 무리가 간다면 클럽을 더 넓게 잡는 것도 좋은 방법입니다.

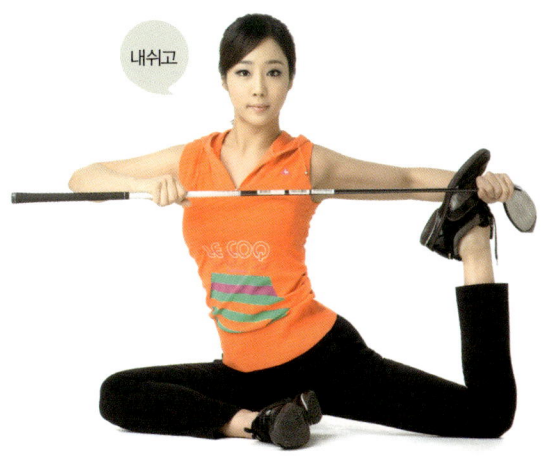

내쉬고

Step **1** 오른다리 무릎을 구부려서 오른쪽 엉덩이를 대고 앉으세요. 왼다리를 뒤로 이동시켜 왼발의 발등에 클럽을 걸칩니다. 양손의 넓이는 어깨너비 두 배 정도가 적당합니다. 이때 왼쪽 발등이 왼쪽 손목에 걸쳐져 있게 하세요.

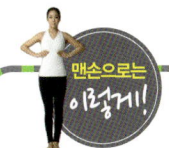

왼쪽 발등에 왼쪽 팔꿈치를 걸쳐서 양손을 맞잡으세요. 오른팔은 머리에서 벗어나지 않아야 합니다. 왼쪽 허벅지가 바닥에 최대한 밀착된 상태로 괄약근에 힘을 주어 자세를 유지해 봅니다.

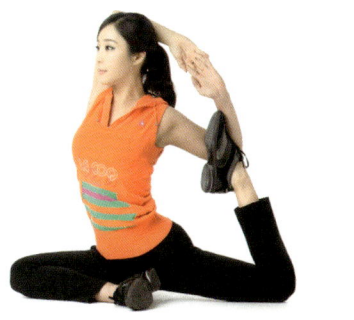

Strengthening Your Abs I

복부와 골반을 튼튼하게 만들어주는
복근 강화시키기 I

골프 컨디셔닝 골프는 복합적인 기능을 하나로 만들어야 안정적인 스윙과 장거리 샷을 만들 수 있다. 그 많은 기능들 중에 유연성과 근력은 가장 기본이 되는 요소다. 다리 스트레칭에 효과적이고 몸통의 근력은 증가될 수 있는 이 자세는, 유연성과 근력의 조화를 통해 심신의 밸런스를 찾아주며 복부와 골반을 튼튼하게 만들어준다.

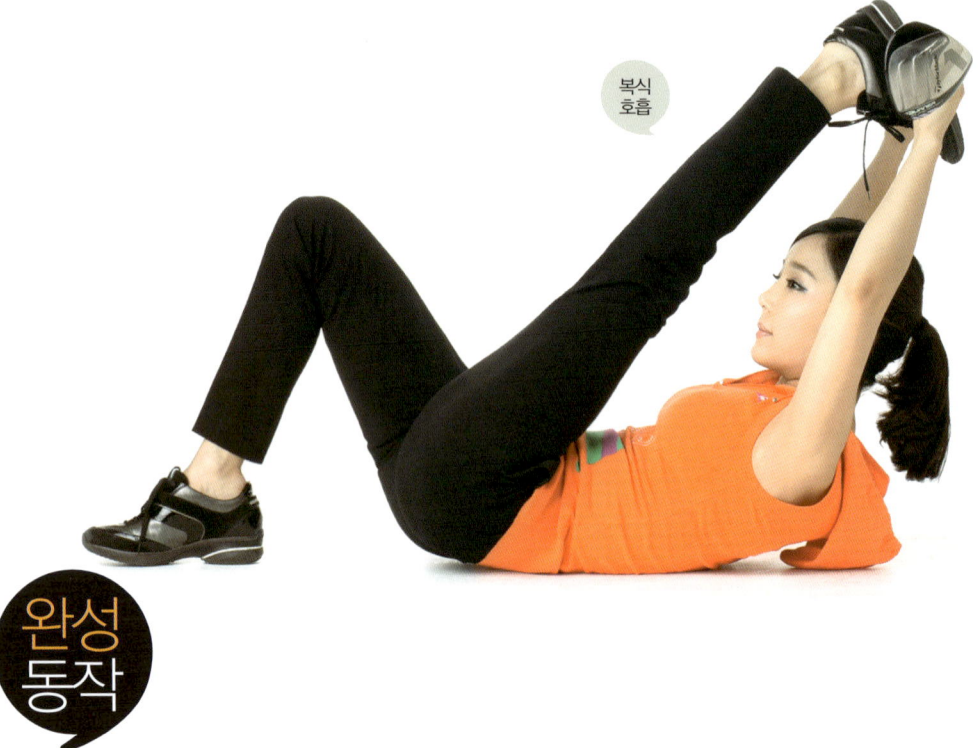

복식 호흡

완성 동작

Step 2 상체를 들어올려 이마와 왼다리 무릎이 가까워지게 동작을 취하세요. 허리와 복부의 근력을 사용하는 자세이므로 몸통 근력이 없는 사람은 몸이 떨리고 목과 어깨에 긴장이 올 수 있습니다. 쉬워 보이지만 어느 정도 인내심이 필요한 자세이니 끈기를 갖고 해보세요.

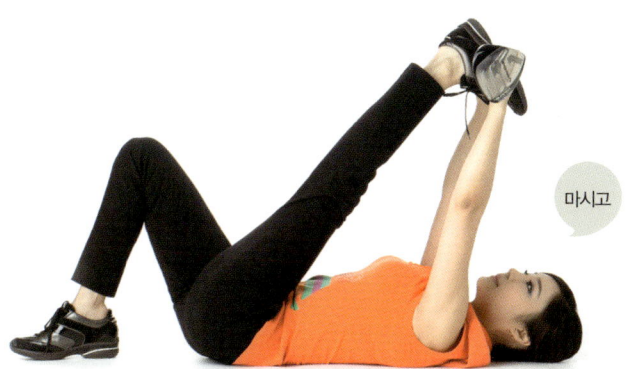

마시고

Step 1 바르게 누운 상태에서 오른다리 무릎을 구부려 발바닥을 바닥에 대주세요. 왼다리는 위로 들어올려 발목을 꺾습니다. 그리고 클럽의 중심부를 왼발 발바닥에 대고 양손으로 클럽을 잡아주세요. 어깨와 엉덩이는 바닥에 붙어있어야 합니다.

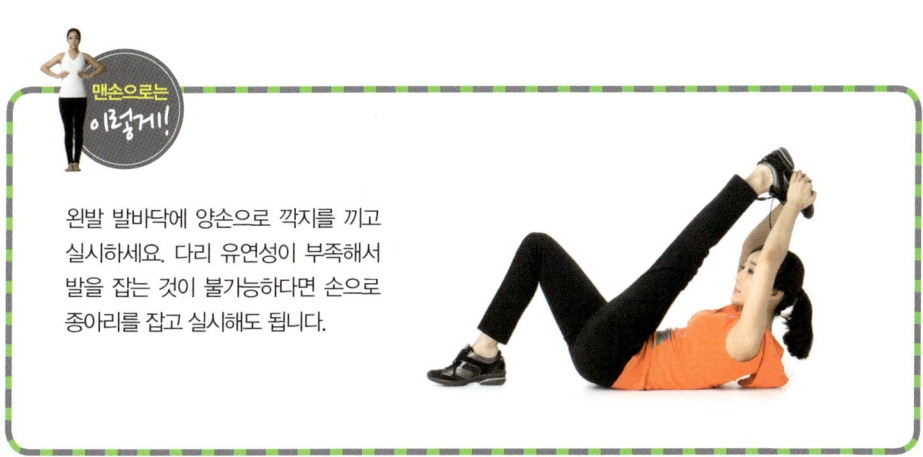

왼발 발바닥에 양손으로 깍지를 끼고 실시하세요. 다리 유연성이 부족해서 발을 잡는 것이 불가능하다면 손으로 종아리를 잡고 실시해도 됩니다.

Strengthening Your Abs II

스윙 시 파워는 높여주고, 비거리는 늘려주는
복근 강화시키기 II

골프 컨디셔닝 몸의 중심이 될 수 있는 '코어(Core)'는 모든 부위의 힘을 원활하게 발휘할 수 있게 도와준다. 골프 스윙의 회전력을 만드는 데도 순간적으로 큰 역할을 한다. 코어가 안정적이지 못하다면 골프 스윙의 안정성도 떨어진다. 이 자세는 코어를 발달시키는 자세로, 스윙의 파워를 높여주어 비거리를 늘려준다.

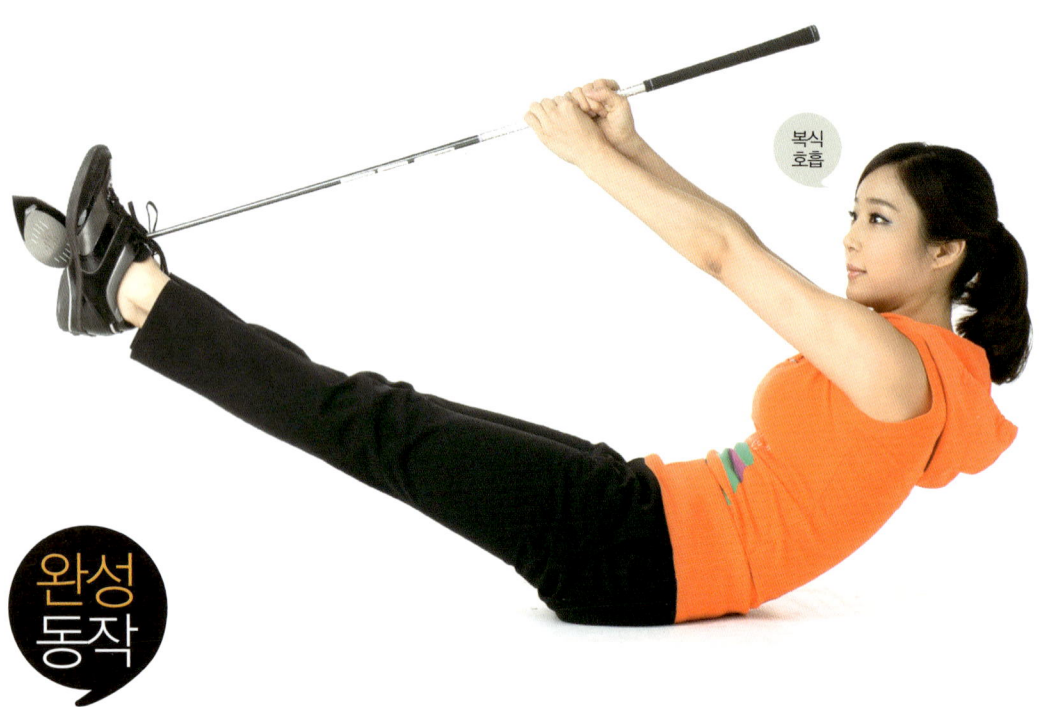

복식 호흡

완성 동작

Step 2 복부의 힘으로 두 발과 두 손을 위로 끌어 올립니다. 바닥에 엉덩이와 꼬리뼈 부위만 닿아 있게 상체를 최대한 들어 올려보세요.

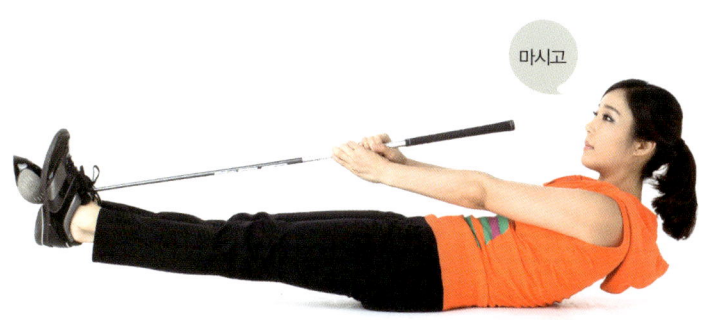

마시고

Step 1   바닥에 누운 상태에서 클럽 헤드를 양발 사이에 끼우세요. 그 다음 상체를 일으켜 양손으로 샤프트를 잡고 복부와 엉덩이에 힘을 가합니다.

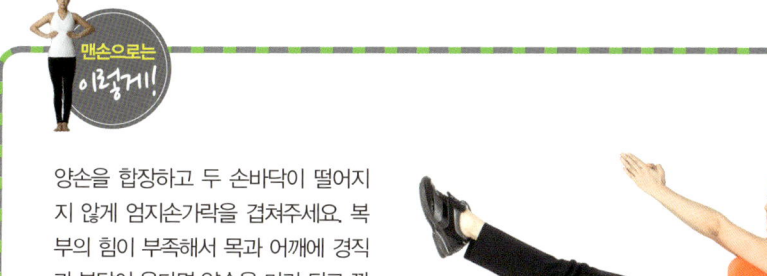

양손을 합장하고 두 손바닥이 떨어지지 않게 엄지손가락을 겹쳐주세요. 복부의 힘이 부족해서 목과 어깨에 경직과 부담이 온다면 양손을 머리 뒤로 깍지 끼워 손으로 머리를 받치고 실시해도 좋습니다.

Strengthening Your Back Muscles

스윙 시 근육발달에 탁월한
척추 강화시키기

골프 컨디셔닝 몸의 여러 근육과 관절을 유기적으로 사용하는 골프운동은 스윙에 사용되는 근육과 관절을 꾸준하게 단련시켜야 한다. 이 자세는 평소에 잘 쓰지않는 몸 뒷쪽 근육을 강화 시켜주는 자세로, 스윙할 때 작용하는 근육은 물론, 작용하지 않는 근육까지 발달 시킨다. 체형교정과 정력강화에 가장 큰 도움이 된다.

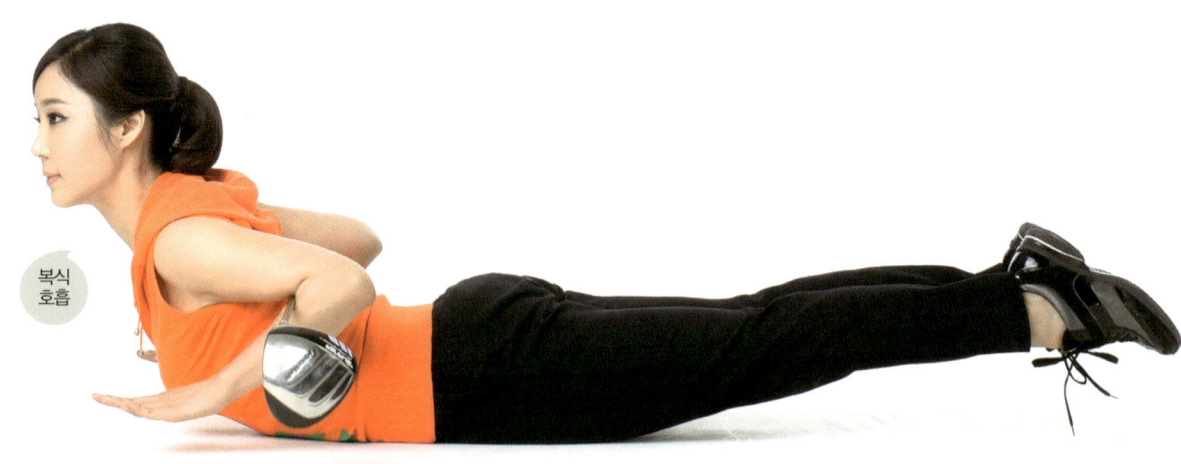

복식 호흡

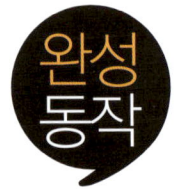

Step 2 가슴과 무릎이 바닥에서 최대한 멀어질 수 있게 상체와 하체를 들어 올려주세요. 어깨와 팔꿈치를 뒤로 보낼수록 이 자세의 효과는 극대화 됩니다.

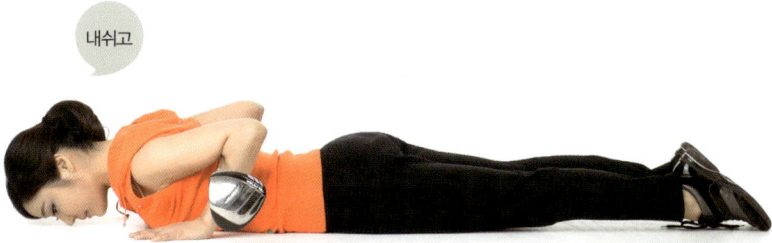

내쉬고

Step 1 배를 대고 엎드린 상태에서 클럽의 중심부를 허리 위에 댄 후 양팔을 샤프트에 끼워 팔꿈치를 구부려주세요. 턱을 당기고 손바닥을 바닥에 대주세요. 두 다리를 가지런히 모아 괄약근을 조여줍니다.

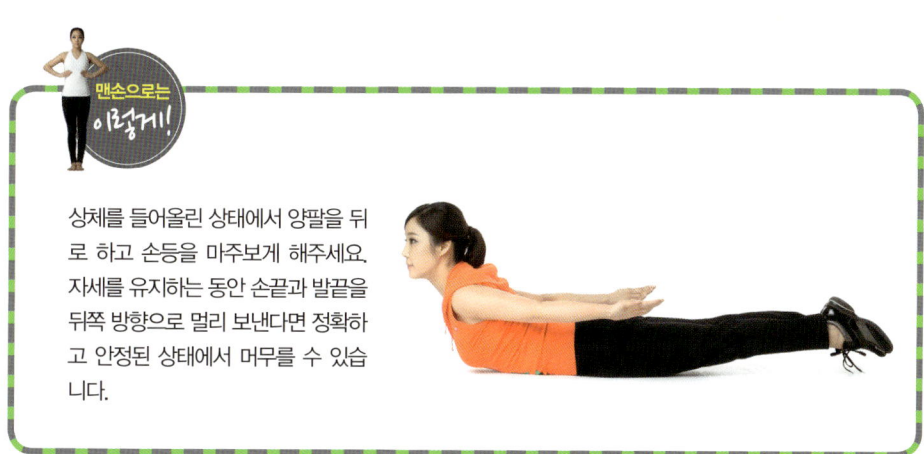

맨손으로는 이렇게!

상체를 들어올린 상태에서 양팔을 뒤로 하고 손등을 마주보게 해주세요. 자세를 유지하는 동안 손끝과 발끝을 뒤쪽 방향으로 멀리 보낸다면 정확하고 안정된 상태에서 머무를 수 있습니다.

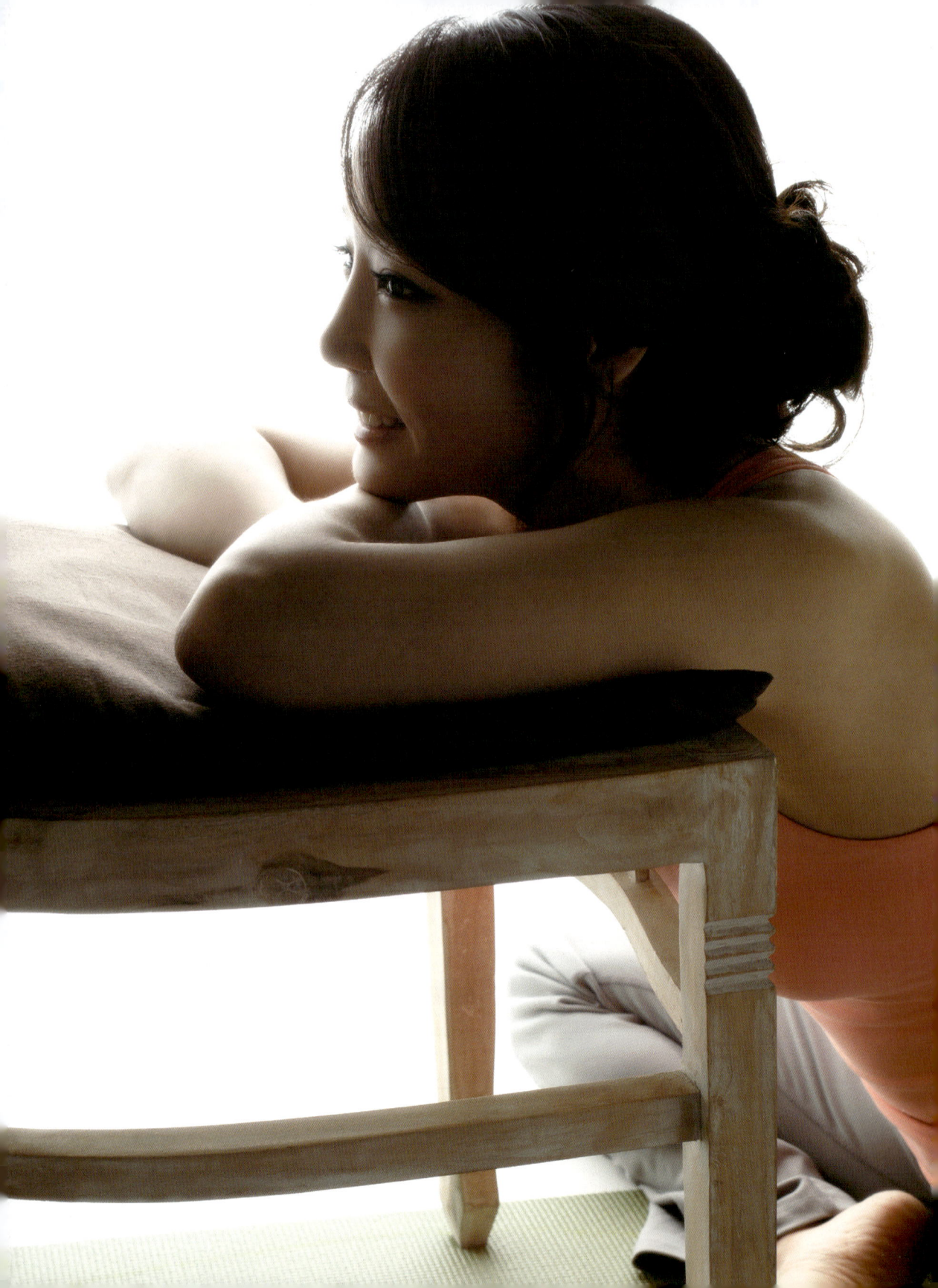

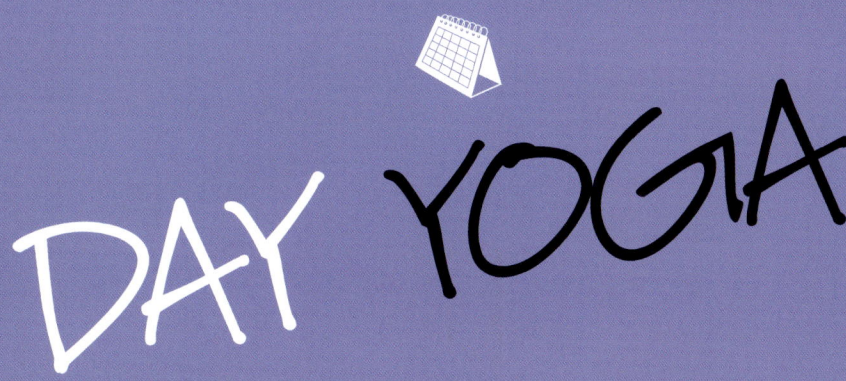

DAY YOGA

매일 매일 상쾌함과 활력으로 가득한 건강한 습관 한 가지
데이 요가

요가는 단순한 운동이 아닙니다. 요가는 신체활동뿐만 아니라, 삶의 많은 부분에서 조화와 균형을 이룰 수 있게 도와주고 최상의 건강과 행복을 얻게 해주는 과학적인 실천 방법입니다.

요가 수련 시 좋아하는 동작만 하고, 싫어하거나 잘 할 수 없는 동작은 피하는 경우가 많은데 결과적으로 균형이 깨진 운동이 될 가능성이 큽니다. 데이 요가는 바로 그런 단점을 보완해줄 수 있는 좋은 프로그램입니다.

언제 어떤 동작을 하더라도 건강과 미용, 그리고 생활에 이로운 게 요가의 장점이지만 월요일부터 일요일까지 규칙적으로 데이 요가를 활용하면 더욱 효과적입니다. 또한 흐트러진 생체리듬을 되찾고 심신에 잠재되었던 청정에너지를 만끽하기에 충분합니다.

일주일 내내 상쾌함과 활력으로 가득한 건강한 습관 한 가지, 이제 데이 요가로 시작하세요.

DAY YOGA

🕐 요일별 프로그램 실행시간 : 5분~10분
자세유지 시간 : 25초~30초

 Monday

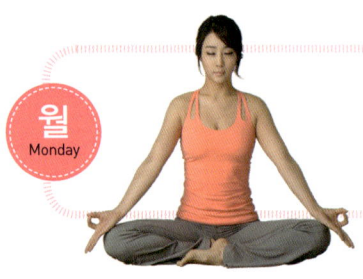
호흡과 명상
Siddhasana
The Accomplished Pose

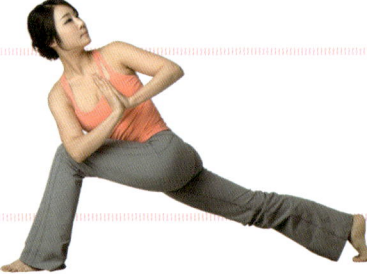
상체를 측면으로 회전하여 기울인 자세
Parivrtta-Parsvakonasana
Revolved Side Angle Pose

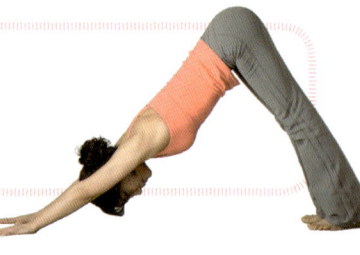
머리 아래로 향한 개 자세
Adho Mukha Svanasana
Downward Facing Dog Pose

화 Tuesday

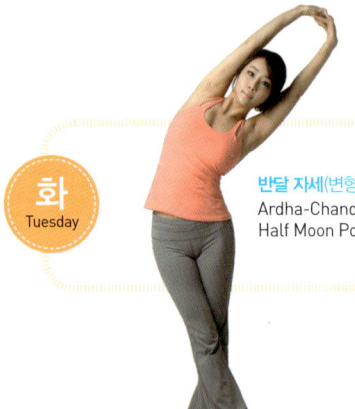
반달 자세(변형)
Ardha-Chandrasana
Half Moon Pose(Variation)

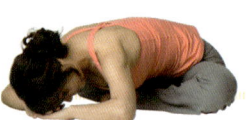
나비 자세(변형)
Baddha Konasana
Bound Angle Pose(Variation)

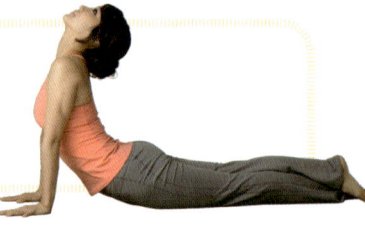
뱀 자세(변형)
Bhujangasana
Cobra Pose(Variation)

수 Wednesday

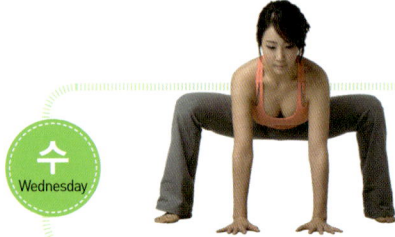
서서 다리 벌려 상체 숙이기 자세(변형)
Prasarita-Padottanasana
Wind-Legges Forward Bend (Variation)

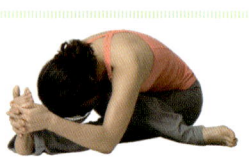
머리와 무릎 대는 자세(변형)
Janu Sirsasana
Head-to-Knee Forward Bend (Variation)

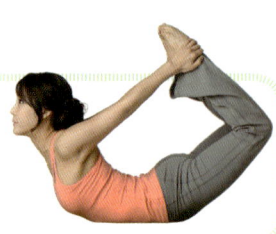
활 자세
Dhanurasana
Bow Pose

목 Thursday

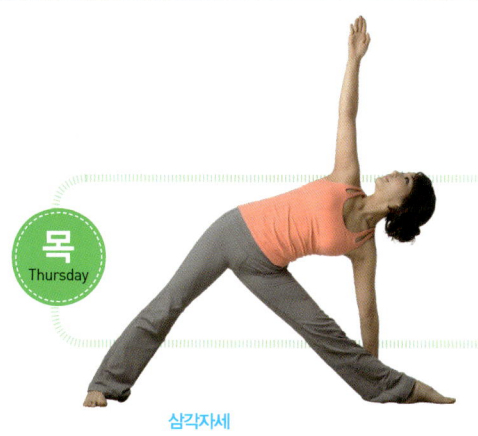

삼각자세
Utthita Trikonasana
Extended Triangle Pose

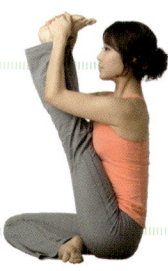

왜가리 자세
Krounchasana
Heron Pose

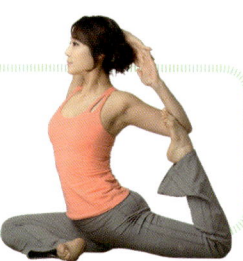

비둘기 자세
Eka pada kapotasana
One-Legged Pigeon Pose

금 Friday

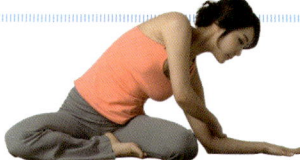

영웅 자세 (변형)
Virasana
Hero Pose (Variation)

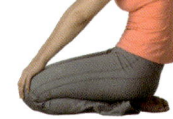

척추 이완 자세
Spine Stretching

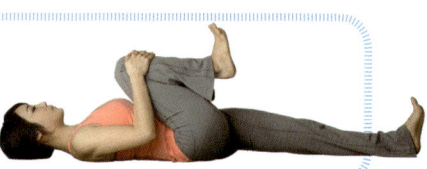

바람 빼기 자세
Apanasana
Wind Removing Pose

토 Saturday

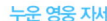

누운 영웅 자세
Supta Virasana
Reclining Hero Pose

물고기 자세
Matsyasana
Fish Pose

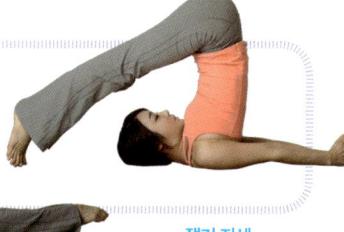

쟁기 자세
Halasana
Plow Pose

일 Monday

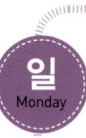
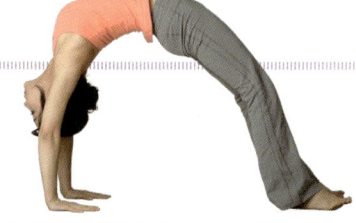

위로 향한 활 자세
Urdhva Dhanurasana
Upward Bow Pose

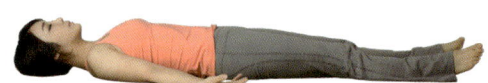

송장 자세
Savasana
Corpse Pose

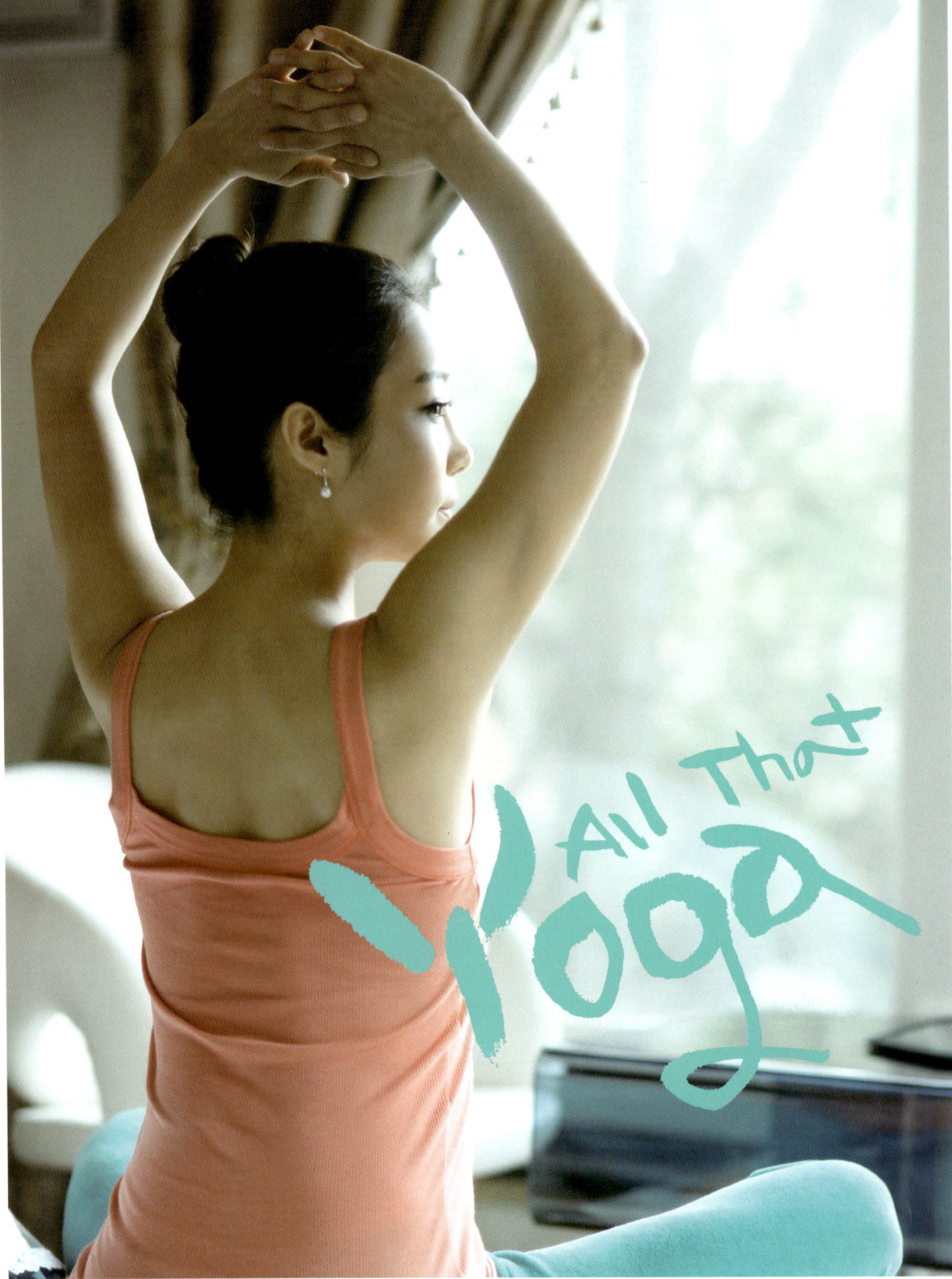

Siddhasana(싣다아사나) · The Accomplished Pose

호흡과 명상

효능 및 효과
- 불면증, 우울증, 집착증과 같은 불안장애를 없애준다. • 심박수와 혈압을 안정 시켜 마음을 고요하게 해준다. • 장 연동 운동을 도와 소화장애와 변비를 치료해준다. • 기혈 순환을 촉진시켜 체온을 상승시킨다. • 신진대사를 원활하게 해준다.

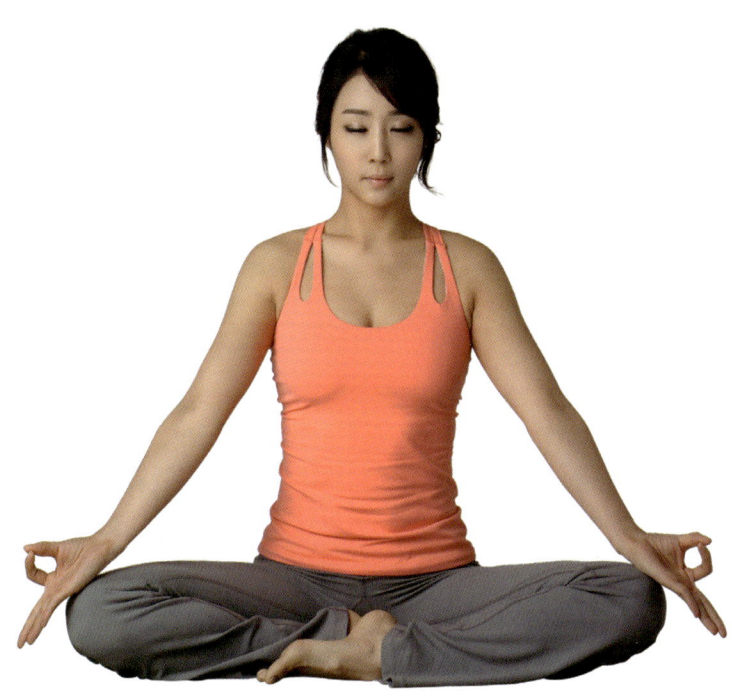

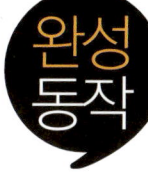

1. 편하게 앉은 상태에서 척추를 꼿꼿하게 세워보세요. 양손은 엄지와 검지손가락을 붙이는 즈나나 무드라를 실시하여 손등을 무릎 위에 가볍게 얹습니다.
2. 두 눈을 지그시 감고 얼굴과 어깨에 긴장을 푼 다음, 입을 다물어 혀를 입천장에 가볍게 대세요.
3. 몸 상태가 준비되었다면 마음 상태를 준비하는 단계로 접어드세요. 호흡의식을 점차적으로 키워 나가 자연스러운 복식호흡을 일정한 속도로 합니다.
4. 집중도를 높여 외부의 의식은 사라지게 하고 내면의 의식을 성장하게 하세요.
5. 자신의 호흡, 심장박동, 에너지, 감정 그 모든 것이 하나가 됨을 인식하고 몸과 마음의 고요함과 편안함 속에서 5~10분 머무르세요.

Mon

Parivrtta-Parsvakonasana(파리브리타 파르스바코나아사나) · Revolved Side Angle Pose

상체를 측면으로 회전하여 기울인 자세

효능 및 효과 • 하체 근력 강화에 효과적이다. • 균형감각, 집중력, 통제력을 길러준다. • 등의 담과 결림을 해소시켜준다. • 장 내 가스를 제거시키고 소화를 촉진 시킨다.

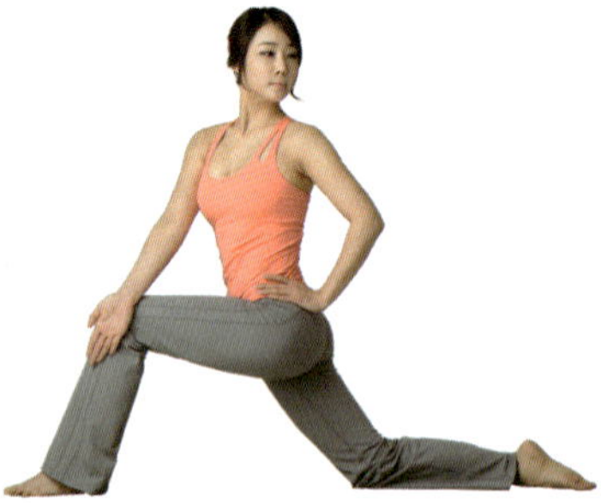

복식 호흡

초보자 Tip 하체 근력이 부족하거나 유연성이 떨어지는 사람은 뒤에 있는 다리의 무릎과 발등을 바닥에 대고 실시하면 수월합니다. 오른손은 왼다리 무릎을 고정 시키고 왼손은 골반에 댄 후 상체를 비틀어 자세를 취하세요.

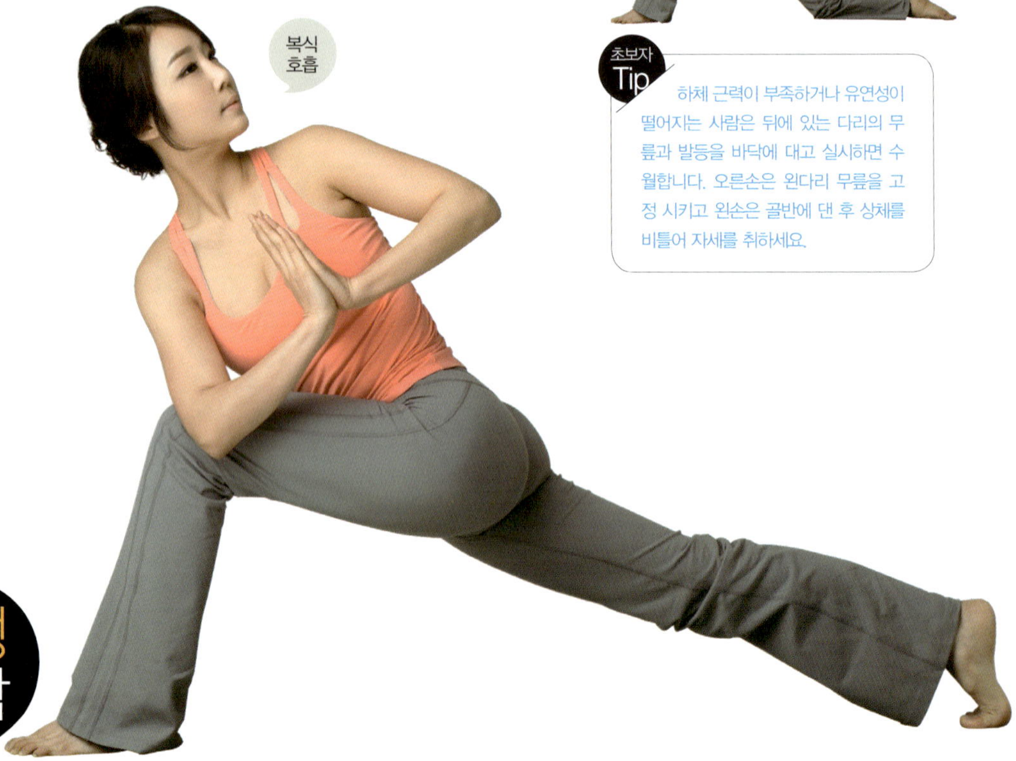

완성 동작

Step 3 오른다리의 발목을 꺾고 발가락으로 바닥을 누르며 서서히 무릎을 펴주세요. 중심이 흔들리지 않도록 하체의 근력을 지속적으로 유지해야 합니다. 그리고 뒤에 있는 다리의 무릎은 최대한 뻗어주세요.

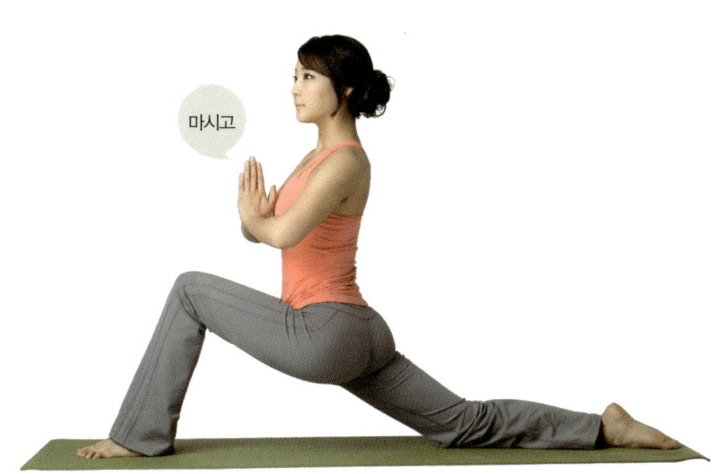

Step **1** 왼다리는 앞으로, 오른다리는 뒤로 런지자세를 만들어주세요. 뒤에 있는 다리의 무릎과 발등은 바닥으로 내려 놓습니다. 이제 양손을 가슴 앞에 합장하고 상체를 세워주세요.

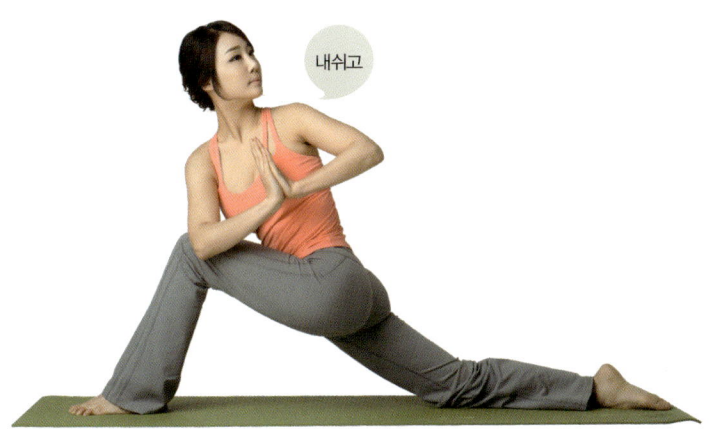

Step **2** 왼팔의 팔꿈치를 왼다리의 무릎에 기댄 후, 왼손으로 오른손을 강하게 누르면서 상체를 비틀어줍니다. 이때 괄약근을 강하게 조여야만이 바른 자세를 유지할 수 있습니다. 고개는 몸이 돌아가는 방향으로 자연스럽게 따라가주면 됩니다.

Mon

Adho Mukha Svanasana(아도무카 스바나아사나) · Downward Facing Dog Pose

머리 아래로 향한 개 자세

효능 및 효과 ● 뇌파와 혈압 안정에 효과적이다. ● 심신의 피로를 해소하고 가벼움을 준다. ● 어깨와 골반의 교정과 유연성을 도와준다. ● 복부의 지방을 연소 시킨다. ● 머리에 탁한 기운과 두통을 없애준다.

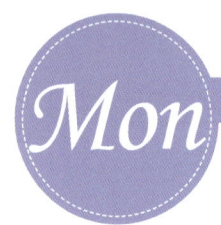

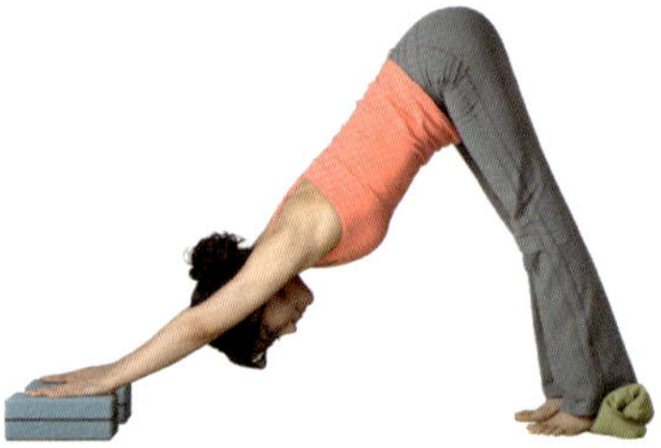

초보자 Tip
몸이 유연하지 못한 사람은 자세뿐 아니라 호흡까지 불편할 수 있습니다. 만약 그런 경우라면 블록 위에 손을 얹고, 뒤꿈치 아래 담요를 넣어 뒤꿈치가 약간 들린 상태로 실시하면 좋습니다.

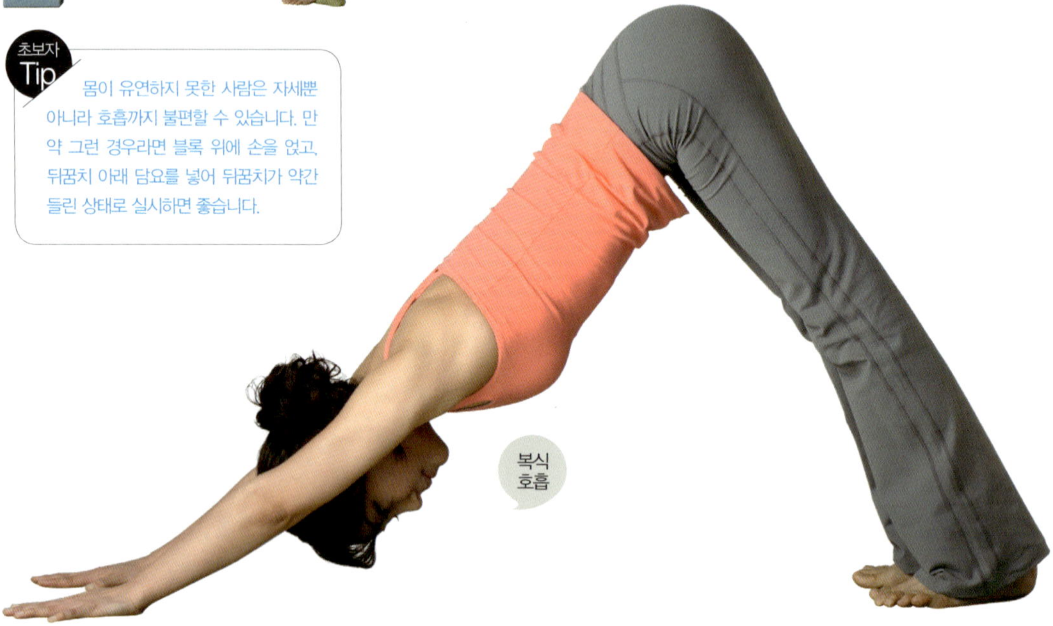

복식 호흡

완성 동작

Step 3 발바닥 전체를 바닥에 대주세요. 손바닥과 발바닥이 바닥을 강하게 지탱해야 만이 손목과 어깨 관절에 부담을 경감시킬 수 있습니다. 손목, 어깨, 뒷목의 주름을 없앤다는 느낌으로 몸을 최대한 늘린다면 더욱 정확한 자세를 만들 수 있습니다.

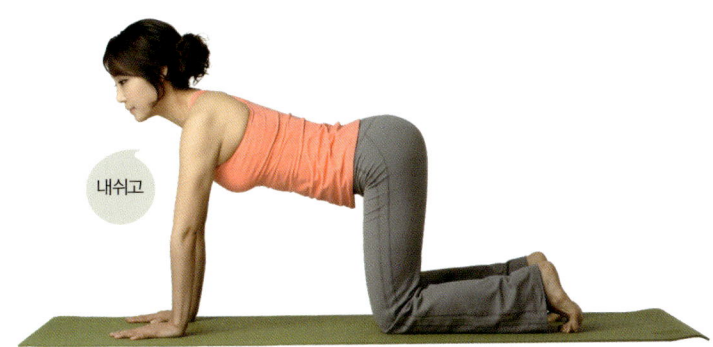

내쉬고

Step 1 양손은 어깨너비만큼, 양무릎은 골반너비만큼 바닥에 내려 놓습니다. 측면에서 보았을 때 어깨 아래 손목이 있어야 하고 엉덩이 아래쪽에 무릎이 있어야 바른 자세입니다. 이제 발목을 꺾어 열 발가락을 바닥에 대주세요.

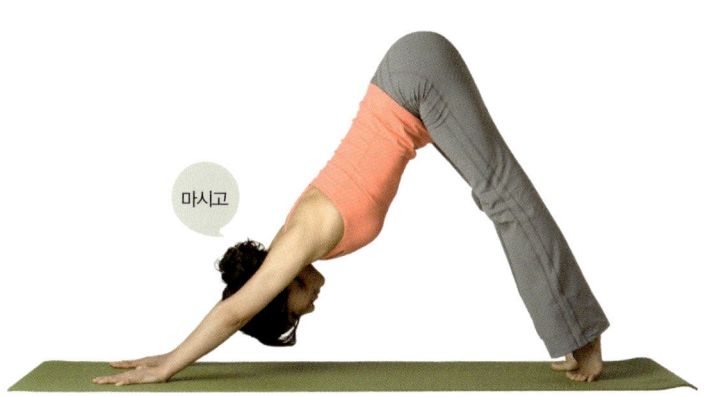

마시고

Step 2 무릎을 펴내면서 몸과 바닥이 삼각형 모양을 이루게 합니다. 뒤꿈치는 최대한 들고 있는 상태로 유지하면서 머리에는 힘을 완전히 빼줘야 합니다.

Ardha-Chandrasana(아르다 찬드라아사나) · Half Moon Pose(Variation)

반달 자세 변형

효능 및 효과 · 신체의 정렬과 균형을 잡아준다. · 생기와 활력을 증가 시킨다. · 아름다운 허리선을 만들어 준다.
· 좌골 신경통, 요통의 통증을 완화시킨다. · 척추 측만증을 예방한다.

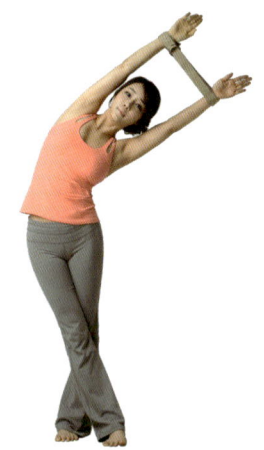

복식 호흡

초보자 Tip
어깨가 유연하지 못한 사람은 스트랩을 이용해서 조금 더 편안한 자세를 만들어 보세요. 스트랩의 너비는 어깨너비가 적당합니다.

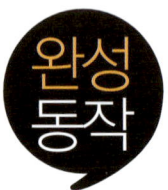

완성 동작

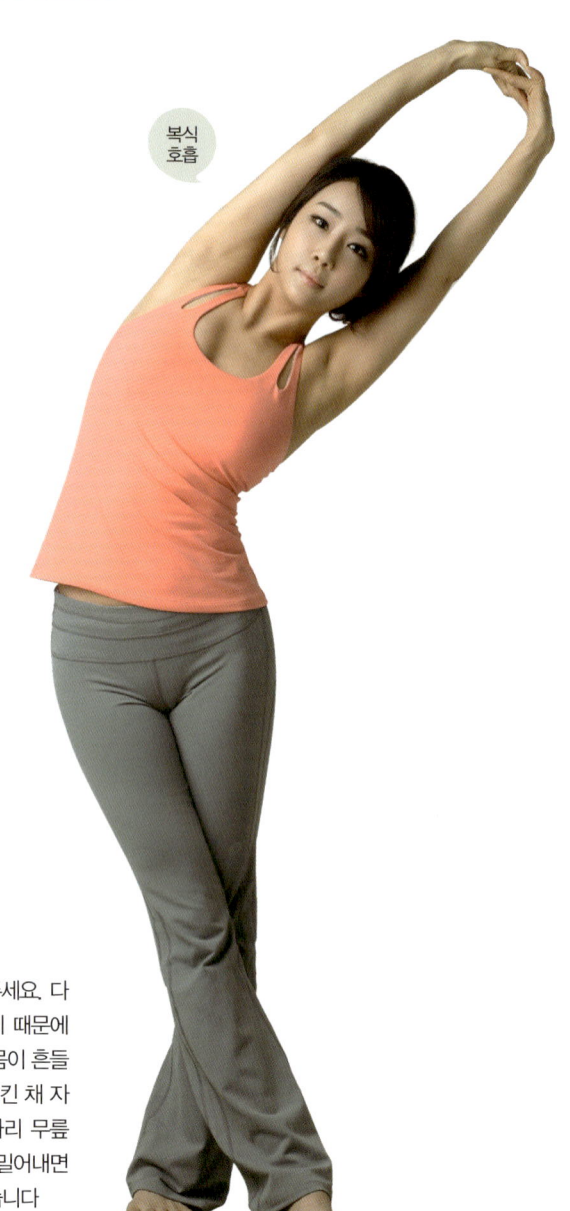

Step 3 이제 양팔을 최대한 뻗어주세요. 다리를 꼰 상태에서 실시하기 때문에 중심이 흔들릴 수 있으니, 몸이 흔들리지 않도록 하체를 고정시킨 채 자세를 유지해보세요. 오른다리 무릎의 힘으로 왼다리 무릎을 밀어내면 안전한 상태로 머물 수 있습니다

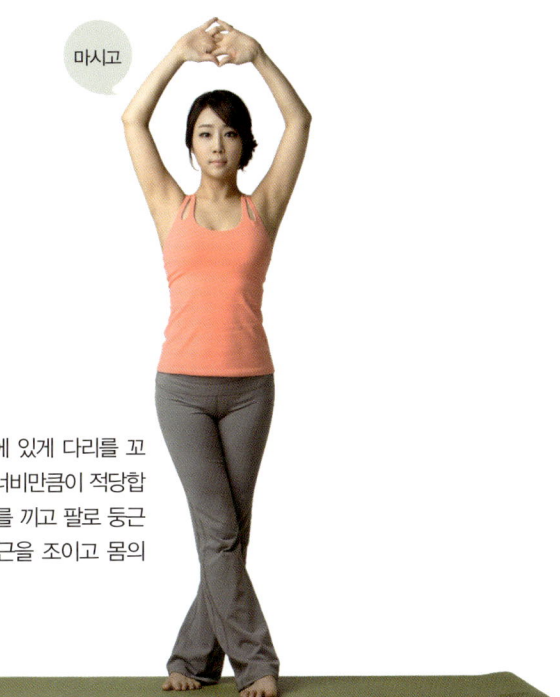

마시고

Step 1 오른다리가 앞에, 왼다리가 뒤에 있게 다리를 꼬고 섭니다. 양발의 너비는 골반너비만큼이 적당합니다. 팔을 들어올려 양손 깍지를 끼고 팔로 둥근 원모양을 만드세요. 이제 괄약근을 조이고 몸의 형태를 바로 잡아주세요.

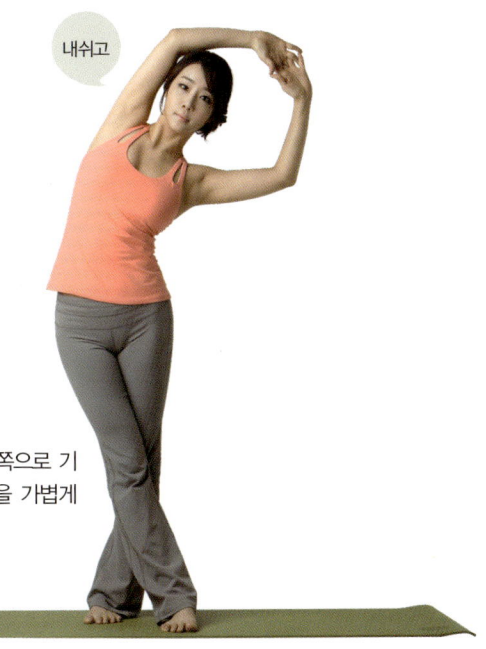

내쉬고

Step 2 양발에 체중을 5 : 5로 두고 상체를 왼쪽으로 기울이세요. 그런 다음 왼손으로 오른손을 가볍게 잡아당기면 됩니다.

Baddha Konasana(받다 코나아사나) · Bound Angle Pose(Variation)

나비 자세 변형

효능 및 효과 • 신장, 전립선, 방광 기능을 개선 시킨다. • 허리의 피로와 좌골 신경통 통증을 완화 한다. • 골반의 불균형을 회복 시킨다. • 무릎과 발목의 경직과 통증을 없애준다. • 생리불순을 바로잡고 난소를 건강하게 해준다.

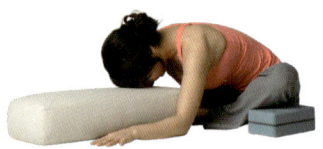

초보자 Tip 골반이 뻣뻣한 사람은 무릎이 많이 올라올 수 있습니다. 무릎 아래 블록을 받치고 상체 아래 볼스터나 쿠션을 대면 편하게 기대서 할 수 있습니다.

복식 호흡

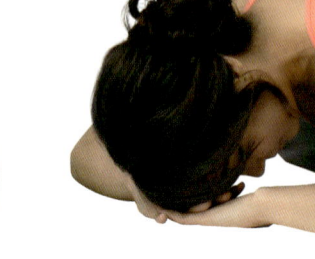

완성 동작

Step 3 이제 상체를 완전히 숙여 손등 위에 이마를 대주세요. 어깨와 등이 움추러들지 않게 신경쓰고 하복부와 골반에서 느껴지는 반응에 정신을 몰입 시키세요.

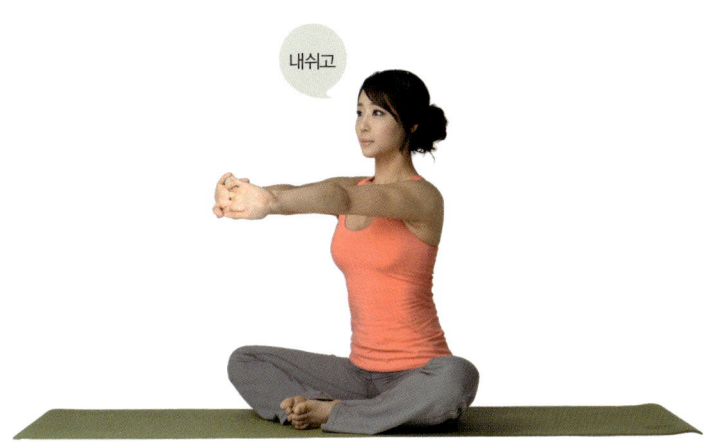

내쉬고

Step 1 발바닥을 맞대어 앉은 후 양손 깍지를 끼워 앞으로 뻗어주세요. 이제 무릎을 아래로 낮추어 골반을 펼치고 척추를 곧게 세웁니다.

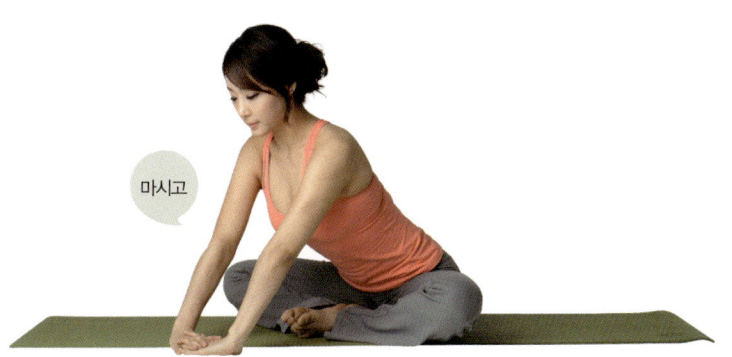

마시고

Step 2 깍지를 낀 상태로 손바닥을 바닥에 댑니다. 손의 위치는 편한 곳에 두세요. 엉덩이를 바닥에 밀착 시키고 척추를 최대한 신전 시키세요.

Bhujangasana(부장가아사나) · Cobra Pose(Variation)

뱀 자세 변형

효능 및 효과
- 괄약근 조절 능력이 향상된다.
- 활력과 성력을 증가시킨다.
- 폐와 기관지의 노폐물을 제거시킨다.
- 척추 질환과 척추의 통증을 예방해준다.
- 호흡 능력을 개선시킨다.

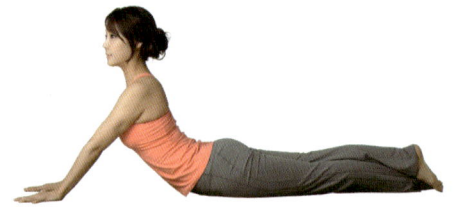

초보자 Tip 허리가 유연하지 못한 사람은 관절의 가동 범위를 줄여야 합니다. 엎드린 상태에서 손의 위치를 앞으로 이동하고 상체를 일으켜보세요. 허리의 통증과 불편한 호흡을 막을 수 있을 겁니다.

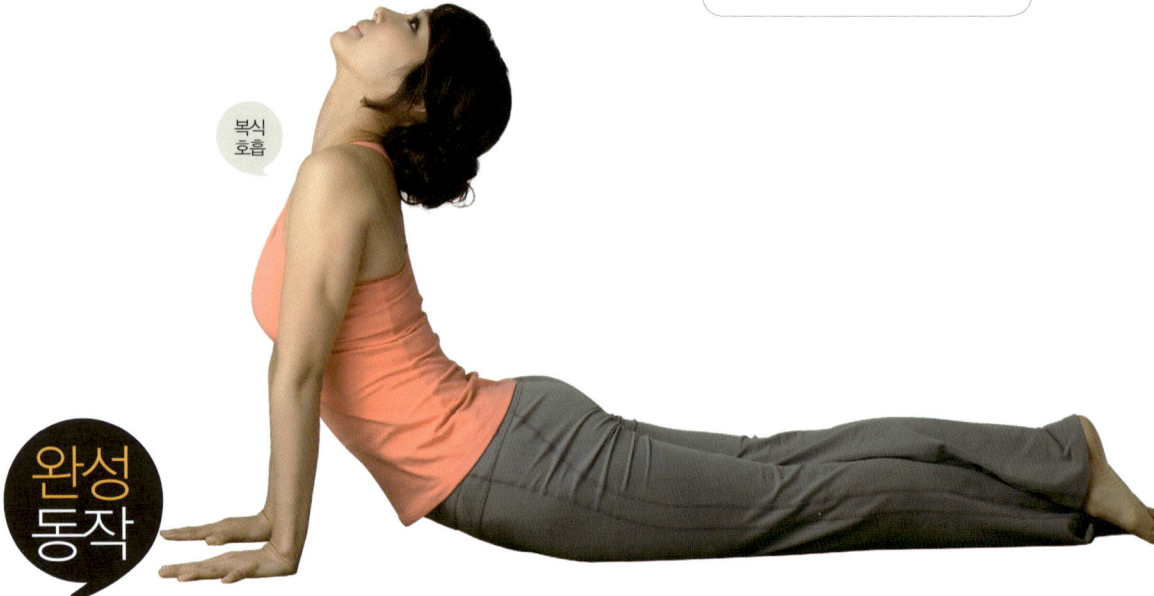

복식 호흡

완성 동작

Step 3 이제 팔을 뻗으면서 고개를 완전히 들어 올리세요. 손바닥은 바닥을 강하게 눌러줘야 합니다. 가슴의 위치는 팔보다 앞에, 치골은 바닥에 붙어있어야 올바른 자세입니다.

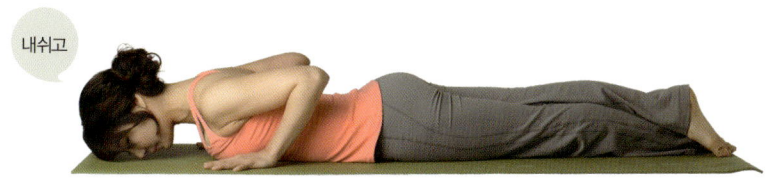

Step **1** 엎드린 상태에서 양손을 가슴 옆 바닥에 내려놓고 이마를 바닥에 대주세요. 왼다리 위에 오른 다리를 겹쳐 괄약근을 강하게 조여주면서 다음 단계를 준비하세요.

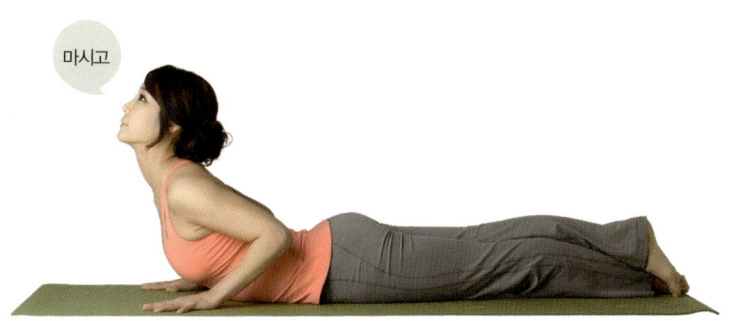

Step **2** 고개를 들어 상체를 반만 들어 올립니다. 어깨가 올라가지 않게 주의하고 꼰 다리가 풀리지 않도록 괄약근을 더 강하게 조여주세요.

Prasarita-Padottanasana(프라사리타-파도타나아사나) · Wind-Legges Forward Bend (Variation)

서서 다리 벌려 상체 숙이기 자세 변형

효능 및 효과
- 신체의 정렬과 균형을 잡아준다. • 생기와 활력을 증가 시킨다. • 아름다운 허리선을 만들어 준다.
- 좌골 신경통, 요통의 통증을 완화 시킨다. • 척추 측만증을 예방한다.

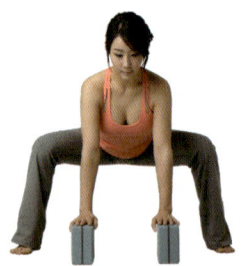

초보자 Tip
손이 바닥에 닿지 않는 사람은 블록 위에 손을 얹고 실시하면 무리없이 할 수 있습니다. 블록의 너비는 어깨너비로 조절하고 자세를 유지하는 동안 발의 모양을 고정시켜주세요.

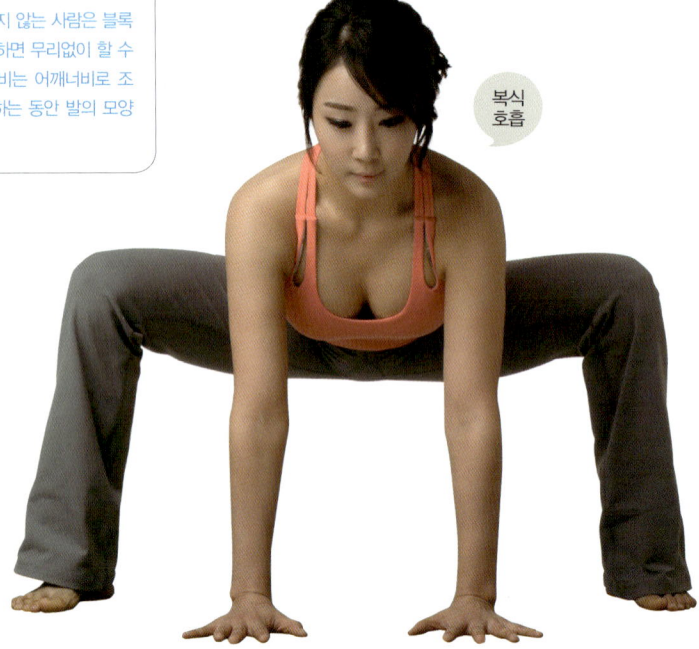

복식 호흡

완성 동작

Step 3 이제 서서히 무릎을 구부려주세요. 구부린 다리의 각도는 직각이 되어야 하고 몸이 앞으로 쏠리지 않아야 합니다. 무릎과 엉덩이의 위치도 중요한데 체중을 뒤꿈치에 두고 엉덩이를 최대한 뒤로 밀어내주세요. 무릎과 엉덩이의 높이는 동일하게 맞춰야 합니다.

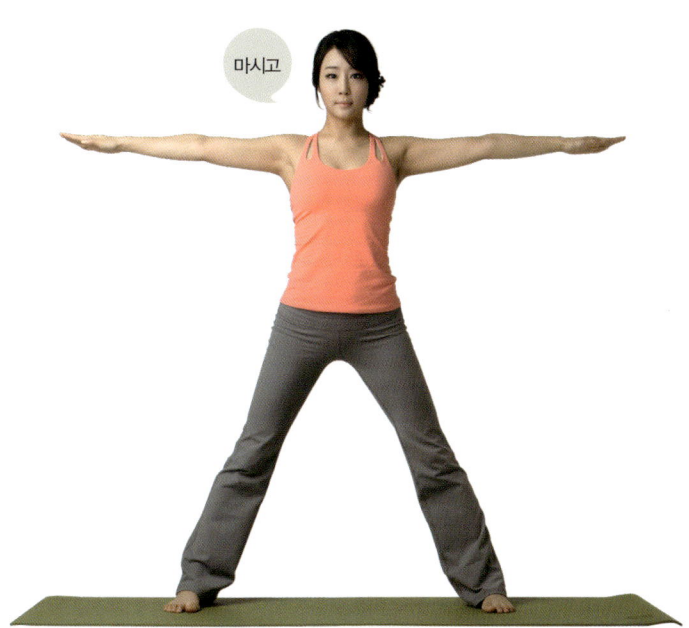

Step **1**   양발을 어깨너비 두 배 정도 벌리고 선 후 양팔을 어깨 높이 만큼 옆으로 뻗으세요. 왼손 끝과 오른손 끝은 최대한 먼 곳을 향해주세요.

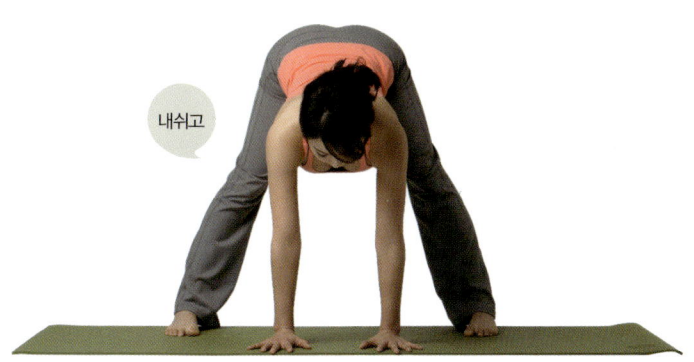

Step **2**   상체를 숙이고 양손은 바닥에 내려 놓으세요. 손의 위치는 어깨와 수직이 될 수 있게 조절하고 척추를 최대한 펴내면 됩니다.

Janu Sirsasana(지누시르사아사나) · Head-to-Knee Forward Bend (Variation)

머리와 무릎 대는 자세 변형

효능 및 효과 • 발목, 골반, 허리 유연성을 향상 시킨다. • 소화 흡수 및 배설작용이 원활해진다. • 하체 비만과 다리의 부종을 예방한다. • 비뇨 생식기 기능을 개선시킨다.

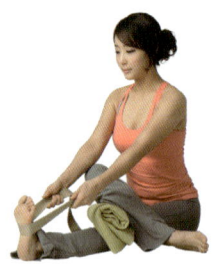

초보자 Tip 골반이 유연하지 못한 사람은 양다리의 무릎이 겹쳐지지 않을 겁니다. 무릎 사이에 담요를 대고 스트랩을 이용한다면 안정적인 자세와 적절한 이완을 느끼는데 도움이 될 겁니다.

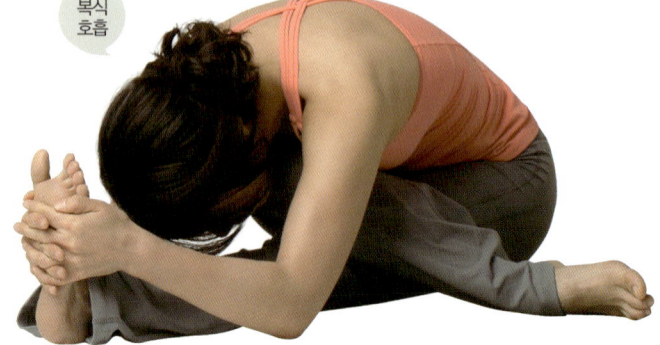

복식 호흡

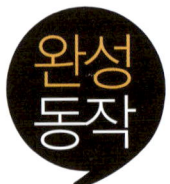

완성 동작

Step 3 이제 상체를 최대한 숙여 턱을 무릎 아래 대주세요. 얼굴은 왼다리의 정강이와 가깝게 하고 팔꿈치를 바닥에 고정시킵니다. 정수리와 발등이 가까워질 수 있게 노력해보세요.

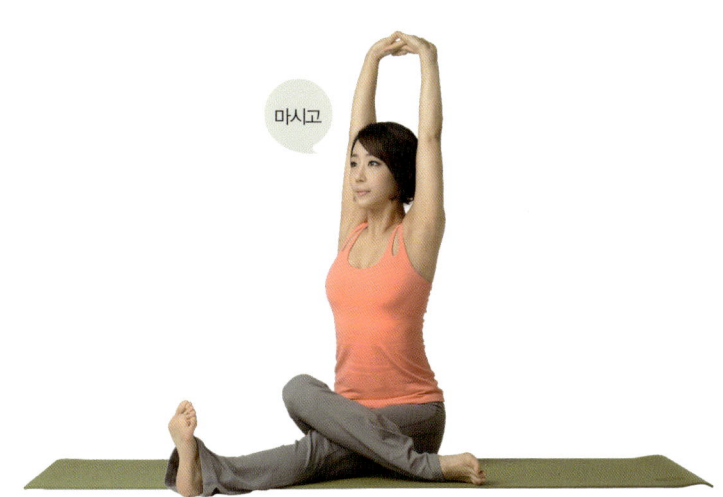

Step **1** 오른다리를 구부려 왼다리 무릎 위에 오른다리 무릎이 겹쳐지게 앉으세요. 척추를 바르게 세우고 양손은 깍지 끼워 팔을 위로 뻗어주세요. 왼다리의 발목은 꺾은 상태로 고정 시켜야 합니다.

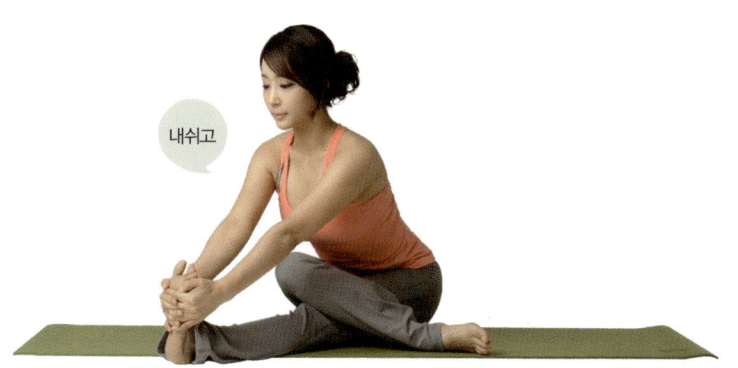

Step **2** 깍지 끼운 두 손을 그대로 내려 발바닥을 잡으세요. 손으로 발바닥을 잡아당기면서 등이 굽지않게 척추를 늘려주어야 합니다.

Dhanurasana(다누라아사나) · Bow Pose

활 자세

효능 및 효과 • 척추와 골반의 균형을 찾아준다. • 어깨와 허리의 유연성을 향상시킨다. • 위장질환, 소화불량, 만성변비를 치료하는데 효과적이다. • 하강하기 쉬운 내장들의 하수증을 막아준다.

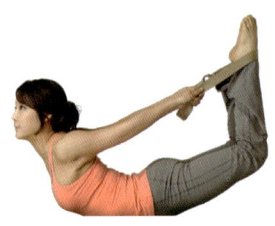

초보자 Tip 손으로 발등을 잡을 수 없는 경우나, 허리가 약한 사람은 발목에 스트랩을 걸어 스트랩을 잡고 실시해주세요. 허리를 많이 꺾으려고 애쓰지 말고 정수리에서 발끝까지 몸의 앞부분 전체를 이완시키도록 하는 게 포인트입니다.

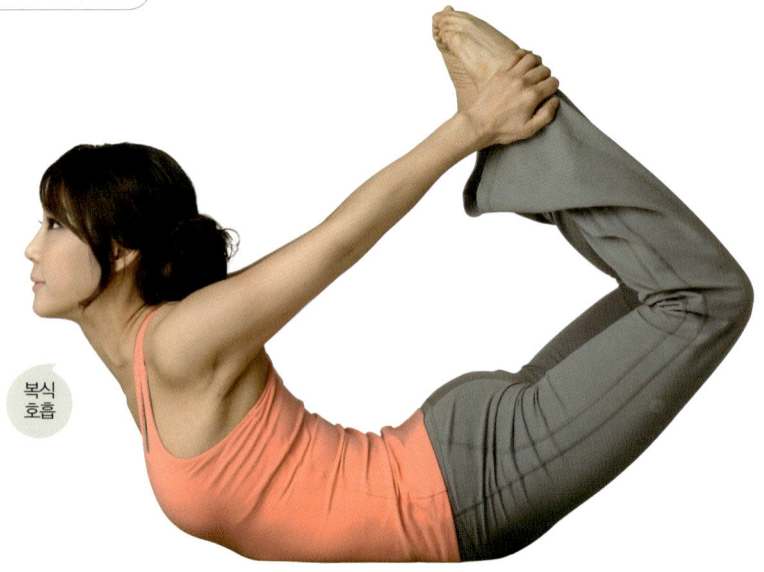

복식 호흡

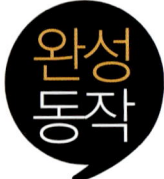

Step 3 무릎을 최대한 뻗으면서 어깨와 무릎도 동시에 들어 올리세요. 측면에서 봤을 때 어깨와 무릎의 높이는 일치해야 합니다. 그런 다음 괄약근을 강하게 조이고 발끝이 떨어지지 않게 주의하세요.

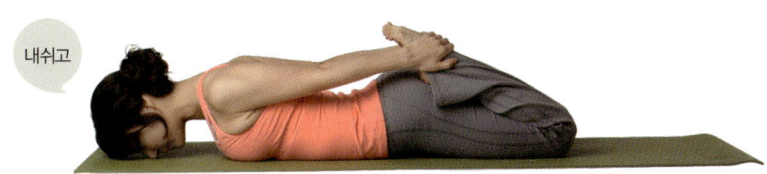

Step 1   엎드린 상태에서 양손으로 양다리의 발등을 잡아주세요. 이때 무릎의 너비는 골반너비여야 하고 엄지 발가락은 서로 붙어야 합니다. 이제 이마를 바닥에 대주세요.

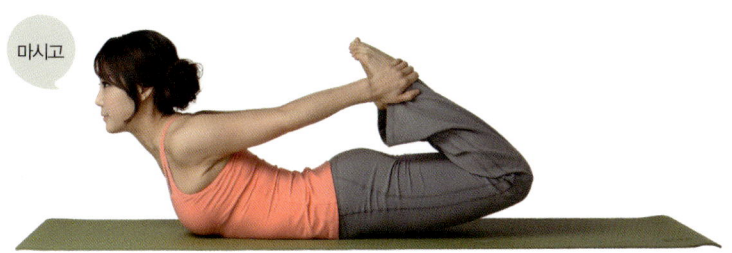

Step 2   고개를 들어 뒤꿈치와 엉덩이가 떨어지게 다리를 차올려주면, 어깨와 무릎은 자연스럽게 바닥에서 떨어질 겁니다.

Utthita Trikonasana(우티타 트리코나아사나) · Extended Triangle Pose

삼각 자세

효능 및 효과 • 척추의 긴장과 피로를 완화 시킨다. • 방광과 신장기능을 강화 시킨다. • 골반의 교정 및 유연성 향상에 효과적이다. • 몸의 좌우 대칭과 상하 균형을 찾아준다.

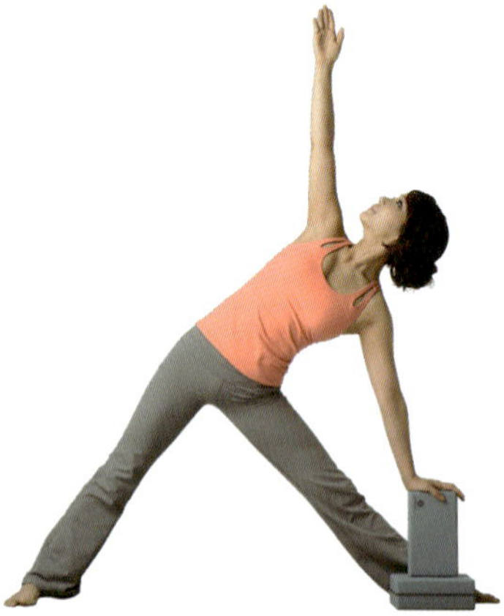

초보자 Tip 유연성 정도에 따라 블록의 높이를 조절하면 신체에 큰 무리없이 실천할 수 있습니다.

복식 호흡

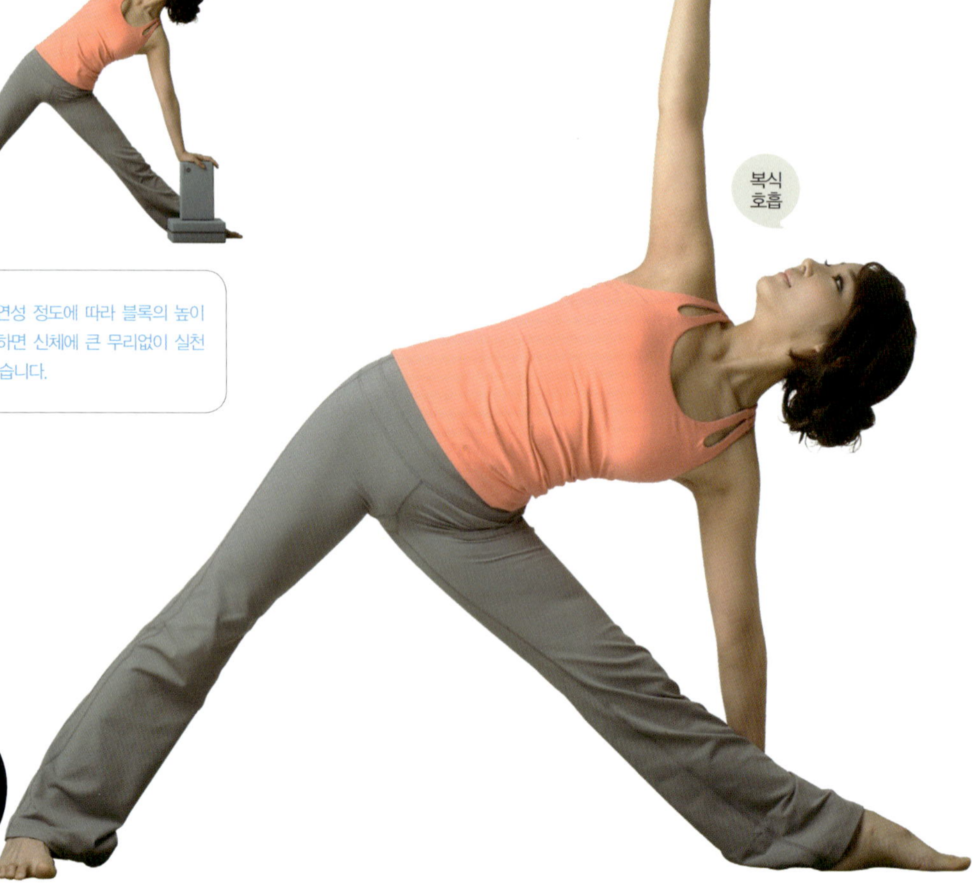

완성 동작

Step 3 왼손은 바닥에 대고 오른팔은 위로 뻗어주세요. 양팔은 수직이 되어야 합니다. 왼쪽 엉덩이가 뒤로 밀리지 않게 주의하고 몸 전체를 최대한 펼쳐주면서 자세를 완성해주세요. 하체와 골반의 힘이 요구되는 동작이므로 하체 힘이 풀린다면 자세도 무너지니 유의해주세요.

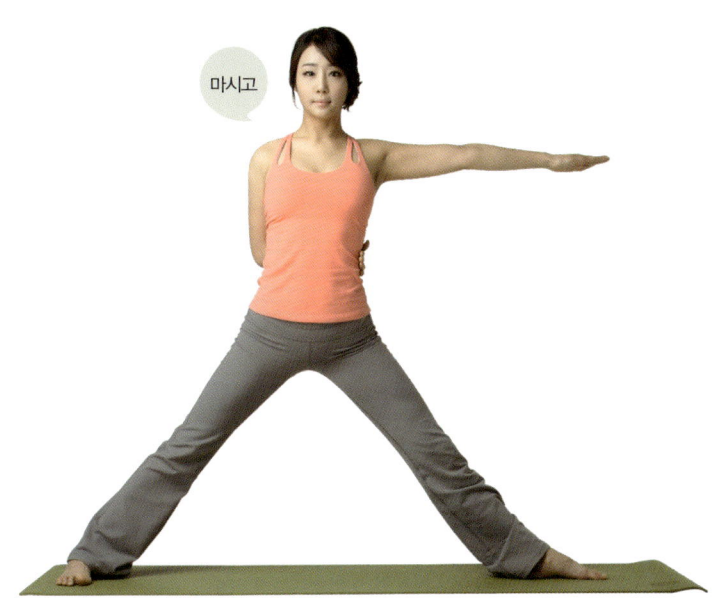

Step **1** 양다리를 어깨너비 두 배 이상으로 벌리고 섭니다. 왼발은 열고 오른발은 닫아주세요. 이제 오른손의 손등을 왼쪽 옆구리에 대고 왼팔을 옆으로 뻗으세요.

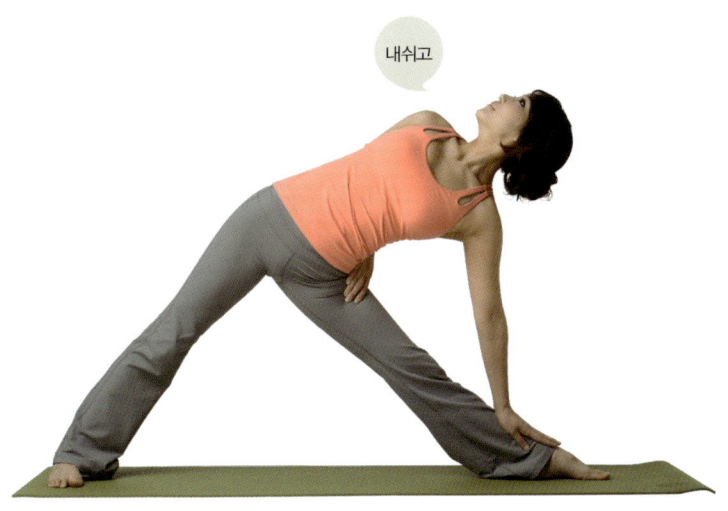

Step **2** 상체를 왼쪽으로 기울여 왼손을 발목에 댑니다. 시선은 하늘을 향하고 오른쪽 골반과 어깨가 점차적으로 펴질 수 있게 노력해보세요. 두 가슴과 골반은 정면을 향해주세요.

Krounchasana(크로운차아사나) · Heron Pose

왜가리 자세

효능 및 효과 • 복부 근력과 척추 기립근이 강화된다. • 고관절과 무릎관절의 탄력성을 증가시킨다. • 하체의 피로와 어혈을 제거해준다. • 힘과 균형이 만나 몸의 핵심이 되는 코어를 발달시킨다.

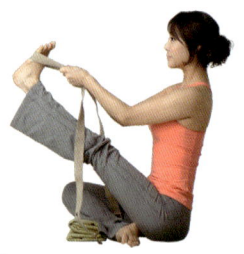

초보자 Tip 자세를 따라하기 어렵다면 구부린 다리 밑에 담요를 대주세요. 뻗고 있는 다리의 발바닥에는 스트랩을 걸어 양손으로 스트랩을 잡아당겨주세요. 스트랩을 잡아당길 때는 힘 조절이 중요한데, 자신의 수준을 잘 파악해서 심신이 최상의 상태에 머물 수 있게 실천해보세요.

복식 호흡

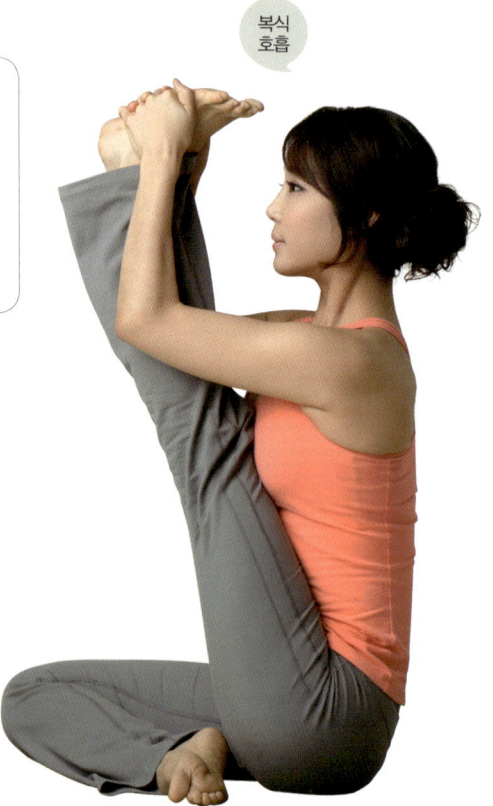

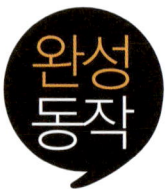

Step 3 팔꿈치로 종아리를 감싸안아 하체를 몸통 방향으로 잡아당깁니다. 뒤꿈치와 정수리가 더 높은 곳으로 뻗어나갈 수 있도록 다리와 척추를 최대한 연장시켜보세요.

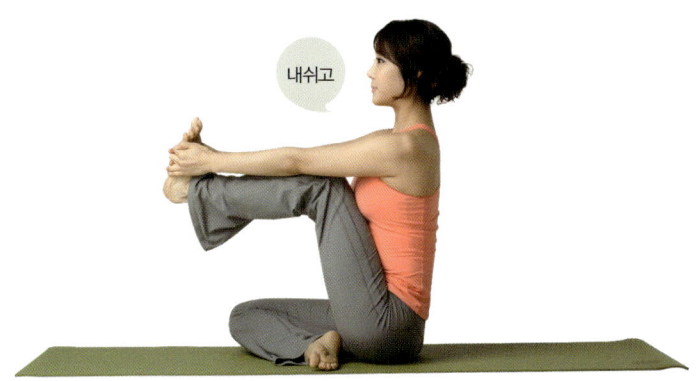

Step 1   오른다리를 구부려 오른발 뒤꿈치가 왼쪽 엉덩이에 오게 한 다음, 깍지 끼운 손으로 왼발의 발바닥을 잡으세요. 척추를 곧게 펴고 왼다리를 들어 올립니다. 이때 왼다리 무릎과 뒤꿈치의 높이는 같아야 합니다.

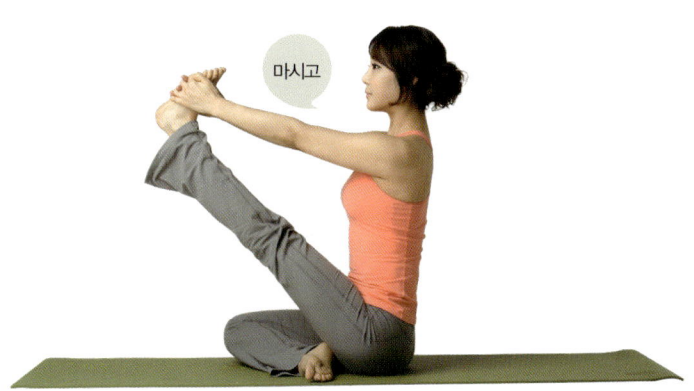

Step 2   왼다리 무릎을 뻗어주세요. 척추의 형태가 변하지 않도록 복부와 허리에 힘을 가해주는 게 중요합니다. 몸이 한쪽 방향으로 치우치지 않게 주의하면서 자세에서 오는 반응을 깊게 자각해보세요.

Eka pada kapotasana(에카 파다 카포타아사나) · One-Legged Pigeon Pose

비둘기 자세

효능 및 효과 • 하체 비만과 하체 부종을 없앤다. • 골반과 척추의 유연성을 향상 시킨다. • 신장 기능을 증진 시킨다. • 척추의 노화를 예방한다. • 작고 탱탱한 엉덩이를 만들어준다.

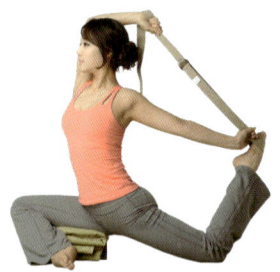

초보자 Tip 비둘기 자세는 어느 정도의 훈련이 필요한 고난이도 자세이므로 한단계 한단계 발전시켜 나가는 것이 중요합니다. 초보자는 블록을 엉덩이 아래 두고 발등에 스트랩을 걸어, 스트랩을 잡고 실시해보세요.

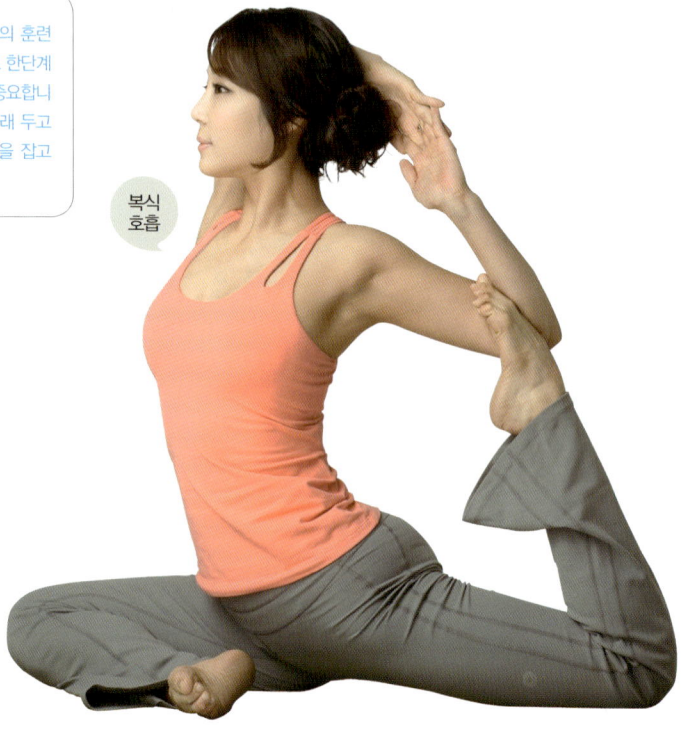

복식 호흡

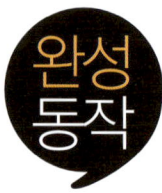

Step 3 이제 오른팔을 위로 들어올리세요. 가슴을 확장 시키면서 자세가 흐트러지지 않게 신체의 모든 부위에 관심을 쏟아주세요. 이 자세는 골반의 위치가 바른 상태로 고정되는 것이 관건입니다.

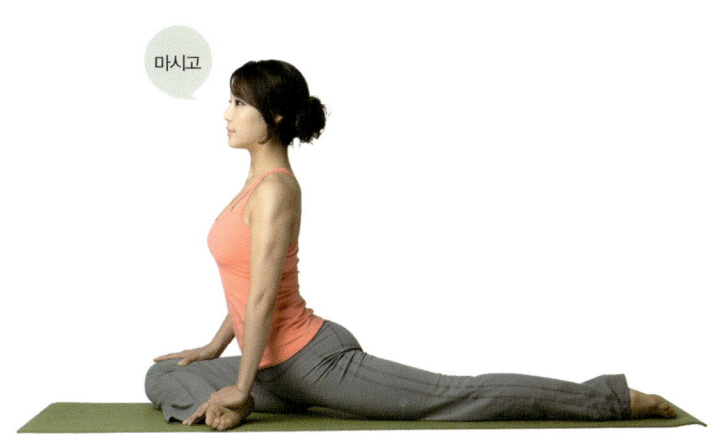

Step 1   오른다리를 앞으로 구부리고 왼다리를 뒤로 뻗어주세요. 왼손은 발 위로, 오른손은 무릎 위로 올려놓고 허리를 꼿꼿하게 세우세요. 몸이 한쪽 방향으로 치우치지 않게 괄약근을 조여주는 게 중요합니다.

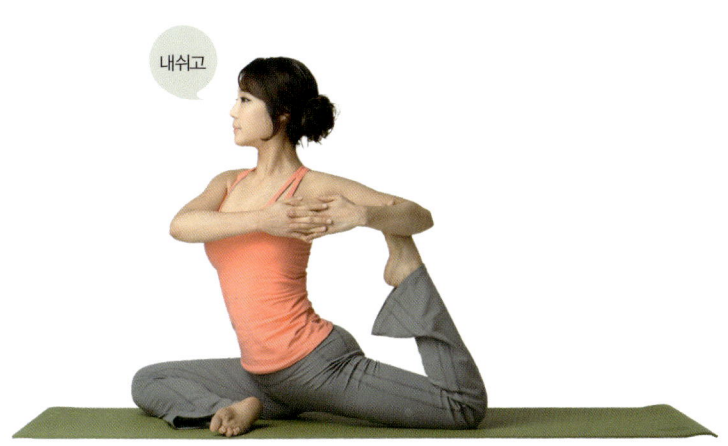

Step 2   왼팔로 왼다리 발등을 감싸안고 양손은 깍지를 끼우세요. 양팔의 팔꿈치는 수평이 되어야 하며, 골반과 바닥이 최대한 붙어있는 상태를 유지해야 합니다.

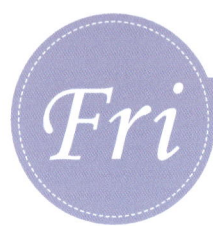

Virasana(바라사나) · Hero Pose (Variation)

영웅 자세 변형

효능 및 효과
- 고관절 마사지 효과에 탁월하다. • 골반의 균형 및 유연성 향상에 도움을 준다. • 등과 옆구리의 독소와 군살을 제거해준다. • 발목과 무릎관절의 유연성을 향상 시킨다.

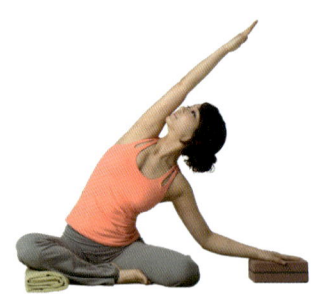

초보자 Tip
골반이 유연하지 않은 사람은 무릎이 바닥에 붙기 어렵습니다. 팔꿈치가 바닥에 닿을 만큼 상체를 기울이기도 어려우니, 바닥과 무릎 사이에 담요를 넣고 손 아래 블록을 놓는다면 좀더 쉽게 할 수 있습니다.

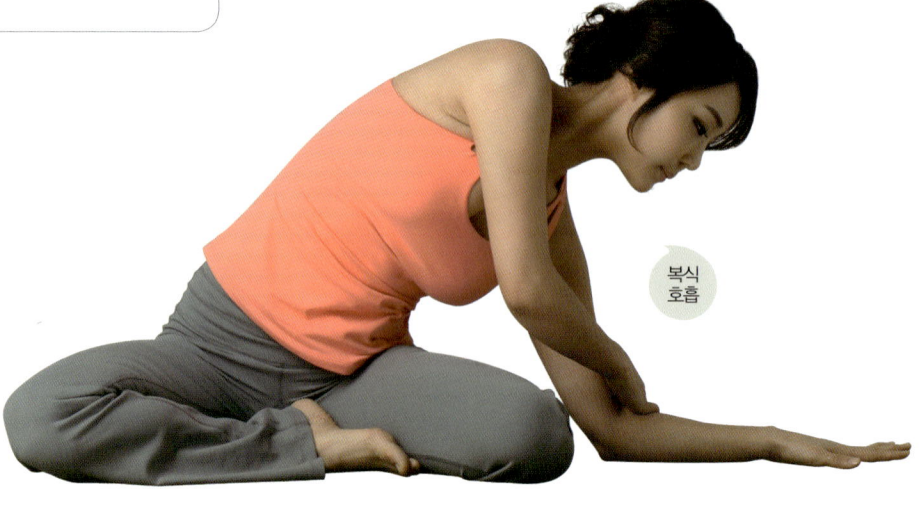

복식 호흡

완성 동작

Step 3 오른손으로 왼팔의 팔꿈치를 잡아당기면서 등이 굽지 않게 몸을 최대한 늘려줍니다. 이때 오른쪽 엉덩이와 무릎이 바닥에서 떨어지지 않게 주의하세요.

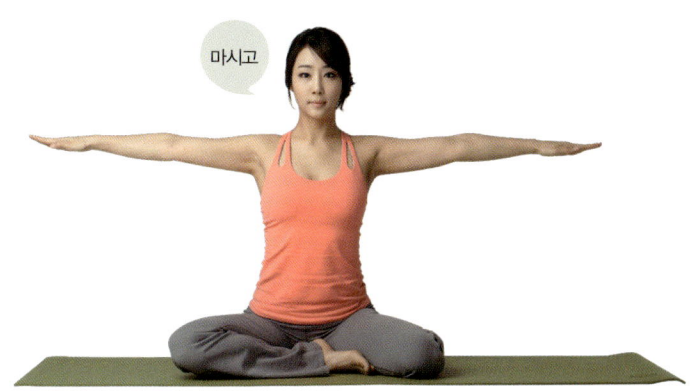

Step 1. 오른다리를 앞으로 구부리고 왼다리를 뒤로 구부려 앉아주세요. 양다리 무릎의 위치가 동일해야 합니다. 양팔을 옆으로 뻗고 상체의 형태가 올바르게 있는지 체크하는 것도 잊지마세요.

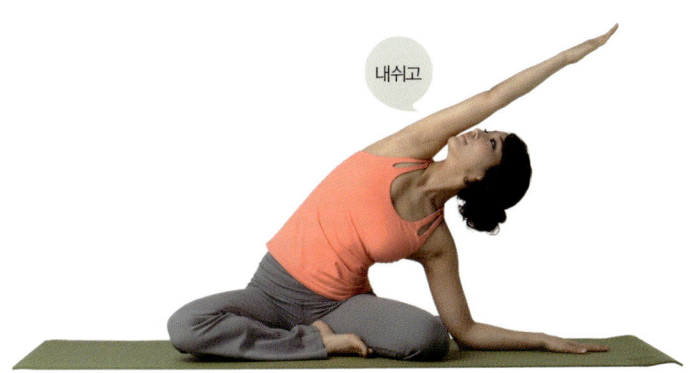

Step 2. 이제 상체를 왼쪽으로 기울이면서 왼팔의 팔꿈치를 바닥에 대주세요. 그리고 오른팔은 사선 방향으로 멀리 뻗어줍니다. 오른팔과 턱이 가까워질 수 있도록 시선은 위를 향해주는 게 올바른 실천법입니다.

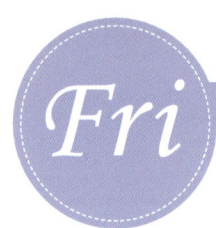

Spine Stretching

척추 이완 자세

효능 및 효과 • 척추의 피로와 허리의 통증을 완화 시킨다. • 복부를 수축시킨다. • 편도염과 감기를 예방하고 치료해준다. • 목과 등의 담을 예방 한다. • 혈당량을 조절한다. • 발목, 무릎, 고관절을 유연하게 만든다.

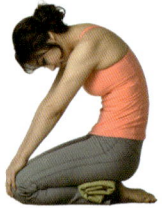

초보자 Tip 무릎을 꿇어앉는 자체가 힘들 수 있어요. 엉덩이와 다리 사이에 담요를 말아 넣으면 조금 더 수월하게 시행할 수 있습니다. 더욱더 쉽게 하고 싶다면 담요를 두껍게 말아 넣어보세요. 무릎과 골반의 통증을 경감 시켜줍니다.

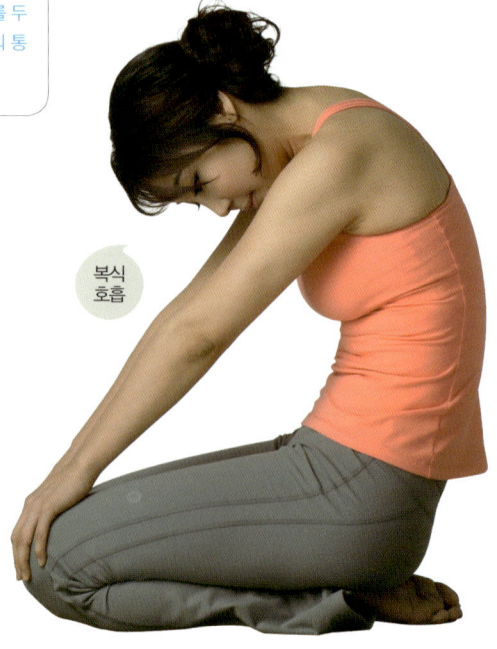

복식 호흡

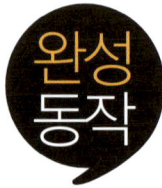

완성 동작

Step 3 무게 중심을 뒤로 가져와 등을 동그랗게 만드세요. 이제 턱을 쇄골 가까이에 붙이고 뱉는 숨에 복부를 강하게 수축 시킵니다. 반복되는 호흡에 척추의 후굴이 더 깊어질 수 있도록 노력해보세요. 이 동작을 실천할 때 어깨와 목에 불필요한 긴장은 금물입니다.

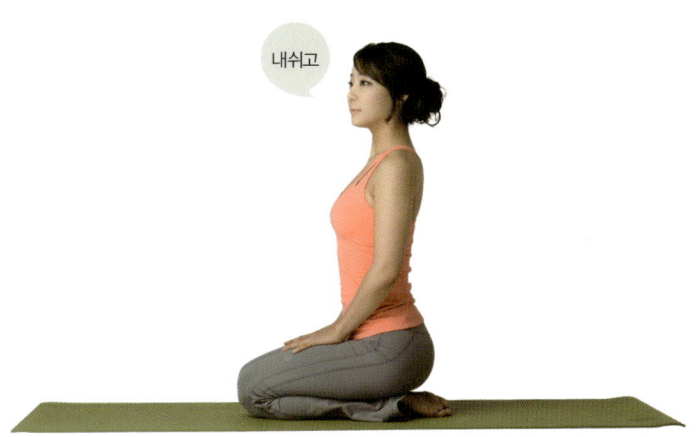

Step **1** 무릎을 꿇고 앉은 후 양손을 허벅지 위에 올리세요. 그리고 척추를 꼿꼿하게 세워보세요.

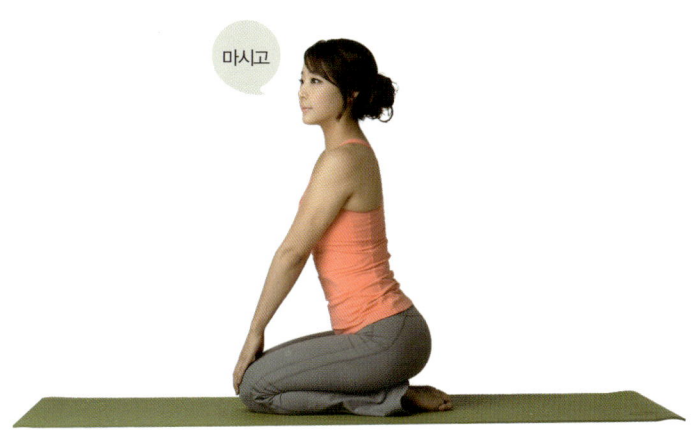

Step **2** 양손을 무릎으로 옮긴 후 팔을 뻗고 열 손가락을 벌려 무릎을 잡아주세요. 엉덩이는 뒤꿈치에 계속 붙여줘야 합니다.

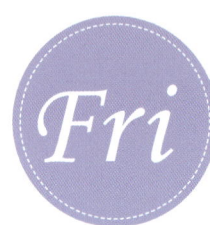

Apanasana(아파나아사나) · Wind Removing Pose

바람 빼기 자세

효능 및 효과 • 위장 내 쌓인 가스를 배출 시킨다. • 골반과 엉덩이의 피로를 씻어준다. • 골반을 튼튼하게 하고 탈장을 예방한다. • 간장, 비장, 신장 기관의 질병을 예방한다.

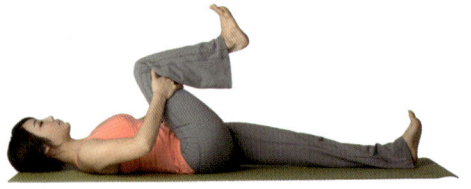

초보자 Tip 골반이 유연하지 못해 자세가 불편하다면, 손의 위치를 바꾸는 것이 좋습니다. 당기는 힘을 조절하면서 상체가 위로 딸려 올라가지 않게 주의하세요.

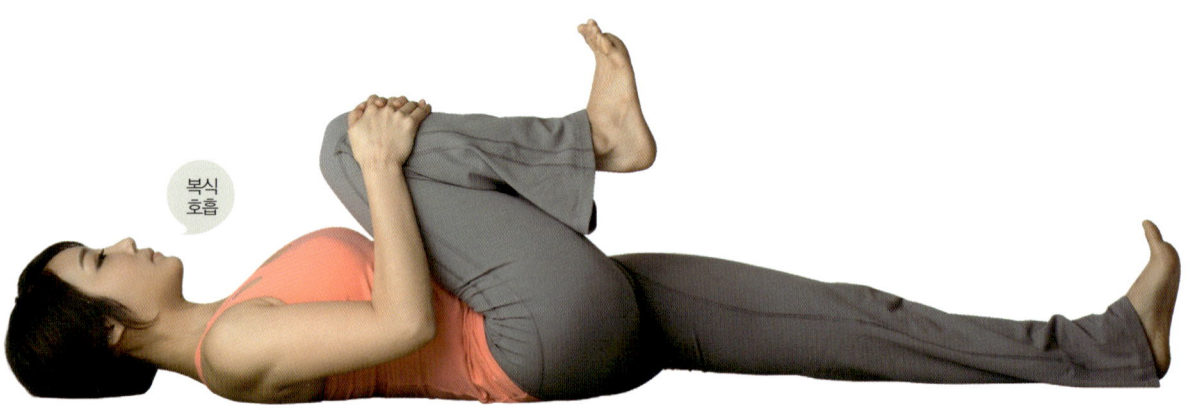

복식호흡

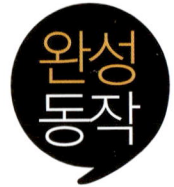

완성동작

Step 3 이제 양손으로 구부린 다리를 잡아당깁니다. 오른다리 허벅지와 배가 붙을 때까지 서서히 당겨주는 게 포인트입니다. 팔꿈치는 몸에 붙어있어야 하고 왼다리 무릎은 구부러지지 않아야 올바른 자세를 만들 수 있습니다.

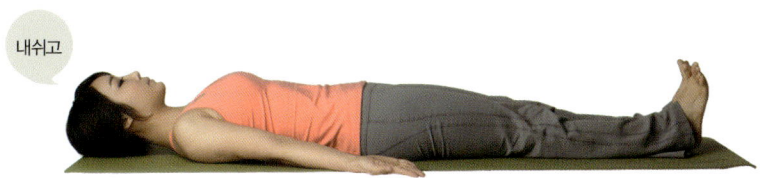

Step **1** 바르게 누운 상태에서 양다리를 모아 발목을 꺾어주세요. 두 팔은 편안한 상태로 뻗어 엉덩이 옆에 내려두고 이때 손바닥은 하늘을 향해주세요.

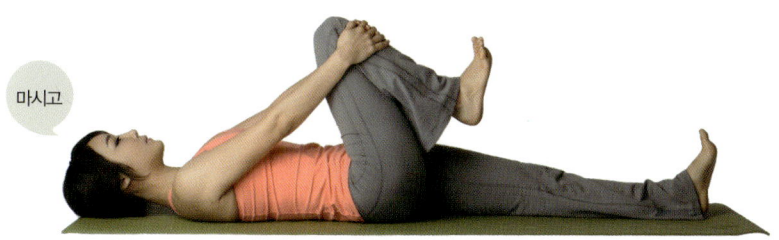

Step **2** 오른다리 무릎을 구부려 무릎 5센티 정도 아래로 양손 깍지를 끼워 잡으세요. 발목이 꺾인 상태를 계속 유지하고 어깨와 턱이 올라가지 않게 주의하세요.

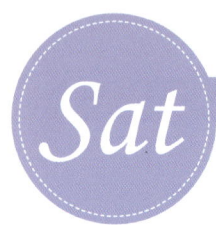

Supta Virasana(숩타 바라아사나) · Reclining Hero Pose

누운 영웅 자세

효능 및 효과 • 생리불순을 치료하고 생리통을 완화 시킨다. • 자궁, 방광의 기능을 향상 시킨다. • 좌골 신경통과 요통 치료에 효과적이다. • 척추 신경통로를 확장 시켜 준다. • 골반 교정을 돕는다.

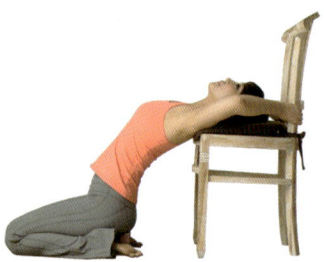

초보자 Tip 남자는 여자와 골반의 구조가 다르기 때문에 누운 영웅 자세가 어려울 수 있어요. 골반과 무릎이 유연하지 못한 여자일 경우에도 마찬가지입니다. 하지만 블록과 의자를 이용하면 누구나 쉽게 할 수 있으니 염려하지 마세요. 블록 위에 앉아 의자에 몸을 기대어 실시해보세요. 무릎을 벌리면 더 편하게 할 수 있으니 참고하세요.

복식 호흡

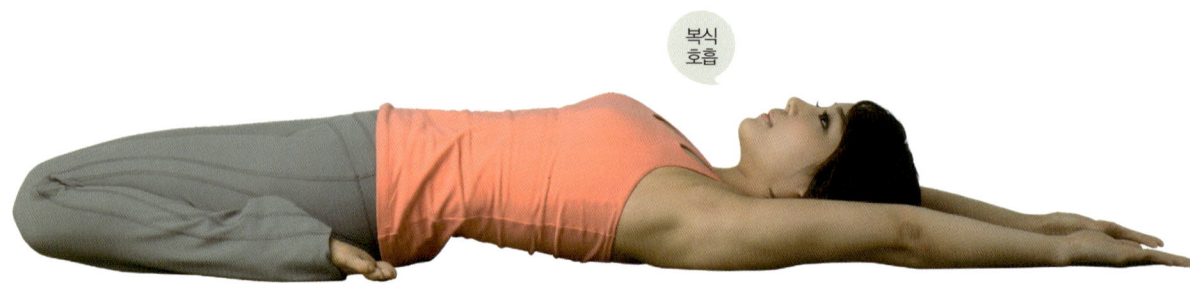

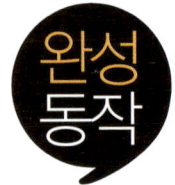

Step 3 턱을 당겨 몸 전체를 바닥에 내려 놓으세요. 양팔을 위로 뻗고 무릎이 벌어지지 않게 주의 하세요. 호흡을 뱉을 때는 요추 부위의 힘과 복부의 압력이 증가할 겁니다. 복부와 허리에서 작용하는 반응에 깊이 몰입하는 게 중요합니다.

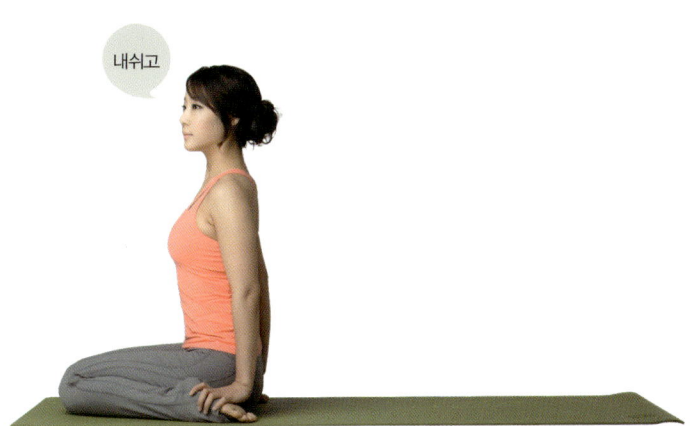

Step **1** 우선 양다리 무릎을 최대한 구부려 영웅 자세로 앉으세요. 무릎끼리 떨어지지 않아야 하고 엉덩이는 바닥에 붙어야 합니다. 이제 척추를 세워 손으로 발바닥을 잡아주세요.

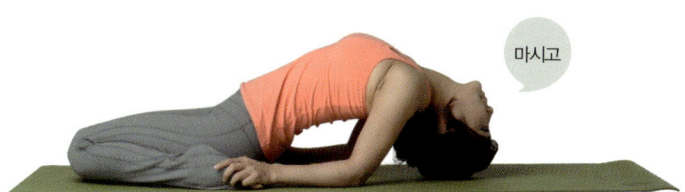

Step **2** 상체를 뒤로 눕히면서 팔꿈치와 정수리를 바닥에 댑니다. 이때 팔꿈치로 바닥을 눌러야 목에 부담을 줄일 수 있습니다. 가슴은 최대한 위로 들어 올려주어야 목에 불편함이 없을 것입니다.

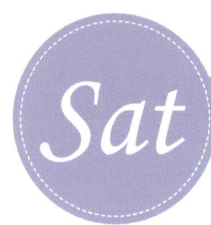

Sat

Matsyasana(마츠야아사나) · Fish Pose

물고기 자세

효능 및 효과 • 폐활량을 증가 시킨다. • 만성 기관지 질환 및 감기에 도움을 준다. • 굽은 어깨와 등을 확장시켜 바른 자세를 만들어 준다. • 갑상선 기능을 좋게해준다. • 뇌세포를 정화시켜 머리를 맑게 한다.

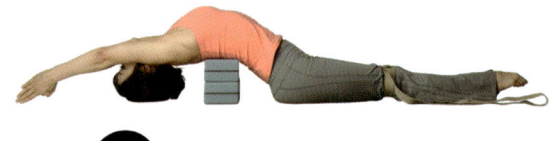

초보자 Tip
목, 어깨, 척추가 뻣뻣한 사람은 물고기 자세를 취하기 어려울 수 있어요. 스트랩을 다리에 묶고 블록을 등 아래에 댄다면 쉽고, 정확하게 할 수 있습니다.

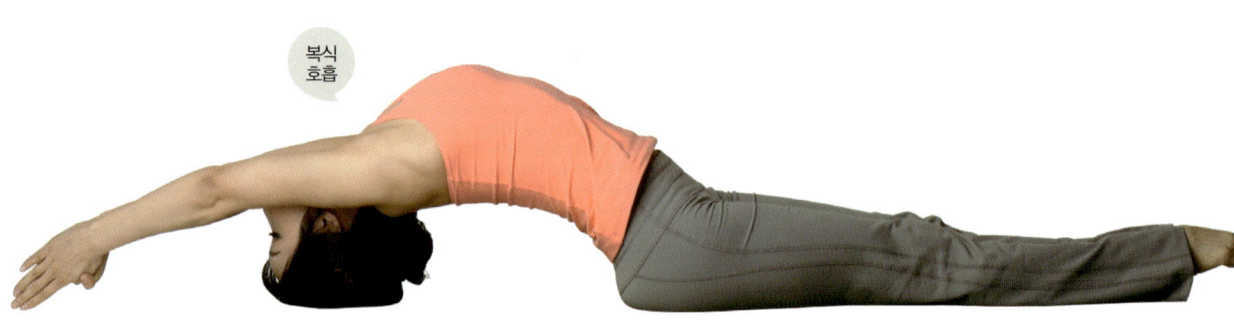

복식 호흡

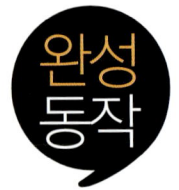
완성 동작

Step 3 양팔을 위로 뻗어올려 합장해주세요. 손끝이 바닥에 닿을 겁니다. 발 끝부터 손 끝까지 몸을 최대한 늘리면서 체중이 머리로 내려앉지 않게 등과 바닥의 공간을 많이 확보하는 게 중요합니다.

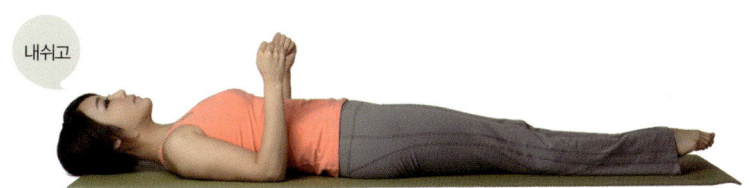

Step 1   바르게 누운 상태에서 양다리를 가지런히 모아 발끝을 펴줍니다. 팔을 구부려 몸에 붙이고 가볍게 주먹을 쥐세요.

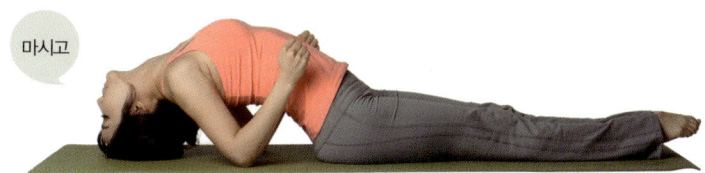

Step 2   팔꿈치로 바닥을 누르면서 가슴은 최대한 들어 올립니다. 동시에 고개를 들어올려 정수리가 바닥에 닿게 하세요. 목과 어깨의 부담을 줄이기 위해서는 팔꿈치가 바닥을 누를 때 가슴을 더 많이 들어 올려주는 게 좋습니다. 이렇게 하면 목은 편하고 머리는 가벼워집니다.

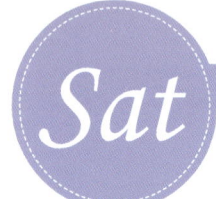

Halasana(할라아사나) · Plow Pose

쟁기 자세

효능 및 효과 • 척추의 배열을 바르게 맞추어 준다. • 탈장과 치질을 예방한다. • 불면증을 치료하고 신경을 진정 시킨다. • 목과 어깨의 긴장감을 없애준다. • 기관지, 비뇨기, 자궁질환에 도움을 준다.

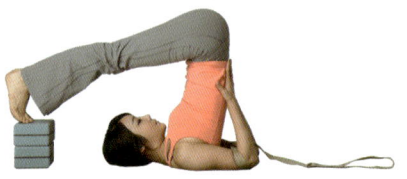

초보자 Tip 초보자에게 두려움이나 어려움이 따르는 자세입니다. 자세를 실시하기 전에 블록의 위치를 잘 파악해야 만이 시행했을 때 블록과 발이 만날 수 있습니다. 스트랩도 자세를 취하기 전에 미리 팔꿈치에 끼워주세요. 스트랩의 너비는 어깨너비가 적당합니다. 목에 통증과 압박이 느껴진다면 긴장을 풀고 호흡을 더 깊게 해보세요.

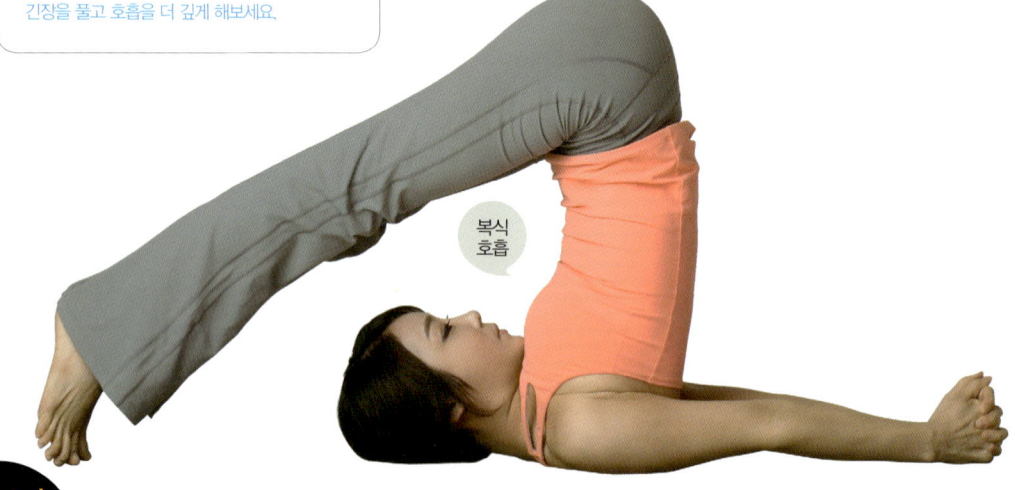

복식 호흡

완성 동작

Step 3 양팔을 뻗어 양손 깍지를 끼우세요. 어깨와 팔의 위치는 편안한 곳으로 이동시키고 팔을 최대한 펴면서 두 손을 꽉 쥐면 됩니다. 팔꿈치와 손이 바닥에서 떨어지면 위험할 수 있으니 주의하세요. 이제 무릎과 엉덩이를 위로 들어 올려 척추를 최대한 연장 시킵니다.

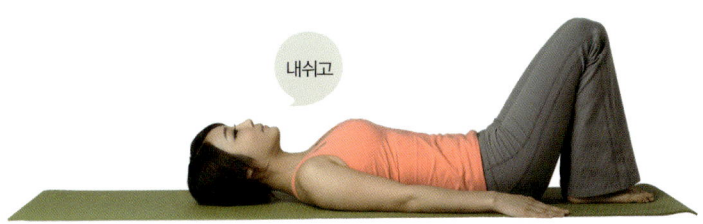

Step 1 바르게 누운 상태에서 무릎은 구부리고 발바닥은 바닥에 대주세요. 다리는 모으고 양손은 바닥을 짚으면서 다음 단계를 준비하세요.

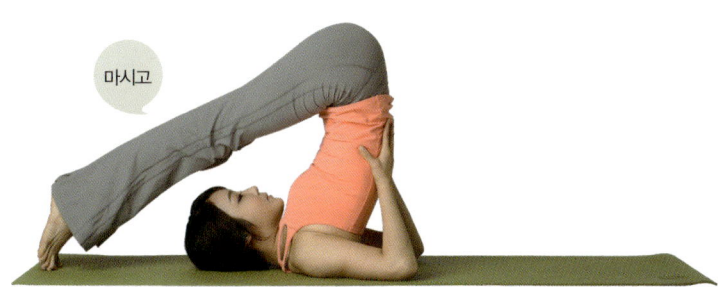

Step 2 무릎을 서서히 뻗으면서 발끝을 바닥으로 보냅니다. 동시에 손으로 허리를 받쳐서 몸이 흔들리지 않게 해주세요. 발가락이 바닥에 닿으면 어깨와 팔꿈치의 위치를 바로 잡아주세요. 이때 고개를 절대로 움직여서는 안됩니다.

Urdhva Dhanurasana(우르드바 다누라아사나) · Upward Bow Pose

위로 향한 활 자세

효능 및 효과
- 신체의 모든 관절과 장기가 튼튼해진다. • 원기회복에 효과적이다. • 혈액순환이 온 몸으로 왕성하게 이루어진다. • 어깨와 척추의 유연성이 향상된다. • 뇌하수체, 송과선, 갑상선을 자극한다.
- 심신의 두려움과 답답함이 사라진다.

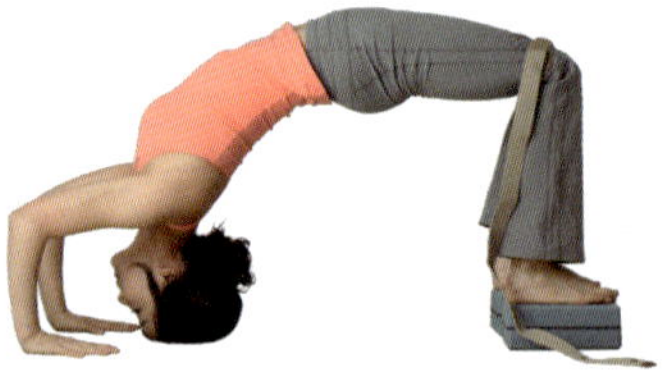

초보자 Tip 초보자에게도 고급자에게도 유익한 자세입니다. 블록으로 발의 모양과 스트랩으로 무릎의 너비를 잡아주세요. 이렇게 하면 정확한 자세를 만들어줄 뿐 아니라 부상을 예방할 수 있습니다. 블록 위에 발을 대고 무릎 위에 스트랩을 묶어서 실시하면 됩니다.

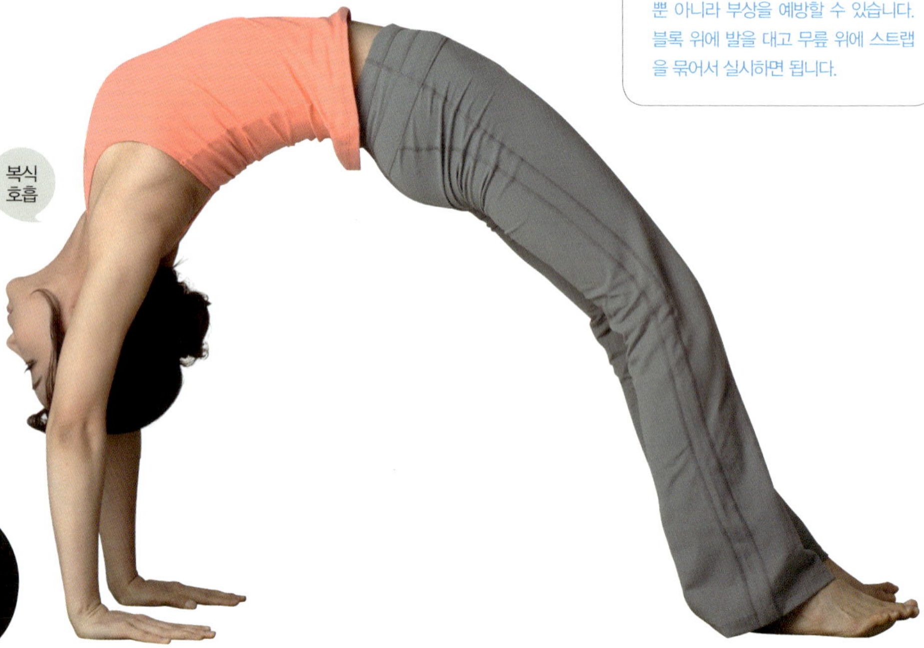

복식호흡

완성동작

Step 3 팔과 다리를 동시에 뻗어주세요. 손바닥과 발바닥이 바닥을 강하게 지지해야 만이 팔을 펴낼 수 있고 완성된 자세를 유지할 수 있습니다. 이제 머리에 힘을 빼고 호흡에 집중하면 됩니다.

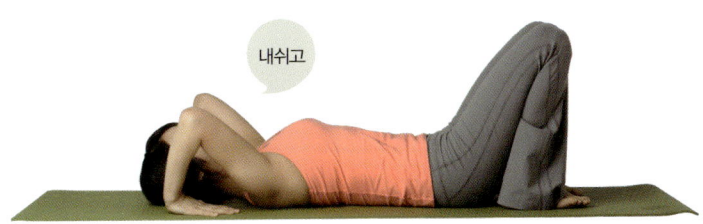

Step 1   양다리를 골반너비만큼 벌려 발바닥을 바닥에 내려 놓으세요. 엉덩이와 뒤꿈치를 최대한 가깝게 해주세요. 손목을 꺾어 손바닥을 바닥에 댑니다. 팔꿈치와 손의 너비는 어깨너비가 적당합니다.

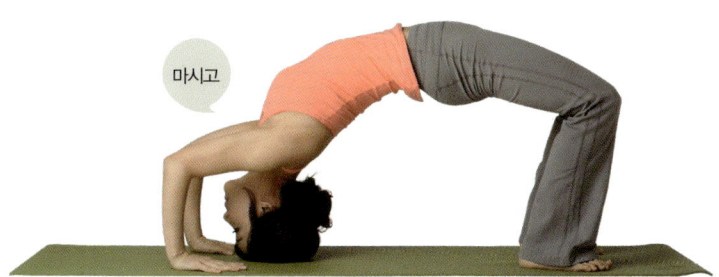

Step 2   손으로 바닥을 강하게 누르면서 고개를 들어 올리면 정수리가 바닥에 닿을 겁니다. 머리의 위치와 팔꿈치의 위치가 중요한 자세이니 잘 체크하면서 동작을 취해주세요. 손이 있는 곳보다 머리가 안쪽으로 놓여져야 목에 무리가 없고 팔꿈치가 벌어지지 않습니다.

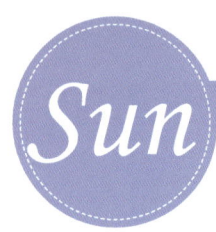

Savasana(사바사나) · Corpse Pose

송장 자세

효능 및 효과 • 심신이 이완되고 안정된다. • 몸과 마음의 독소를 제거해준다. • 호흡과 맥박이 안정되고 청정한 에너지를 충전한다. • 불면증을 치료해준다. • 스트레스에서 오는 긴장과 피로를 완화시킨다.

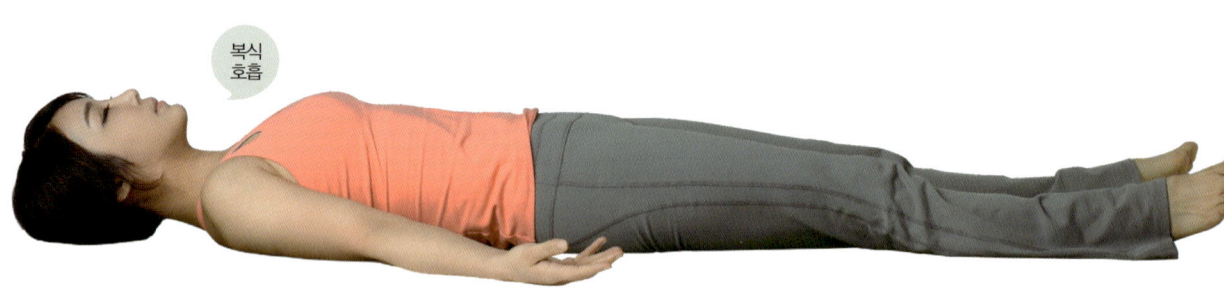

복식 호흡

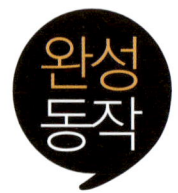

바르게 누운 상태에서 다리는 골반너비로 벌리고 손은 엉덩이 옆에 내려 놓으세요. 손바닥은 하늘을 향해주세요. 온몸 구석구석 모든 부위의 힘을 조금도 남김없이 다 빼주는 게 중요합니다. 눈을 지그시 감고 몸과 마음의 긴장이 모두 사라질 때까지 복식호흡을 실천해보세요.

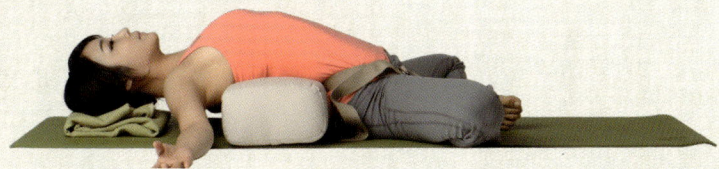

앉은 상태에서 나비 자세를 취하세요. 스트랩으로 허리와 발을 연결해서 묶고 볼스터를 등에 대고 천천히 누우세요. 머리에 담요를 대면 턱이 올라가는 것을 방지할 수 있습니다. 이제 팔을 옆으로 뻗어 온몸에 힘을 빼고 휴식을 취하면 됩니다. 이 자세는 답답한 가슴을 시원하게 열어주고 골반과 척추의 이완을 도와줍니다. 또한 장기 조직의 혈액순환을 원활하게 하는 데도 도움이 됩니다.

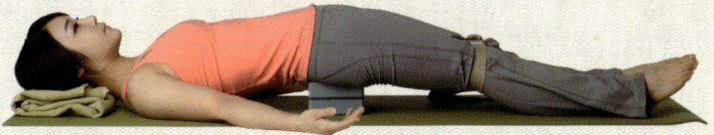

누운 상태에서 스트랩을 다리에 묶어주세요. 스트랩의 너비는 골반너비가 적당합니다. 무릎을 구부려 엉덩이를 들어 올린 다음, 엉덩이 아래 블록을 대주세요. 그리고 다시 무릎을 뻗으세요. 머리 아래 담요를 받쳐 목을 편안하게 하고 복식호흡에 들어가세요. 이 자세는 서서 활동하는 시간이 많은 사람에게 오는 정신적 스트레스와 육체적 피로를 푸는 데 효과 만점입니다.

나디아의 올 댓 요가
All That yoga

1판 1쇄 발행 | 2011년 8월 5일
1판 6쇄 발행 | 2018년 6월 15일

지은이 | 이승아
발행인 | 김태웅
편집장 | 강석기
기 획 | 장영임
디자인 | 방혜자, 이미영, 김효정, 서진희
마케팅 총괄 | 나재승
마케팅 | 서재욱, 김귀찬, 오승수, 조경현, 양수아
온라인 마케팅 | 김철영, 양윤모
인터넷 관리 | 김상규
제 작 | 현대순
총 무 | 전민정, 안서현, 최여진, 강아담
관 리 | 김훈희, 이국희, 김승훈
사 진 | 4tobar 스튜디오 www.4tobar.com 김준모, 안상규, 김택균
헤 어 | 김용호
메이크업 | 김민정

발행처 | (주)동양북스
등 록 | 제2014-000055호
주 소 | 서울시 마포구 동교로 22길 12(04030)
전 화 | 02-337-1737
팩 스 | 02-334-6624

http://www.dongyangbooks.com
blog.naver.com/dymg98

ISBN 978-89-8300-838-1 13690

▶ 이 책에 실린 글과 사진은 저작권법에 의해 보호받는 저작물이므로 무단 전재와 무단 복제를 금합니다.
▶ 잘못된 책은 구입처에서 교환해드립니다.

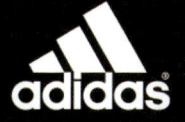

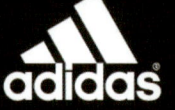

all cool

CLIMACOOL®
shop.adidas.co.kr   adidas.com/running